全国中医药行业高等教育"十四五"规划教材
全国高等中医药院校规划教材（第十一版）

针灸医籍选读

（新世纪第五版）

（供针灸推拿学、康复治疗学等专业用）

主　编　常小荣　张建斌

中国中医药出版社
·北　京·

图书在版编目（CIP）数据

针灸医籍选读 / 常小荣，张建斌主编 . —5 版 . —北京：
中国中医药出版社，2021.6（2024.5 重印）
全国中医药行业高等教育“十四五”规划教材
ISBN 978-7-5132-6813-4

Ⅰ . ①针… Ⅱ . ①常… ②张… Ⅲ . ①针灸学—古籍—中医学院—教材 Ⅳ . ① R245

中国版本图书馆 CIP 数据核字（2021）第 052120 号

融合出版数字化资源服务说明

全国中医药行业高等教育“十四五”规划教材为融合教材，各教材相关数字化资源（电子教材、PPT 课件、视频、复习思考题等）在全国中医药行业教育云平台“医开讲”发布。

资源访问说明

扫描右方二维码下载“医开讲 APP”或到“医开讲网站”（网址：www.e-lesson.cn）注册登录，输入封底“序列号”进行账号绑定后即可访问相关数字化资源（注意：序列号只可绑定一个账号，为避免不必要的损失，请您刮开序列号立即进行账号绑定激活）。

资源下载说明

本书有配套 PPT 课件，供教师下载使用，请到“医开讲网站”（网址：www.e-lesson.cn）认证教师身份后，搜索书名进入具体图书页面实现下载。

中国中医药出版社出版

北京经济技术开发区科创十三街 31 号院二区 8 号楼

邮政编码 100176

传真 010-64405721

廊坊市祥丰印刷有限公司印刷

各地新华书店经销

开本 889 × 1194 1/16 印张 16.25 字数 430 千字

2021 年 6 月第 5 版 2024 年 5 月第 4 次印刷

书号 ISBN 978-7-5132-6813-4

定价 63.00 元

网址 www.cptcm.com

服务热线 010-64405510 微信服务号 zgzyycbs

购书热线 010-89535836 微商城网址 https://kdt.im/LIdUGr

维权打假 010-64405753 天猫旗舰店网址 https://zgzyycbs.tmall.com

如有印装质量问题请与本社出版部联系（010-64405510）

《针灸医籍选读》
编 委 会

主　编

常小荣（湖南中医药大学）
张建斌（南京中医药大学）

副主编

崔　瑾（贵州中医药大学）
易　玮（广州中医药大学）
梁凤霞（湖北中医药大学）
诸毅晖（成都中医药大学）
王　健（山东中医药大学）
李　璟（上海中医药大学）
赵彩娇（广西中医药大学）

编　委（以姓氏笔画为序）

王　军（北京中医药大学）
王亚军（甘肃中医药大学）
王耀帅（南京中医药大学）
尤艳利（中国人民解放军海军军医大学）
乔云英（山西中医药大学）
刘　密（湖南中医药大学）
刘延祥（天津中医药大学）
何秀丽（黑龙江中医药大学）
张全爱（浙江中医药大学）
林永青（河南中医药大学）
郑灿磊（济宁医学院）
郝　华（内蒙古医科大学）
郭太品（云南中医药大学）
黄仙保（江西中医药大学）
蒋海琳（长春中医药大学）
游世晶（福建中医药大学）

《针灸医籍选读》融合出版数字化资源编创委员会

全国中医药行业高等教育“十四五”规划教材
全国高等中医药院校规划教材（第十一版）

主　编

常小荣（湖南中医药大学）　　张建斌（南京中医药大学）

副主编

刘　密（湖南中医药大学）　　崔　瑾（贵州中医药大学）
易　玮（广州中医药大学）　　梁凤霞（湖北中医药大学）
诸毅晖（成都中医药大学）　　王　健（山东中医药大学）
李　璟（上海中医药大学）　　赵彩娇（广西中医药大学）

编　委（以姓氏笔画为序）

王　军（北京中医药大学）　　王亚军（甘肃中医药大学）
王耀帅（南京中医药大学）　　尤艳利（中国人民解放军海军军医大学）
乔云英（山西中医药大学）　　刘延祥（天津中医药大学）
何秀丽（黑龙江中医药大学）　　张全爱（浙江中医药大学）
林永青（河南中医药大学）　　郑灿磊（济宁医学院）
郝　华（内蒙古医科大学）　　郭太品（云南中医药大学）
黄仙保（江西中医药大学）　　蒋海琳（长春中医药大学）
游世晶（福建中医药大学）

全国中医药行业高等教育“十四五”规划教材
全国高等中医药院校规划教材（第十一版）

专家指导委员会

编审专家组

组　长

余艳红（国家卫生健康委员会党组成员，国家中医药管理局党组书记、局长）

副组长

张伯礼（天津中医药大学教授、中国工程院院士、国医大师）
秦怀金（国家中医药管理局副局长、党组成员）

组　员

陆建伟（国家中医药管理局人事教育司司长）
严世芸（上海中医药大学教授、国医大师）
吴勉华（南京中医药大学教授）
匡海学（黑龙江中医药大学教授）
刘红宁（江西中医药大学教授）
翟双庆（北京中医药大学教授）
胡鸿毅（上海中医药大学教授）
余曙光（成都中医药大学教授）
周桂桐（天津中医药大学教授）
石　岩（辽宁中医药大学教授）
黄必胜（湖北中医药大学教授）

前 言

为全面贯彻《中共中央 国务院关于促进中医药传承创新发展的意见》和全国中医药大会精神，落实《国务院办公厅关于加快医学教育创新发展的指导意见》《教育部 国家卫生健康委 国家中医药管理局关于深化医教协同进一步推动中医药教育改革与高质量发展的实施意见》，紧密对接新医科建设对中医药教育改革的新要求和中医药传承创新发展对人才培养的新需求，国家中医药管理局教材办公室（以下简称“教材办”）、中国中医药出版社在国家中医药管理局领导下，在教育部高等学校中医学类、中药学类、中西医结合类专业教学指导委员会及全国中医药行业高等教育规划教材专家指导委员会指导下，对全国中医药行业高等教育“十三五”规划教材进行综合评价，研究制定《全国中医药行业高等教育“十四五”规划教材建设方案》，并全面组织实施。鉴于全国中医药行业主管部门主持编写的全国高等中医药院校规划教材目前已出版十版，为体现其系统性和传承性，本套教材称为第十一版。

本套教材建设，坚持问题导向、目标导向、需求导向，结合“十三五”规划教材综合评价中发现的问题和收集的意见建议，对教材建设知识体系、结构安排等进行系统整体优化，进一步加强顶层设计和组织管理，坚持立德树人根本任务，力求构建适应中医药教育教学改革需求的教材体系，更好地服务院校人才培养和学科专业建设，促进中医药教育创新发展。

本套教材建设过程中，教材办聘请中医学、中药学、针灸推拿学三个专业的权威专家组成编审专家组，参与主编确定，提出指导意见，审查编写质量。特别是对核心示范教材建设加强了组织管理，成立了专门评价专家组，全程指导教材建设，确保教材质量。

本套教材具有以下特点：

1.坚持立德树人，融入课程思政内容

将党的二十大精神进教材，把立德树人贯穿教材建设全过程、各方面，体现课程思政建设新要求，发挥中医药文化育人优势，促进中医药人文教育与专业教育有机融合，指导学生树立正确世界观、人生观、价值观，帮助学生立大志、明大德、成大才、担大任，坚定信念信心，努力成为堪当民族复兴重任的时代新人。

2.优化知识结构，强化中医思维培养

在“十三五”规划教材知识架构基础上，进一步整合优化学科知识结构体系，减少不同学科教材间相同知识内容交叉重复，增强教材知识结构的系统性、完整性。强化中医思维培养，突出中医思维在教材编写中的主导作用，注重中医经典内容编写，在《内经》《伤寒论》等经典课程中更加突出重点，同时更加强化经典与临床的融合，增强中医经典的临床运用，帮助学生筑牢中医经典基础，逐步形成中医思维。

3.突出“三基五性”，注重内容严谨准确

坚持“以本为本”，更加突出教材的“三基五性”，即基本知识、基本理论、基本技能，思想性、科学性、先进性、启发性、适用性。注重名词术语统一，概念准确，表述科学严谨，知识点结合完备，内容精炼完整。教材编写综合考虑学科的分化、交叉，既充分体现不同学科自身特点，又注意各学科之间的有机衔接；注重理论与临床实践结合，与医师规范化培训、医师资格考试接轨。

4.强化精品意识，建设行业示范教材

遴选行业权威专家，吸纳一线优秀教师，组建经验丰富、专业精湛、治学严谨、作风扎实的高水平编写团队，将精品意识和质量意识贯穿教材建设始终，严格编审把关，确保教材编写质量。特别是对32门核心示范教材建设，更加强调知识体系架构建设，紧密结合国家精品课程、一流学科、一流专业建设，提高编写标准和要求，着力推出一批高质量的核心示范教材。

5.加强数字化建设，丰富拓展教材内容

为适应新型出版业态，充分借助现代信息技术，在纸质教材基础上，强化数字化教材开发建设，对全国中医药行业教育云平台“医开讲”进行了升级改造，融入了更多更实用的数字化教学素材，如精品视频、复习思考题、AR/VR等，对纸质教材内容进行拓展和延伸，更好地服务教师线上教学和学生线下自主学习，满足中医药教育教学需要。

本套教材的建设，凝聚了全国中医药行业高等教育工作者的集体智慧，体现了中医药行业齐心协力、求真务实、精益求精的工作作风，谨此向有关单位和个人致以衷心的感谢！

尽管所有组织者与编写者竭尽心智，精益求精，本套教材仍有进一步提升空间，敬请广大师生提出宝贵意见和建议，以便不断修订完善。

国家中医药管理局教材办公室

中国中医药出版社有限公司

2023年6月

编写说明

《针灸医籍选读》是针灸推拿学专业的理论课程，是以培养学生阅读古籍能力、提高针灸基础理论水平为主要目的的一门必修课。本教材是根据《中共中央 国务院关于促进中医药传承创新发展的意见》《国务院办公厅关于加快医学教育创新发展的指导意见》和全国中医药大会精神，在国家中医药管理局教材办公室宏观指导下组织建设的，旨在正本清源，突出中医思维方式，体现中医药学科的人文特色和“读经典，做临床”的实践特点。本教材一方面吸纳了全国各地专家、教师们对本书提出的一些改进意见，另一方面在全国中医药行业高等教育“十三五”规划教材基础上进行精校精注以提高总体质量。

本教材分上篇、中篇、下篇及附篇四部分。上篇为医经选。本教材收录的所谓医经，包括《黄帝内经》和《难经》。这些著作中的针灸学理论奠定了后世针灸学的基础，是后世针灸学理论的滥觞。中篇为医论选。所谓医论，就是指《内》《难》以后的医家对针灸理论的阐发。这些著述基本上是在《内》《难》基础上进行论述的。下篇为歌赋选。所谓歌赋，严格意义上讲，也是后世医家著述的一部分，但是作为一种文体，记录了后世医家对针灸理论与临床的心得体会，在中医理论尤其是针灸理论的传播过程中起着非常重要的作用，所以单独成篇。附篇为医案选。医案又称诊籍、脉案、方案、病案，是医疗活动的真实记述，是理、法、方、药、穴、术的综合运用，是医家的临床经验和思维活动的体现。医案的内容丰富、特色突出，能直接启发读者的思维，拓宽学者的视野，受到历代习医、研医、业医者的重视。本教材所选的内容既有全篇选入，也有节选，其目的是为了在保证内容完整的前提下，避免与本专业其他教材在内容上重复。对所选的每一家著述或《黄帝内经》中的每一篇原文均有介绍，以使学生对所选医家或篇文有一个总的认识。每篇将原文分为若干段，每一段均有提要、注释、按语，以便于学生阅读和加深理解。

本教材医经选由常小荣、张建斌、崔瑾、赵彩娇、刘延祥、郭太品、黄仙保、林永青、何秀丽、王健、王耀帅、乔云英、郗华、游世晶编写；医论选由易玮、诸毅晖、王亚军、王军、刘密编写；歌赋选由梁凤霞、郑灿磊编写；医案选由李璟、尤艳利、蒋海琳、张全爱编写。文选属于节选内容的，在目录中篇名的右上角标注“★”，未标注的则表示全篇入选。

本教材利用了全国中医药行业教育云平台“医开讲”，拓展教育教学资源。数字化工作由常小荣、张建斌、刘密负责，全体编委参与。湖南中医药大学钟欢老师为该项工作提供了技术支持，特别表示感谢！

由于全国各地的教学特色不同，在内容选择、注释详略、讲授重点等方面都会有所不同，使用本教材时可以根据教学实际，融入课程思政内容，结合临床讲授。在编写过程中

各位编写人员倾其多年积累的教学经验和学识，若仍有疏漏和不足，恳请各院校师生在使用过程中提出宝贵意见，以便进一步修订和提高。

《针灸医籍选读》编委会
2021年5月

目 录

扫一扫，查阅本书数字资源

上篇 医经选

上篇
医经选

第一章

《黄帝内经》选

扫一扫，查阅本章数字资源，含PPT、音视频、图片等

第一节 《黄帝内经》的针灸学理论体系

《黄帝内经》是我国现存最早的一部较为完整的医学典籍，创立了中医学独特的理论体系，为中医学的发展奠定了基础。该书自问世以来，在中医学领域一直居于首要地位，被奉为中医经典之一，为我国医学理论的传播和推广起到了巨大的促进作用，故唐·王冰说“诚可谓至道之宗，奉生之始矣”，宋·林亿等则言其“上穷天纪，下极地理，远取诸物……垂法以福万世”。历代许多著名医家和医学流派，从其学术思想来说，基本上都是在《黄帝内经》理论体系的基础上发展起来的。

《黄帝内经》由《黄帝内经素问》（以下简称《素问》）与《灵枢经》（以下简称《灵枢》）两部分构成。它汇编成书的时间可能在西汉中后期，并经历了一个长时期、多人手参与的过程。今天所看到的《素问》《灵枢》，有些内容是后人增补的。

《黄帝内经》冠以“黄帝”之名，与西汉时期托古之风气有关。“内”是与“外”相对而言的。《黄帝内经》之所以称“内”，完全是为了与《黄帝外经》（佚）相对应，并无特别意思。“经”是因为学医的人们内心尊崇这些医家宝典，即“习是术者，奉为依归”。

关于《素问》的名称，从基本内容及《汉书·艺文志》医经类小序“原人血脉、经落、骨髓、阴阳、表里，以起百病之本，死生之分”的记载来看，北宋林亿所说的“太素者，质之始也；气、形、质具，而疴瘵由是萌生，故黄帝问此太素，质之始也；《素问》之名，义或由此”较有道理。概而言之，素有初始、根本之义，言生命之起源、生命之规律、疾病之病因病机与防治等，问即问答、讨论。《素问》采用君臣问答形式讨论了人的生理、病理，疾病的预防、治疗等一系列重大问题。

《灵枢》一名的出现较晚，而此前或称《九卷》，或称《针经》，这主要是不同时期的不同称谓。称为《九卷》者，只是以卷数来命名，别无深意。称为《针经》者，是根据该书多论及针道，与针刺关系密切。对于今天所见到的“灵枢”一名，明代医家张景岳释为“神灵之枢要”。神灵指生命，言生命之要旨。养生之要旨在于精通针灸之道，善用针灸防治疾病。

《黄帝内经》主要涉及养生、阴阳五行学说、藏象学说、经络学说、病因病机及疾病诊法论治、运气学说等内容。这些内容非成于一时一人之手，而是在引用大量前人文献的基础上，汇集了不同流派观点，并吸收了相关学科知识形成的。《黄帝内经》的问世，标志着中医基本理论体系的形成。除论述中医基础理论外，其主要内容是针灸。诚如明代汪机在《针灸问对》中所言：“《黄帝内经》治病，汤液醪醴为甚少，所载服饵之法才一二，而灸者四五，其他则明针法，无虑

十八九。”其中对经络、腧穴、刺灸法、治疗均有论述，针灸理论在其中已经比较完善。

一、经络理论

《灵枢·海论》说：“夫十二经脉者，内属于腑脏，外络于肢节。”可以看出，经络在人体内外广泛联系，在生命活动中起着非常重要的作用。经络理论是针灸学理论的重要组成部分。《黄帝内经》所论述的经络理论主要有以下方面：

（一）经络的概念

经络，是经和络的合称，作为一个整体概念，在《黄帝内经》中并没有提出，对于它的内涵，在不同的篇章中则有不同的论述。其中“经”还有其他一些名称，如经脉、脉、经隧等，而络，根据大小，又有大络、小络、孙络等名称。《黄帝内经》中对经的含义是从多角度来论述的，或从气血运行方面，或从分布层次方面，或从是否可见方面，等等。同样，对络的论述也是从多角度进行的，或从分布层次方面，或从与经脉的区别方面，或从功能方面。可以说《黄帝内经》对经络的论述常因篇章的不同而所指不同，由此也可说明，古人对经络的认识是多角度、多层次的，不能从单一的组织结构去理解。

（二）十二经脉的循行与病候

十二经脉循行作为经络学的基本内容，在《经络腧穴学》中已有详细的论述。从《黄帝内经》收录的经脉内容来看，经脉的循行主要涉及十二经脉和奇经八脉[①]的循行。《黄帝内经》，除以《灵枢·经脉》或《灵枢·营卫生会》中提到的十二经或十四经依次交贯循行外，还有《灵枢·邪客》等记载的其他循行方式。

《黄帝内经》不但论述了经脉的循行，而且对经脉病候进行了论述。在《黄帝内经》论述的经脉病候中，既有经脉循行所过部位功能失调出现的病候，也有经脉所连属脏腑功能失调出现的病候。对此，《灵枢·经脉》论述十二经的病候以“是动则病”和“所生病”来表示。《黄帝内经》不但论述了经络的病候，而且指出了据人迎寸口脉的比较来判断阴阳经的盛衰，并提出相应的治疗方法，即“盛则泻之，虚则补之，热则疾之，寒则留之，不盛不虚，以经取之”（《灵枢·经脉》）。

（三）奇经八脉的循行与病候

奇经八脉的概念虽然不是出自《黄帝内经》，但在《黄帝内经》中已对奇经八脉的循行及部分病候进行了阐述。如关于循行，基本上都提出了相应的循行路线。在奇经八脉主治的病候方面，则论述了任脉、督脉、冲脉、带脉、阴阳维脉、阴阳跷脉的病候。此外，《黄帝内经》还对部分奇经八脉的功能进行了论述。

（四）络脉循行与病候

络脉作为经络组成的一部分，在《黄帝内经》中已有十分完整的论述。《黄帝内经》除对十五络脉的循行有详细的叙述外，还对络脉主治的病证进行了描述。病候方面，除《灵枢·经脉》对每一条络脉的主治病证分为虚证和实证两大类外，《素问·缪刺论》对邪客十二经络脉的

① 奇经八脉：《黄帝内经》中虽有“奇经”的记载，尚无“奇经八脉”这一概念。

病候也进行了说明，并依次提出了治疗这些疾病的取穴与针刺方法。

（五）经别循行

经别作为十二经脉在体内深部的另行部分，起着加强表里两经及脏腑之间联系的作用。《黄帝内经》对经别的循行特点做了十分详细的说明，简而言之，其特点就是离、入、出、合。对每一条经别，均有非常明晰的循行路线的记载。

（六）经筋循行与病候

《黄帝内经》详尽描述了经筋的循行路线，从其论述中可以看出，经筋是人体内一个联系十分广泛的系统，主要维系人体的肌肉和关节。《黄帝内经》还对经筋的病候进行了系统论述，并指出此类疾病的取穴是“以痛为输”。

（七）皮部分布

《素问·皮部论》中明确指出：“皮者，脉之部也。”皮部是经络在体表的分部。皮部居一身之表，为人体的屏障，有卫外固表、保护机体的作用。关于皮部的功能及特点，《黄帝内经》认为，阳明为“害蜚”，少阳为“枢持”，太阳为“关枢”，少阴为“枢儒”，厥阴为“害肩”，太阴为“关蛰”。尽管后世医家在解释这些内容时说法不一，但从六个不同名称均涉及“关”“害（通‘阖’）”“枢”来看，古人是用门的不同部位作比喻，来说明人体皮部对疾病的预防作用，因为邪气侵犯人体，均是从皮部开始，向里传变的。

（八）经络的作用

《黄帝内经》不但论述了经络的循行、病候、组成，而且对经络的功能进行了阐述。《黄帝内经》所阐述的经络功能，主要有以下几方面：

1. 联系功能 主要包括联系人体内外、上下和表里。

2. 运行气血 《黄帝内经》中经络运行气血的功能主要指运行营卫之气和运行水谷精气两方面。就营卫之气的运行而言，卫气行于脉外，并不是认为卫气不行于经络当中，而只是为了说明营气与卫气的作用不同。卫气到达全身，也是通过经络来实现的。就运行水谷之精气而言，《黄帝内经》认为同样是通过经络来完成这一过程的。《素问·经脉别论》详细说明了经脉运行水谷精气的完整过程，即由经而及大络，由大络而及小络，最后到达全身。

3. 传变病邪，反映病候 病邪是通过经络而由表及里、由浅到深进行传变的。《素问·缪刺论》论述了这种由表及里的传变过程。不但外邪可影响内脏，内脏有病也可通过经络影响体表。正因为如此，经络可以反映病候。

4. 防御疾病 经络分三阴三阳，三阴主里，三阳主表，分别不同层次。《黄帝内经》认为，对疾病的防御除皮部外，经脉在防御疾病的过程中也扮演着非常重要的角色。这一作用，在《黄帝内经》中是用关、阖、枢来表达的。对此，杨上善在《黄帝内经太素》中有进一步的解释：“夫为门者，具有三义：一者门关，主禁者也……二者门阖，谓是门扉，主关（疑为‘开’之误）闭也……三者门枢，主转动者也。”又说：“三阳为外门，三阴为内门。内门亦有三者：一者门关，主禁者也……二者门阖，主开闭者也……三者门枢，主动转也。”前者三阳脉，“相得各守所司，同为一阳之道也”，后者三阴脉，“抟聚而不偏沉，故得三阴同一用也”。三阳为外门，三阴为内门，如同人体的两层门户，一内一外，构成了除皮部之外的又一道防御疾病的屏障。

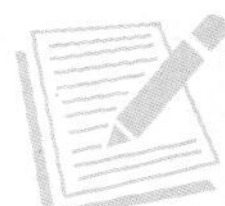

（九）根结、标本、气街及四海

一般认为，根结、标本、气街及四海应是经络理论的一部分。实际上，在《黄帝内经》中，这些理论均有其特定的意义。在根结理论中，其实际意义是强调“根”和“结”这两个部位之间的联系，表示经气由肢体末端起始，向上结聚于胸腹头面部，即头面胸腹部有赖于起于四肢末端的经气的滋养。古人是根据经气起于四肢末端，并向上聚散这一特点，在取类比象思想指导下提出这一理论的。

标本理论中，从标与本的含义及二者包含的内容来看，与根结理论相似，也是强调四肢末端与头面躯干部的联系。从标本理论的具体内容来看，标本理论中的“本”在四肢肘膝关节以下，而“标”则散于头面胸腹部。如同树干和树冠一样，“标”部有赖于“本”部的滋养，表示起于四肢的经气对全身的濡养作用。与根结理论不同的是，标本理论除完整提出了十二经的标本外，还在各自的部位上存在差异。

气街理论在《黄帝内经》中所占篇幅虽然不多，却是一个比较重要的理论。《黄帝内经》提出的“四街者，气之径路也”，说明古人认为四街是经气集中、通行的地方。气街理论将人体分为四段，每一街基本上都有自己所属的部位。与经脉的纵向循行不同的是，气街理论强调的是每一部位的经气是横向互通，每一街前后呼应，内外相通。从气街所分属的部位和特点来看，相应气街中的腧穴应对本气街相关脏腑疾病及局部疾病有很好的治疗作用。这是因为相关脏腑或局部有病，均是相应气街中经气通行发生问题所致。从这一点可以看出，该理论对指导针灸临床具有重要意义。

四海理论与气街理论一样，也是强调经气在四个不同部位的聚集、通行。所不同的是，四海是用“髓之海”“气之海”“水谷之海”“血之海”来表示四个不同部位，而且，更加强调经气在这些不同部位的聚集。实际上，四海理论是借用自然界的海来表示经气在这四个部位的聚集、通行。从四海的具体内容来看，四海理论也是将人体分为头、胸、腹、下腹部（包括下肢，因为冲脉循行所过主要是下肢）四段；从所涉及的部位来看，与气街理论所涉及的部位非常相似。另外，《黄帝内经》还就四海功能失常出现的病症进行了说明，从中可以看出，每一海功能失常所出现的疾病多与本海中相关的脏腑有关。临床上治疗四海中疾病，除选取四海内容中所提到的具体腧穴外，还可取每一“海”所分布部位的其他腧穴。

二、腧穴理论

据现存文献记载，虽然针灸的历史远较《黄帝内经》早，但腧穴理论的建立，应该说最早出现于《黄帝内经》中。腧穴理论作为针灸学的重要内容之一，在《黄帝内经》中也有较多的论述。具体主要有以下几方面：

（一）腧穴的含义

在《黄帝内经》中，有“节”“气府”“气穴”“溪”“谷”“脉气所发”“骨空”等名称。尽管名称不同，但它们所表达的含义却大同小异。据现存文献记载，腧穴的含义最早出现于《黄帝内经》。如《灵枢·九针十二原》曰：“所言节者，神气之所游行出入也，非皮肉筋骨也。”除此以外，腧穴还是人体防御与感受疾病的部位，也是针刺治疗的部位。如《素问·五脏生成》说：“人有大谷十二分，小溪三百五十四名，少十二俞，此皆卫气之所留止，邪气所客也，针石缘而去之。”后世关于腧穴的含义，实际上本自《黄帝内经》。

（二）腧穴的数目

《黄帝内经》中的腧穴数目，现在一般认为有160个左右，其中单穴35个，双穴125个。若将只称部位者也算在内，《黄帝内经》中的腧穴要多于160个。虽然《黄帝内经》中的腧穴数目因统计标准不同有多有少，但是《黄帝内经》的不同篇章中却均明确提出腧穴有365个，如《素问·气穴论》说："黄帝问曰：余闻气穴三百六十五以应一岁，未知其所，愿卒闻之。""三百六十五穴"这一说法，在《黄帝内经》的不同篇章中所指不同，但有一点可以肯定，三百六十五也只是一个约数。对此古人早有认识，如《太素·气府》杨上善注曰："此言三百六十五穴者，举大数为言，过与不及，不为非也。"《黄帝内经》中腧穴有"三百六十五"这一说法，实际上是古人在天人相参思想指导下，利用取类比象的方法，将人身上的腧穴与一年有三百六十五天对应，大可不必拘泥。

（三）腧穴的定位方法

如前所述，《黄帝内经》中许多腧穴有明确的名称和具体定位，所说的160穴多是指此类。《黄帝内经》中的腧穴定位方法主要有四种：

1. 骨度分寸法 如《素问·血气形志》中关于五脏俞的取穴方法，是典型的骨度取穴法。文中曰："欲知背俞，先度其两乳间，中折之，更以他草度去半已，即以两隅相拄也，乃举以度其背……当其下隅者，肺之俞也；复下一度，心之俞也；复下一度，左角肝之俞也，右角脾之俞也；复下一度，肾之俞也。"

2. 自然标志法 即利用人体体表标志来确定腧穴定位。这种取穴方法在《黄帝内经》中使用较多，如《灵枢·寒热病》说："颈侧之动脉，人迎。足阳明，在婴筋之前。"

3. "以痛为输"法 即以痛点作为针刺治疗的腧穴。《灵枢·经筋》明确提出的"以痛为输"就是这种取穴法的典型代表。

4. 骨度分寸法与"以痛为输"法结合 如《灵枢·背腧》在说明五脏背腧穴"皆夹脊相去三寸所"后，又明确指出："则欲得而验之，按其处，应在中而痛解，乃其腧也。"

《黄帝内经》中，古人针对腧穴所在的部位不同，对取穴体位也有不同要求，如《灵枢·本输》说："刺上关者，呿不能欠（疑为'欲'之误，下同）；刺下关者，欠不能呿。"这些要求对于能否取准腧穴是非常重要的。

（四）腧穴的分类

《黄帝内经》中腧穴的分类，主要依据两方面：一是腧穴的功能。如《黄帝内经》中所提到的水俞五十七穴、热俞五十九穴及今天称之为特定穴的原穴、五输穴等。二是腧穴的分布特点。《黄帝内经》中这种形式的腧穴分类主要有两种：一是以经脉的纵向进行归类，如《素问·气府论》中所述的"足太阳脉气所发者七十八穴"，就是以经脉的纵向进行归类；二是以经脉的横向进行归类，如《灵枢·寒热病》中记载的"天牖五部"腧穴，这类腧穴的一个共同特点就是聚集于某一部位。

（五）腧穴的主治

腧穴主治作为腧穴内容的一部分，在《黄帝内经》中也有记载。如《灵枢·邪气脏腑病形》曰："大肠病者，肠中切痛而鸣濯濯，冬日重感于寒即泄，当脐而痛，不能久立，与胃同候，取

之巨虚上廉……其寒热者，取阳陵泉。”这一段主要是论述六腑下合穴主治的病症，这些病症多与六腑功能失常有关。《素问·水热穴论》曰：“头上五行行五者，以越诸阳之热逆也。大杼、膺俞、缺盆、背俞，此八者，以泻胸中之热也。”这一段则说明不同部位的腧穴主治不同部位的疾病。

三、刺法灸法理论

刺法、灸法作为针灸学的重要组成部分，是针灸操作过程中非常重要的一环，也是影响临床疗效的关键因素之一。器具选择的合适与否，操作的正确与否等直接关系到针灸治疗的效果。既然针灸是《黄帝内经》中所提到的主要治疗方法，那么其中必然有大量的刺法、灸法理论。实际上，《黄帝内经》中关于刺法、灸法的理论已经较为成熟，具体表现在以下方面：

（一）针具

根据考证，古人最初使用的针具是砭石。至《黄帝内经》时期，金属针已成为当时针刺的主要用具。《黄帝内经》共记载九种金属针具。这九种针具各有不同的形状和尺寸，均是根据不同的病情需要，模仿生活中不同的物品而制成的。针具为何有九，《灵枢·九针论》说：“九针者，天地之大数也，始于一而终于九。”“夫圣人之起天地之数也，一而九之，故以立九野，九而九之，九九八十一，以起黄钟数焉，以针应数也。”说明针数有九起源于古代中国人顺应天地的理念。天地之大数为九。黄钟为古乐器之一，长九寸，每一寸又分为九分，九九八十一分。古人认为，以九为基数，可以变化无穷，而以九针应此数，也是言其变化无穷，能适应多种疾病。九针理论也是天人相参思想的一种体现。至于九针的作用，《黄帝内经》中论述较多，主要是根据形状、尺寸不同来决定其功用。使用九针时，应根据病情，将九针的形状特点、针体的长短、大小、性能与临床效用相结合。如果选针不当，不但不能治病，反而会伤及人体正气。

（二）针刺原则

针刺原则，是临床上指导正确施用针刺的纲领。《黄帝内经》中对针刺原则做了大量的论述，其中主要有：

1. 明确辨证　针刺是《黄帝内经》中治疗疾病的主要手段，但能否正确运用针刺，首先在于能否有一个正确的辨证。《黄帝内经》中虽然没有明确提出“辨证”一词，但在经文的叙述中却反复强调。如《灵枢·官能》说：“用针之理，必知形气之所在，左右上下，阴阳表里，血气多少，行之逆顺，出入之合，谋伐有过。”为了确保辨证的正确，《黄帝内经》中的不同篇章提出了许多诊查方法。辨证主要是为了弄明白疾病的阴阳、寒热、表里、虚实、气血的多少及疾病所涉及的脏腑、经络、病位，并据此确定针刺治疗的取穴、针具的选择、针刺的深浅、留针与否及时间的长短、针刺手法等。可见，《黄帝内经》中强调辨证精当是能否正确针刺的前提条件。

2. 因时制宜　是天人相参思想的具体体现。在当时背景下，古人认为人生活于自然界中，与自然界中的万物一样，要随着自然界的变化而变化。一年有春夏秋冬四季，人体气血阴阳也要随着消长。因此，针刺时应掌握自然界变化对人体的影响，并根据自然界的变化来决定针刺治疗的一些具体措施。如《素问·八正神明论》曰：“用针之服，必有法则焉……凡刺之法，必候日月星辰、四时八正之气，气定乃刺之。”基于此原则，在《黄帝内经》中出现了根据不同时间进行针刺的理论。关于按时针刺的理论，在《黄帝内经》中主要集中在两方面：一是据月之盈亏变化来决定针刺的具体措施。如《素问·八正神明论》曰：“月生无泻，月满无补，月郭空无治，是谓得时而调之。”二是据四时来决定针刺的具体措施。即根据四时季节的不同而选择腧穴，针刺

深浅亦不同。根据一年中有五时和四时两种说法，又可以分为以四季立论和五季立论两类。古人是从不同针刺要求的角度来说明按时针刺的重要性。实际上，这也是"因时制宜"思想在针灸应用中的具体体现。《黄帝内经》时期的按时针刺理论，应是后世子午流注针法等按时针刺方法的滥觞。

3. 因人制宜 即针刺治疗时要视患者的具体情况而定。从《黄帝内经》对这一原则的论述中可以明确地看出来，古人对该原则也非常重视。这一原则在《黄帝内经》中的应用，主要体现在两方面：一是据患者的体质决定针刺施治的具体措施，二是据患者性情不同决定相应的针刺措施。应该说，《黄帝内经》遵循因人而异的指导思想，始终是针刺的基本原则之一。

4. 因地制宜 即根据地域特点而制定不同的治疗方法。这也是《黄帝内经》中针刺遵循的原则之一。《素问·异法方宜论》论述的就是东西南北中五个不同地域所需要的不同治疗方法或工具。如"北方者……其地高陵居，风寒冰冽，其民乐野处而乳食，脏寒生满病，其治宜灸焫"。又如"南方者……其地下，水土弱，雾露之所聚也，其民嗜酸而食胕，故其民皆致理而赤色，其病挛痹，其治宜微针，故九针者，亦从南方来"。由《黄帝内经》的论述可以理解，由于地理环境、生活习俗及气候等方面的差异，人体的生理、病理状态等有所区别。因此，在治疗时应选用不同的治疗方法或治疗工具。

5. 补虚泻实 是《黄帝内经》中运用针刺治病的重要原则。在《黄帝内经》的许多篇章中，都有对针刺虚实补泻的论述，而且这是《黄帝内经》针刺原则中强调最多的。《灵枢·经脉》"盛则泻之，虚则补之"和《灵枢·根结》"有余者泻之，不足者补之"，是《黄帝内经》中针刺补泻的一般总则。这是基于病情虚实所遵循的一种针刺原则。至于具体的补泻原则，则根据虚实所涉及的内容不同而不同。如《灵枢·终始》"人迎一盛，泻足少阳而补足厥阴"，是据阴阳的盛虚而定补泻原则。《素问·调经论》"血有余，则泻其盛经出其血，不足，则视其虚经，内针其脉中，久留而视，脉大，疾出其针，无令血泄"，"气有余则泻其经隧，无伤其经……不足则补其经隧，无出其气"，则是据气血虚实而确定补泻原则。不管是阴阳虚实补泻原则，还是气血虚实补泻原则，均要根据具体情况决定补泻先后。《黄帝内经》中基本上遵循"先补虚，后泻实"的原则。《黄帝内经》中虚实补泻原则的应用，不但要以病情虚实为前提，而且还要根据患者的自身状况，即《灵枢·通天》所说的"古之善用针艾者，视人五态乃治之，盛者泻之，虚者补之"。

（三）针刺及灸法操作

《黄帝内经》对针刺与施灸操作给予了充分的关注，其中就针灸过程的方方面面均进行了论述，尤其是针刺的操作，对学习者有很大的帮助。《黄帝内经》中对针刺与灸法操作的论述主要有以下几方面：

1. 针刺前的准备 在《黄帝内经》中，针刺前的准备是一项非常重要的工作。它是明确诊断后、持针进入前的一个阶段。这一阶段的准备，包括对医者和患者两方面的要求。针前的具体准备工作主要包括：接受治疗的环境应该是安静的，这一点对医者和患者均十分重要，因为只有在这样的环境中才能达到治神和守神的要求。《灵枢·终始》中"深居静处，占神往来，闭户塞牖，魂魄不散……必一其神，令志在针"，明确指出环境选择对针刺治疗的重要性。《灵枢·刺节真邪》之"用针者，必先察其经络之实虚，切而循之，按而弹之，视其应动者，乃后取之而下之"，及《素问·离合真邪论》"必先扪而循之，切而散之，推而按之，弹而怒之，抓而下之，通而取之"，则是强调针刺前要先施行一些手法操作，以使被针处经气散开或聚结，避免针刺时伤及正气，或有利于散邪。

2. 进针 首先，要求医者持针要坚定、端正。《黄帝内经》中的许多篇章都对此做出要求，如《灵枢·九针十二原》曰："持针之道，坚者为宝，正指直刺，无针左右。"其次，要求医者进针时精神专一，或"如待所贵，不知日暮"，或"神无营于众物"。此外，还要求进针后细心观察患者的神色变化，借以了解患者对针刺的反应，即"方刺之时，必在悬阳，及与两衡"。至于进针的方法，《黄帝内经》中虽未明确提出，但在一些论述中已涉及这方面的内容。《灵枢·小针解》"左主推之，右持而御之"的描述，即指两手配合进针。

3. 手法 《黄帝内经》中记载了大量的手法操作，这些手法可以分为两大类：一是针刺操作过程中的一般性手法，如前面提到的切、循、弹、按、抓、扪及推引等。二是针刺操作过程中的补泻手法，如徐疾补泻、开阖补泻、呼吸补泻等。《灵枢·终始》"脉实者，深刺之，以泄其气；脉虚者，浅刺之，使精气无得出，以养其脉，独出其邪气"，则是浅深补泻。需要指出的是，《灵枢·九针十二原》中的"泻曰迎之，迎之意（后五字原无，据《素问》王冰注补），必持内之，放而出之，排阳得针，邪气得泄；按而引针，是谓内温，血不得散，气不得出也；补曰随之，随之意，若妄之，若行若按，如蚊虻止，如留如还，去如弦绝，令左属右，其气故止，外门已闭，中气乃实，必无留血，急取诛之"，似可反映出泻法的操作要比补法的刺激重。这是《黄帝内经》中以刺激的大小来区别补泻。此外，《灵枢·五乱》中还提出"徐入徐出，谓之导气"的手法。这一针刺手法是专门针对气机逆乱的病症。诚然，手法操作是针刺取效的一个非常重要的方面，但运用时机则是手法发挥作用的有力保证。《黄帝内经》中不仅注重手法的应用，而且十分注意操作时机。如《灵枢·小针解》的"要与之期者，知气之可取之时也"，强调的就是时机问题。

4. 候气守气 候气至，是古人针刺过程中所强调的一环。《黄帝内经》认为，气至与否是保证针刺取效的重要因素。《灵枢·九针十二原》明确指出："刺之要，气至而有效，效之信，若风之吹云，明乎若见苍天。"如气不至，则要反复候气。《黄帝内经》在气至后，还强调"慎守勿失"，即要守气，这也是针刺取效的重要因素之一。

5. 治神守神 在《黄帝内经》中，治神守神也是针刺过程中强调的程序之一。《素问·宝命全形论》强调"凡刺之真，必先治神"，是要求医者在针刺过程中要注意治神。所谓治神，就是医者全神贯注，将注意力集中到针和患者身上。《灵枢·终始》曰："专意一神，精气之（疑为"不"之误）分，毋闻人声，以收其精，必一其神，令志在针。"治神贯穿于整个针刺过程，其目的主要是为了细心体察持针之手的手下感觉，以了解患者的得气情况。所谓守神，是在进针后要求医者和患者用心体察针下的情况。《黄帝内经》十分注意"守神"，《灵枢·九针十二原》"粗守形，上守神"，就是用是否知道守神来衡量医者的水平。至于守神的内容，《灵枢·小针解》说："上守神者，守人之血气有余，可补泻也。"守神，从本义上来说，实际上就是守血气。行气守气，都是以治神守神为基础的。《素问·针解》中的"必正其神者，欲瞻病人目，制其神，令气易行也"，讲述的就是在治神、守神基础上的行气。

6. 具体刺法 正是因为针刺是《黄帝内经》中治疗疾病的主要方法，因此，所论及的具体刺法内容是比较丰富的，涉及的具体方法有"九刺""五刺""十二刺"，它们均是针对不同的病症而设的。除了前面所论及的补泻方法外，《黄帝内经》中论述的具体刺法还有"刺络放血""缪刺""振埃""发蒙""去爪""解惑""彻衣"等，后五种刺法又称"五节刺"。《黄帝内经》中的这些针刺方法多是针对九针的应用，而非指某一种针具。

7. 针刺禁忌 此指针刺的禁忌及注意事项。《灵枢·玉版》明确指出，针刺运用不当，"能杀生人，不能起死者也"，因此，在《黄帝内经》时期，古人对针刺禁忌是十分重视的。《黄帝内经》中除《刺禁论》《刺齐论》《刺要论》《五禁》四篇系专论这一内容外，在其他篇章中也多有提及。其禁忌的内容基本可分为针刺时勿伤内脏及其他重要器官、注意患者状态、注意针刺深浅要随病而定、注意禁刺之病、注意时日禁忌、注意禁刺穴位不宜针、注意选择合适的治疗方法、注意中病即止八个方面。可见,《黄帝内经》中对针刺的禁忌涉及颇为广泛，即使在今天，所提到的许多针刺禁忌仍然是临床上需要注意的。

在《黄帝内经》中，灸法作为针刺治疗的补充，也有相关的论述。《素问·异法方宜论》中“北方者……脏寒生满病，其治宜灸焫，故灸焫者，亦从北方来”，指出了灸法的来源及相关适应疾病。《灵枢·背腧》的“愿闻五脏之腧，出于背者……灸之则可，刺之则不可”，指出灸法可用于某些不宜针刺的腧穴或部位。在该篇中还指出，灸法也有补泻，即“以火补者，毋吹其火，须自灭也；以火泻者，疾吹其火，传其艾，须其火灭也”。《灵枢·禁服》“盛则泻之，虚则补之，紧则先刺而后灸之，代则取血络而后调之，陷下则徒灸之”，则说明了不适宜针刺治疗的疾病，可用灸法来治疗。正是因为灸法可作为针刺治疗的补充，因此,《灵枢·官能》有“针所不为，灸之所宜”的说法。关于灸法的应用原则,《黄帝内经》中的论述虽不及针刺治疗详尽，但也有说明，如施灸的量要以年为数，施灸要以少长、大小、肥瘦来区别对待等。

四、《黄帝内经》的针灸临床特点

《黄帝内经》中记载的病症很多，而应用药物者寥寥无几，全书仅有数方，这些病症的治疗主要是以针灸为主。因此，我们可以充分地看到其中所体现出来的一些规律和特点：

（一）体现相应的选穴原则

一定的选穴原则是确保合理取穴配方的基础。在《黄帝内经》中虽然没有明确提出选穴原则，但是从其论述的疾病治疗中可以看出，古人的选穴并非没有原则可依。《黄帝内经》中的选穴原则主要有：

1. 局部选穴 即在发病部位取穴。《素问·骨空论》中“腰痛不可以转摇，急引阴卵，刺八髎与痛上，八髎在腰尻分间”，就是要求在发病部位取穴。

2. 远部取穴 即选取远离发病部位的腧穴。这是《黄帝内经》的主要选穴原则之一，许多疾病的治疗就是运用这一原则指导选穴。《灵枢·终始》将这一原则上升到理论高度，提出：“病在上者下取之，病在下者高取之，病在头者取之足，病在足者取之腘。”

3. 随证选穴 即根据疾病的病因病机选取相应的腧穴。《黄帝内经》中所提到的“水俞五十七穴”“热俞五十九穴”虽然是腧穴归类，但是在运用时也可以作为选穴指导。

（二）配穴有法可循

如前所述，正是因为脏腑辨证和经络辨证是《黄帝内经》辨明病位的主要方法，因此，与之相随,《黄帝内经》中的具体配穴方法也主要是围绕“按经选穴”和“按脏腑选穴”来进行。具体的配穴方法主要有本经配穴法、远近配穴法、前后配穴法、表里经配穴法。

（三）治疗疾病种类繁多

据统计,《黄帝内经》中针刺治疗的疾病种类很多，具体有风病、偏枯、痱、各种热病、寒热病、疟疾、五脏病、六腑病、咳喘上气、心痛、胆瘅、泄泻、肤胀、鼓胀、水肿、癃闭、虫瘕、便秘、头项痛、胁痛、腰痛、腹痛、痹证、痿证、癫、狂、痫、体惰、厥逆、痉、转筋、五乱、衄血、下血、疝、齿痛、喉痹、耳聋、面痛、痈、鼠瘘、失枕等40余种疾病。《黄帝内经》

中治疗的疾病部位包括了从上到下、从内到外的全身各部，基本涵盖了现在内科、外科、五官等各科疾病。

（四）确定疗效标准

《黄帝内经》中运用针灸治病强调“气调而止”，实际上，气调就是古人确定治病是否有效的标准。那么，气调的标准是什么呢？《灵枢·终始》对此进行了说明：“所谓气至而有效者，泻则益虚，虚者脉大如其故而不坚也，坚如其故者，适虽言快（原作故，误），病未去也。补则益实，实者脉大如其故而益坚也，夫如其故而不坚者，适虽言快，病未去也，故补则实，泻则虚。痛虽不随针，病必衰去。”从这段话中可以看出，古人对针刺治疗效果的评定，并不是只根据症状进行判断，而是根据患者是否恢复“气调”进行判断的。当然，这一标准还比较笼统。

五、《黄帝内经》针灸学理论体系的特点

《黄帝内经》作为现存最早的一部系统论述中医学知识的典籍，由于其所处的时代背景，其中针灸理论体系的形成具有一定的特点，具体表现在：

（一）吸收先前针灸学成就

如前所述，《黄帝内经》具体内容的形成经历了长时间、多作者的过程，是在继承了大量前期文献的基础上形成的。作为《黄帝内经》组成部分的针灸理论也不例外，也是在继承以前文献基础上形成的。《黄帝内经》中针灸内容出处除“刺法”外，尚有“针经”“大要”“禁服”“经”“终始”“九针”“逆顺”“十度”“小针”等。另外，尚有许多未说明出处，但内容却是出自以前的文献。如《灵枢·官针》除引用古“刺法”外，其篇中涉及的“九刺”“五刺”“十二刺”应是引用的古代针法文献，文中刺法名称相同而具体操作不同即可说明这一点。《灵枢·邪客》中关于手太阴脉、手心主脉的循行，从其特点看，应与马王堆汉墓出土的《阴阳十一脉灸经》和《足臂十一脉灸经》一脉相承。《黄帝内经》引用以前的针灸理论涉及经络腧穴、刺法灸法及临床治疗等诸多方面，最典型的可见于《灵枢·终始》。从该篇经文中可以明显看出，其中涉及经脉、刺法及临床治疗等内容。现在，根据《黄帝内经》中对以前针灸学内容的引用，可以探讨其中相关学说或体系的学术源流，如许多篇章中引用过的“刺法”，从其引文分析，应是关于针刺方法与疾病治疗的古文献。由此可知，在《黄帝内经》以前已有专门论述针刺方法与疾病治疗的专著。《黄帝内经》中的针灸理论并不是无本之木、无源之水。

（二）学术流派众多

正是因为《黄帝内经》中的针灸理论来自于诸多前人著述，所以，其中的针灸理论与其他理论一样，拥有众多流派。《黄帝内经》中的针灸流派涉及针灸理论的多个方面。经络方面的流派不同主要表现在经络的循行方向、经脉交接及经脉的数目上。腧穴方面的流派不同，一是表现在腧穴的归类方法不同，二是表现在同一类腧穴具体内容不同，如同是热俞五十九穴，《灵枢·热病》中的内容和《素问·水热穴论》中的内容存在很大差异。刺法、灸法方面的不同流派主要表现在刺法操作的不同上，如同是“徐而疾则实，疾而徐则虚”，《灵枢·小针解》与《素问·针解》的论述完全不同。除上述不同外，《黄帝内经》中针灸理论存在的不同流派在其他许多方面也可以表现出来。

（三）理论体系有相当规模

由前面所论述的内容可以看出，《黄帝内经》中的针灸理论涉及经络腧穴、针刺方法及针灸临床各个方面。尽管《黄帝内经》中的针灸理论存在不同流派，但是有一点毋庸置疑，针灸理论体系在《黄帝内经》中已具备了相当的规模，后世针灸学的发展都是在《黄帝内经》的基础之上进行的，如晋代医家皇甫谧《针灸甲乙经》所载的349穴，就是对《黄帝内经》160穴的补充与完善。

（四）与当时科技发展水平相适应

《黄帝内经》的形成经历了一个较大的时间跨度，该时期处于我国封建社会。在这一时期，我国的科技在许多方面已得到了较大发展，尤其是在天文、农业、医学及冶炼等方面发展更快。形成于这一时期的针灸学理论，在某些方面吸收了同时期其他方面最先进的科技成果。《灵枢·九针十二原》《灵枢·官针》《灵枢·九针论》中所记载的九针，就是在冶炼术达到相当程度的基础上出现的。可以说，没有冶炼术就不会有九针的产生。现代的出土文物可以充分说明，当时的冶炼术已经非常先进。从《黄帝内经》中记载的针刺工具由砭石发展到金属针，可以看出针具演变是与当时的科技水平相适应的。另外，《黄帝内经》针灸理论的形成，不仅吸收了当时一些具体的科技发展成果，而且从思想上和方法论上也与当时的水平相适应。在当时，古人认识事物主要是通过对自然界的观察实现的。农业生产的需要与科技水平的限制，决定了古人只能通过观察来认识自然。古人正是在认识了自然界一般规律的基础上，将认识到的一些东西推广到存在于自然界的万物中来，即采用取类比象的方法来认识其他事物。针灸学许多理论就是在这一方法指导下产生的，《黄帝内经》的针灸理论也有这方面的内容。

六、《黄帝内经》针灸学理论体系对后世的影响

由于《黄帝内经》中的针灸学理论集以前针灸学之大成，涉及针灸学的各个层面，而且在某些方面已经较为完备，因此对后世针灸学理论的发展产生了巨大影响。

经络方面，《灵枢·经脉》中对经络的论述非常全面，后世不管是经络图的绘制，还是经络循行的描述，无不基于该篇。元明以后许多医家专门从事这方面的研究，如以忽泰必烈、滑伯仁为代表提出的十四经理论，就是在《灵枢·营气》经脉流注次序的基础上提出来的。而且，因为经络理论在针灸学理论中的重要位置，后世医家在解释疾病表现或对其他脏腑组织器官的影响时，无不以《灵枢·经脉》中的经络理论为指导。

腧穴方面，虽然《黄帝内经》中的记载不够完善，但是其中的许多内容仍然影响着后世的腧穴理论。如《灵枢·骨度》中所记载的骨度分寸，在《黄帝内经》后一段相当长的时间内一直是指导临床取穴的重要标准。即便是今天的骨度分寸，基本上也是以该篇为基础，只是在某些部位稍作变动。

针刺方法与灸法方面，《黄帝内经》中的许多论述对后世影响也十分深远。如《黄帝内经》中的针刺得气及候气理论，是后世该理论的基础。元代窦汉卿在《标幽赋》中对得气的强调，应是受《黄帝内经》影响的。如《灵枢·九针十二原》强调“刺之而气不至，无问其数；刺之而气至，乃去之，勿复针”，“刺之要，气至而有效”，窦氏则说“气速至而速效，气迟至而不治”，与《黄帝内经》如出一辙。后世所论述的徐疾补泻、开阖补泻、呼吸补泻及其他针刺手法，基本上就是《黄帝内经》中所记载的。另外，《黄帝内经》中所列出的针刺原则与相当一部分禁忌，一

直为后世医家所强调。

针灸治疗方面，《黄帝内经》是以经络辨证和脏腑辨证作为针灸论治的依据和方法，对后世医家产生了很大的影响。汪机在《针灸问对》中明确指出："《素》《难》所论针灸，必须察其脉以审其病之在经在络，又须候气以察其邪之已至、未来。"不仅如此，后世医家在治疗一些与《黄帝内经》中相同的疾病时，也常采用《黄帝内经》中的取穴。如张洁古等在其著作中记载的治疗伤寒热病的取穴，基本上是本自《素问·刺热》热病五十九穴。其他如《黄帝内经》中所用的一些具体选穴，如"合治内府"等，一直是今天临床治疗的主要选穴依据。

上述内容说明，《黄帝内经》针灸学理论对后世的影响是非常巨大的，正是《黄帝内经》奠定了针灸学的理论基础。诚如杨继洲在《针灸大成》中所说："若古之方书，固离娄之规矩，师旷之六律也……盖《素》《难》者，医家之鼻祖。"

七、正确认识《黄帝内经》的针灸学理论体系

尽管《黄帝内经》中比较系统地论述了针灸理论，但是，做到正确理解并使其对今天的针灸理论学习有帮助，却并不是一件容易的事。为了正确理解其针灸理论体系，我们要做到以下两点：

（一）从历史唯物主义角度出发，辩证地看待其理论体系

历史唯物主义作为一般科学的方法论，对于各门具体科学的指导作用，是显而易见的。任何一门学科，如果违背了它，就不能正确地把握自己所研究的对象在整个社会生活中的地位和作用，就不能揭示其研究对象的深刻本质，因而也就不能成为真正的科学。历史唯物主义告诉我们，人的活动总是受到社会条件及其规律的限制。《黄帝内经》作为一部医学著作，出自两千多年前，因此，它不可能超越当时的背景，在指导思想及相关内容方面必然带有当时的时代烙印。受认识事物水平的限制，古人的理论有许多是通过观察自然界的其他事物类比而来的。针灸理论作为其中的一部分，也不能超然于外。如通过十二经水来认识十二经脉气血的多少、广狭。本来，十二经水是古代中国的十二条主要河流，与人身上的经脉并不存在必然联系，但是在天人相参思想指导下，古人认为人体与自然界的地理一样，河道中流淌河水，人身经脉则流淌气血。又如称腧穴有三百六十五，也是在这一指导思想下，与一年有三百六十五天相对应的结果。从《黄帝内经》的一些论述中可以看出，与《黄帝内经》中的其他理论一样，由于受当时自然科学条件的限制，针灸理论中有些内容是十分朴素的，这也是古代科学发展难以避免的。因此，我们必须从历史唯物主义角度出发，客观地看待《黄帝内经》中的针灸理论体系，切不可一味地肯定或否定。从本质上来讲，是否持有这种态度，直接影响着今天我们对针灸理论体系的正确理解。

（二）全面认识《黄帝内经》中的针灸学理论

如前所述，由于《黄帝内经》中的针灸理论存在多种学派，而且，常常因为许多问题都是从不同的角度来进行论述的，因此，不能笼统地断言谁对谁错。这就决定了今天我们不能只拿一家之言来概括整个《黄帝内经》对某一问题的论述。如对于经络的认识，在当时主要有三种角度：一是解剖角度，如没有解剖学上的认识，不可能有对人体骨度及脉度的认识，也不可能有《灵枢·经脉》中"脉之常见者，皆络脉也"的论述。二是通过与自然界河流的类比，并将其推广及人，便是《灵枢·经水》中"经脉十二者，外合于十二经水，而内属于五脏六腑"的说法，并由此来认识经脉的功能。三是古人在针灸实践过程中，发现针刺某一部位会出现感应或传导现象，

但是受当时解剖水平及其他方面原因的限制，古人还不能像现在一样去寻找这些现象的物质基础，而只能对这类现象加以描述。如《灵枢·本脏》中说："经脉者，所以行血气而营阴阳，濡筋骨，利关节者也。"在这里，经脉中所行的"血气"，除指有形可见的"气血"外，还指功能的"气血"。这种功能就是通过外在现象来表现的，也就是人所表现出来的生命特征，如《素问·八正神明论》曰："血气者，人之神。"对照这种论述，我们可以看到古人所说的经络实际包含了对人体某些器官组织生命活动现象的论述。因此，经络在《黄帝内经》中并不是指人体某一器官组织，而是对一些解剖学意义上的器官组织和一些器官组织生命活动表现出来的现象的统称。今天我们试图完整地理解经络，就需要从与这三种角度相关的篇章中全面掌握。如果我们单纯拿一篇的论述来阐述经络，就难免在理解上产生偏差，也就无法对经络有一个正确而全面的认识。

全面认识《黄帝内经》中的针灸学理论不仅有助于对有关内容的了解，而且，据此我们还知道，将一些差异非常显著的论述硬放在一起进行阐述，也容易造成混乱，在学习这些内容时必须严格区分，理清脉络，真正弄明白《黄帝内经》中对这些针灸理论论述的本义或出发点。

复习思考题

1.《黄帝内经》中论述的经络功能有哪些？
2. 如何理解《黄帝内经》中所说的"气穴三百六十五"？
3.《黄帝内经》中论述的腧穴定位方法有哪些？
4.《黄帝内经》中对针刺与灸法论述详尽的特点主要体现在哪些方面？
5. 如何正确理解《黄帝内经》中的针灸理论体系？

第二节　《灵枢》文选

一、九针十二原第一*

本篇主要论九种不同形态针具的名称和功用，以及人体十二原穴的治疗意义，故取篇中"九针"和"十二原"之文，以"九针十二原"名篇。

（一）学术思想

1. 概括用针的基本原则　本篇是《灵枢》中的重点篇章，论述了用针的基本原则。在这些原则中，重点突出了针刺过程中要"守神"和"守机"，仔细观察患者气血的变化，并据此来决定针刺的补泻时机，认为这是针刺能否取得疗效的必要条件。强调针刺过程中要注意观察患者的仪容表现，专心致志。值得注意的是，这里讨论的针刺原则并非单指毫针，而是针对九针提出的。

2. 注重九针的选用　本篇详细介绍了九针的形态和尺寸，并着重阐释各种针具的操作方法、治疗作用。疾病侵袭人体的部位和疾病的性质不同，针刺时使用的针具也应有所不同。本篇强调运用九针进行针刺时，要根据患者感受病邪的部位来决定相应的针刺深浅，即"皮肉筋脉各有所处，病各有所宜，各不同形，各以任其所宜"。针刺时要追求"得气"效果，是否得气，直接决定着针刺的疗效，如文中所说："刺之要，气至而有效，效之信，若风之吹云，明乎若见苍天。"总之，使用针刺补泻时要注意辨明病邪的内外和虚实，据此选择适当的针具，反之，则会加重病情。

3. 强调十二原穴的作用　十二原穴是经络腧穴理论的重要内容。十二原穴为五脏六腑气血会

集之处，在五脏六腑疾病的治疗中具有十分重要的作用。

4. 注重针刺治病的效应 本篇用比喻手法，指出针刺治病的疗效犹如拔刺、雪污、解结、决闭。疾病的可治与不可治，关键在于能否掌握针刺治疗的精髓。

现节选针刺治疗基本原则、针刺操作要求、误治造成的后果、强调脉诊和十二原穴的重要性、指出针刺不但能治新病且可治久病等原文。

（二）文选

【原文】

黄帝問於岐伯曰：余子萬民，養百姓，而收其租稅。余哀其不給，而屬有疾病。余欲勿使被毒藥[1]，無用砭石[2]，欲以微鍼[3]，通其經脉，調其血氣，營其逆順出入之會[4]。令可傳於後世，必明爲之法，令終而不滅，久而不絶。易用難忘，爲之經紀[5]，異其章[6]，别其表裏，爲之終始[7]，令各有形[8]，先立鍼經[9]，願聞其情。岐伯答曰：臣請推而次之，令有綱紀，始於一，終於九焉。

【提要】

编撰《针经》的主要目的。

【注释】

[1] 被毒药：被，通“服”。如《孝经》曰：“无思不被。”《释文》曰：“被，本作服。”毒药，古代对一般药物的总称。《素问·五常政大论》将药物分为大毒、常毒、小毒、无毒四类。

[2] 砭石：古代最早的医疗工具之一，用于砭刺患部以治疗各种疾病及排脓放血等。《山海经》云：“高氏之山，其上多玉，其下多箴石。”晋·郭璞注：“箴石，可以为砥（砭）针，治痈肿。”又《礼记·内则》云：“古者以石为针，所以为刺病。”

[3] 微针：九针，与砭石相对而言，故言微。

[4] 营其逆顺出入之会：营，管理，调节。《诗·小雅·黍苗》：“召伯营之。”郑玄笺：“营，治也。”逆顺，经脉的不同走向。出入，经气由外入内或由内出外。本句意为调节经脉运行，使经气逆顺出入会聚功能正常。

[5] 经纪：纲纪、纲领之意。

[6] 异其章：异，分别。章，篇章。《太素》补遗本作“异其篇章”，为四言句，前后文则一致。

[7] 别其表里，为之终始：使《针经》内容表里清晰，有始有终。

[8] 令各有形：形，指针具的形状。使九针各有不同的形态。

[9] 针经：即《灵枢》。

【按语】

本段主要阐述编撰《针经》之目的在于为百姓解除疾病痛苦。通过使针刺理论系统化、条理化，简明易懂，便于医者学习掌握，并能广泛流传于世。还强调针刺治疗与药物治疗有所不同，针刺具有疏通经脉、调节气血的作用。

【原文】

小鍼[1]之要，易陳而難入[2]。麤守形[3]，上守神[4]。神乎神，客在門[5]，未睹其疾，惡知其原[6]？刺之微，在速遲[7]，麤守關[8]，上守機[9]。機之動，不離其空[10]。空中之機，清靜而微[11]。其來不可逢，其往不可追[12]。知機之道者，不可掛以髮[13]。不知機道，叩之不發[14]。知其往來，要與之期[15]，麤之闇[16]乎，妙哉！工獨有之。往者爲逆，來者爲順[17]，明知逆順，正行無問。逆而奪之，惡得無虚？追而濟之，惡得無實[18]？迎之隨之，以意和之，鍼道畢矣。

【提要】

针刺治疗的基本原则。

【注释】

［1］小针：九针之谓。与上文“微针”意近。

［2］易陈而难入：陈，陈述。《灵枢・小针解》：“易陈者，易言也。”入，犹受，用也。《国语・吴语》：“其臣箴谏以不入。”韦昭注：“入，受也。”《吕氏春秋・赞能》：“而舜受之。”高诱注：“受，用也。”本句意为针刺治疗的要领，讲之容易，用之则难。

［3］粗守形：粗，粗工，指技术低劣的医生。形，指针刺的一些表面内容，如腧穴、刺法等。《类经・针刺类・九针之要》注：“粗工守形迹之见在也。”《灵枢・小针解》曰：“粗守形者，守刺法也。”《灵枢注证发微》注：“下工泥于形迹，徒守刺法。”

［4］上守神：上，上工，指技术高明的医生。神，精神气血的内在变化，即正气。《灵枢・小针解》曰：“神者，正气也。”“上守神者，守人之血气有余不足，可补泻也。”

［5］神乎神，客在门：前一“神”为感叹词，后一“神”乃正气。客，邪气。门，指腧穴。全句意为：正气的变化是很微妙的，当仔细分析；邪气侵入，当识其出入之处，即腧穴。

［6］未睹其疾，恶知其原：睹，视也。《灵枢注证发微》注：“若未能先睹何经之疾，则恶知其病原所在，自有所治之处哉。”

［7］刺之微，在速迟：微，微妙。《灵枢注证发微》注：“但刺之微妙，在于速迟。速迟者，即用针有徐疾之意也。”

［8］关：指四肢关节的腧穴。

［9］机：此以弓弩之机比喻守气之机。

［10］空：同“孔”，此指腧穴。

［11］清静而微：意指经气变化是微妙而不易觉察的。

［12］其来不可逢，其往不可追：据上下文义，此指针下之气变化迅速，不易遇到，需仔细体会。

［13］不可挂以发：挂，差也。不可差于毫发之间，指应及时施行针刺补泻。《灵枢注证发微》注：“知机之道者，唯此一气而已，犹不可挂一发以间之。”《灵枢集注》张志聪注：“静守于来往之间而补泻之，少差毫发之间则失矣。”

［14］叩之不发：指不能及时掌握施行补泻的时机，如箭在弦，应发射而不射。《灵枢集注》张志聪注：“叩之不发，补泻失时。”

［15］要与之期：要，通“约”。《灵枢・小针解》曰：“要与之期者，知气之可取之时也。”

［16］闇：暗的异体字，指愚昧不明。

［17］往者为逆，来者为顺：指经气盛衰情况。《灵枢・小针解》曰：“往者为逆者，言气之虚而小，小者逆也。来者为顺者，言形气之平，平者顺也。”

［18］逆而夺之……恶得无实：逆，迎也。泻其邪气，使实转虚。《类经・针刺类・九针之要》注：“逆其气至而夺之，泻其实也，恶得无虚。”追，顺也，补其正气，使虚转实。此即《灵枢・小针解》“迎而夺之，泻也；追而济之，补也”之意。夺，泻法。经气虚小，反用泻法，使其更虚。

【按语】

本段开宗明义地提出并强调针刺治疗的基本原则：其一，“守神”。医者要精神专一，密切观察患者的神情及气血盛衰状态，来决定针刺的补泻，不能局限于局部证候的观察和针刺手法的施用。其二，“守机”。针刺治疗要掌握气至的时机，根据邪正盛衰的情况，施予及时恰当的补泻手法。这些精辟的论述，不仅体现了中医学整体观念、治病求本、辨证施治的根本原则，而且强调

正确把握患者精神状态和生理病理规律的重要意义。

【原文】

凡用鍼者，虚則實之，滿則泄之，菀陳則除之[1]，邪勝則虚之，大要[2]曰：徐而疾則實，疾而徐則虚[3]。言實與虚，若有若無[4]。察後與先，若存若亡[5]。爲虚與實，若得若失[6]。虚實之要，九鍼最妙，補瀉之時，以鍼爲之。瀉曰，必持内之，放而出之，排陽得鍼，邪氣得泄[7]，按而引鍼，是謂内温[8]，血不得散，氣不得出也。補曰隨之，隨之意，若妄之[9]，若行若按，如蚊虻止[10]，如留如還，去如弦絶[11]，令左屬右，其氣故止[12]，外門已閉，中氣乃實，必無留血，急取誅之[13]。

【提要】

针刺补泻的应用原则和操作方法。

【注释】

[1] 菀陈则除之：菀，音义通郁。陈，陈旧，陈积。菀陈，在此指瘀血。菀陈则除之，即去除瘀血。《灵枢·小针解》："去血脉也。"《素问·针解》篇："出恶血也。"

[2] 大要：古医经名。

[3] 徐而疾则实，疾而徐则虚：徐、疾，指针刺的速度慢与快。实，补法；虚，泻法。全句意为：慢进针快出针为补法，快进针慢出针为泻法。如《灵枢·小针解》云："徐而疾则实者，言徐内而疾出也。疾而徐则虚者，言疾内而徐出也。"但《素问·针解》篇则云："徐而疾则实者，徐出针而疾按之。疾而徐则虚者，疾出针而徐按之。"此乃说法不同，供参考。

[4] 言实与虚，若有若无：《灵枢·小针解》："言实者有气，虚者无气也。"《素问·针解》篇："言实与虚者，寒温气多少也。若有若无者，疾不可知也。"

[5] 察后与先，若存若亡：要诊察疾病的先后，施用补泻方法，使虚者正气若有所存得，实者邪气若有所亡失。

[6] 为虚与实，若得若失：《灵枢·小针解》："言补者必然若有所得也，泻者恍然若有所失也。"

[7] 泻曰，必持内之，放而出之，排阳得针，邪气得泄：《针灸甲乙经》"泻曰"下有"迎之，迎之意"五字，"得针"作"出针"，义长。全句意为：泻法要持针快速刺入，得气后慢慢出针，摇大针孔，排开表阳，使邪气有其出路，随针外泄。

[8] 按而引针，是谓内温：引针，即出针。"温"当读"蕴"。意为出针若按闭针孔，邪气就会蕴积于内而不得外泄。

[9] 补曰随之，随之意，若妄之：《针灸甲乙经》"妄"作"忘"。谓补则随，随亦当刺法轻巧，使患者有若无其事的感觉。

[10] 如蚊虻止：谓进针、捻转，针处犹如蚊虻叮咬皮肤的感觉。

[11] 去如弦绝：针刺气至后，迅速出针，其速度之快，如箭离弓弦。

[12] 令左属右，其气故止：右手出针，左手紧接着按针孔，使针孔闭合，经气留止。

[13] 必无留血，急取诛之：补法不应有留血，若留有瘀血，应迅速去除。《灵枢注证发微》注："如有留血，当急取以责之。但此补法，必无留血者也。"

【按语】

本节分别论述了虚者用补法、实者用泻法、有瘀血者用刺血法的三大治则。针刺补法的操作要领是：慢进针，快出针，按闭针孔。泻法的操作要领是：快进针，慢出针，摇大针孔。不仅如此，从原文对补泻的操作要求看，泻法的操作要领以"重"为本，而补法的操作以"轻"为主。如文中所言："泻曰，必持内之，放而出之，排阳得针"；言补法"若妄之，若行若按，如蚊虻

止，如留如还，去如弦绝。”

【原文】

持鍼之道，堅者爲寶[1]。正指直刺[2]，無鍼左右，神在秋毫[3]，屬意病者[4]，審視血脉者，刺之無殆[5]。方刺之時，必在懸陽，及與兩衛[6]，神屬勿去，知病存亡。血脉者，在腧横居[7]，視之獨澄，切之獨堅[8]。

【提要】

针刺过程中对医者的基本要求。

【注释】

［1］坚者为宝：持针以坚定有力为重要。《类经・针刺类・用针虚实补泻》注：“坚而有力，则直达病所。”

［2］正指直刺：手指持针要端正，准确刺入。《类经・针刺类・用针虚实补泻》注：“正而不斜，则必中气穴。”

［3］无针左右，神在秋毫：指医者必须聚精会神，明察细微的变化。《太素》缺卷作“针无左右”，是说刺时针不要偏左偏右。《类经・针刺类・用针虚实补泻》注：“医之神见，在悉秋毫，必精必确。”

［4］属意病者：全神贯注地观察患者。

［5］殆：危险。

［6］必在悬阳，及与两卫：《针灸甲乙经》“卫”作“衡”，义长。阳，通“扬”。悬阳，即眉之上下。《诗・鄘风・君子偕老》：“扬且之皙。”毛亨传：“扬，眉上广。”孔颖达正义：“眉之上，眉之下，皆曰扬。”衡，眉上部位，在此指眉间及面部。“必在悬阳，及与两衡”，意为医者的注意力应在患者的两目、眉间及面部的神色变化。

［7］在腧横居：腧，腧穴。血络由于经脉痹阻不通，而显现于腧穴上。《灵枢集注》张志聪注：“一经上实下虚而不通者，此必有横络盛加于大经，令之不通。”

［8］视之独澄，切之独坚：澄，清晰。血络横居，视之颜色分明，按之坚硬。

【按语】

本段提示了针刺的正确方法，必须持针有力，正指直刺，不要左右偏斜。同时，强调医者在施行针刺时，精神要高度集中，密切观察患者的血脉虚实和两目、眉间及面部的神色变化。如此，才能治之有效而不发生危险。

【原文】

凡將用鍼，必先診脉，視氣之劇易[1]，乃可以治也。五藏之氣已絶於内[2]，而用鍼者反實其外[3]，是謂重竭[4]，重竭必死，其死也靜[5]。治之者，輒反其氣，取腋與膺[6]。五藏之氣已絶於外[7]，而用鍼者反實其内[8]，是謂逆厥[9]，逆厥則必死，其死也躁[10]。治之者，反取四末[11]。刺之，害中而不去則精泄[12]，害中而去則致氣[13]。精泄則病益甚而恇[14]，致氣則生爲癰瘍。

【提要】

强调脉诊在针刺治疗中的重要意义。指出脉诊不精会造成误诊误治的严重后果。

【注释】

［1］剧易：即间甚，引申为虚实盛衰。

［2］五脏之气已绝于内：内，阴也。指五脏阴气竭绝。

［3］实其外：实，补也。外，阳也。即补其阳。

［4］重竭：虚上加虚，严重衰竭。《类经・针刺类・用针先后反治为害》注：“脏气已绝于内，阴虚也。反实其外，误益阳也。益阳则愈损其阴，是谓重竭。”

［5］其死也静：由于阴竭造成的危重证候，患者表现出安静。

［6］辄反其气，取腋与膺：反其气，指与应补五脏之阴的方法相反。取腋与膺，即选择腋部和胸膺部的穴位。《类经·针刺类·用针先后反治为害》注："腋与膺，皆脏脉所出，气绝于内而复取之，则致气于外，而阴愈竭矣。"

［7］五脏之气已绝于外：外，阳也。指五脏阳气衰竭。

［8］实其内：即补其阴。

［9］逆厥：《类经·针刺类·用针先后反治为害》注："脏气已绝于外，阳虚也。反实其内，误补阴也。助阴则阳气愈竭，故致四逆而厥。"

［10］其死也躁：《灵枢集注》张志聪注："阴气有余，故躁。"

［11］反取四末：四末，指手足之端的腧穴。《灵枢集注》张志聪注："反取其四末之输，有留针以至其阴气，阴气至则阳气反入，入则逆。"

［12］刺之……精泄：害，危害。《灵枢集注》张志聪注："刺之害，中病而不去其针。"指刺中病邪应适时出针，若留针时间过长，则反伤其气。气由精气化生，故曰精泄。

［13］害中而去则致气：害，《太素》作"不"，义长。不中而去则致气，意为针刺未中病，邪气未除而出针，致邪气滞留结聚。《太素·寒热杂说》注："刺之不中于病，即便去针，以伤良肉，故致气聚。"

［14］恇（kuāng 匡）：怯弱，衰败。

【按语】

本段主要强调"用针必先诊脉"的重要意义。医者必须通过诊脉来了解患者脏腑的阴阳虚实，而后施用正确的针刺补泻方法。若诊断失误，辨证不当，易导致重竭、逆厥等严重后果。

【原文】

五藏有六府，六府有十二原，十二原出於四關[1]，四關主治五藏。五藏有疾，當取之十二原，十二原者，五藏之所以禀三百六十五節氣味也[2]。五藏有疾也，應出十二原，十二原各有所出，明知其原，睹其應，而知五藏之害矣。

【提要】

论述十二原穴在诊断、治疗五脏疾病中的作用。

【注释】

［1］四关：即两肘两膝。《类经·经络类·十二原》注："四关者，即两肘两膝，乃周身骨节之大关也。故凡井、荥、输、原、经、合穴，皆手不过肘，足不过膝。"

［2］十二原者……气味也：十二原穴是全身经脉三百六十五气穴经气所输注的地方，即经气集中之处。

【按语】

十二原穴是脏腑气血汇聚之处。《难经》称为"气之所留止"。因十二原穴直接与五脏六腑沟通，故既能反映脏腑病候，又能治疗脏腑疾病，有着十分重要的临床意义，为历代医家所重视。现代临床观察已证实，内脏病变时原穴确实有特异征象反应，大量临床实践也证实了原穴的卓著疗效。

【原文】

今夫五藏有疾也，譬猶刺也，猶污也，猶結也，猶閉也[1]。刺雖久，猶可拔也；污雖久，猶可雪[2]也；結雖久，猶可解也；閉雖久，猶可決也。或言久疾之不可取者，非其說也。夫善用鍼者，取其疾也，猶拔刺也，猶雪污也，猶解結也，猶決閉也。疾雖久，猶可畢[3]也。言不可治者，未得其術也。

【提要】

阐明针刺作用，指出“言不可治者，未得其术也”。

【注释】

［1］犹刺也……犹闭也：比喻人体患病如肌肉扎了刺，物体染上污点，绳索打了结，水道闭阻不通一样。《灵枢集注》张开之注：“夫风雨寒暑，大惊卒恐，犹刺犹污，病从外入者也；阴阳喜怒，饮食居处，犹结犹闭，病由内生者也。千般疢难，不出外内二因，是以拔之、雪之，仍从外解；解之、决之，从内解也。知斯二者，病虽久，犹可毕也。”《灵枢集注》张玉师注：“污在皮毛，刺在肤肉，结在血脉，闭在筋骨。”

［2］雪：洗涤。《灵枢识》注：“雪，洗也。”

［3］毕：结束，引申为治愈。

【按语】

本段原文通过形象的比喻来阐释针刺的卓著治疗效果。指出针灸不仅对病程短的疾患取效迅速，而且对一些病程较长的疾患同样有良效。同时还强调针刺治病要掌握正确的技术。《类经·针刺类·久病可刺》注：“此详言疾虽久，而血气未败者，犹可针治之。故善用针者，犹拔刺也，去刺于肤，贵轻捷也；犹雪污也，污染营卫，贵净涤也；犹解结也，结留关节，贵释散也；犹决闭也，闭塞道路，贵开通也。四者之用，各有精妙，要在轻摘其邪，而勿使略伤其正气耳。故特举此为喻，若能效而用之，则疾虽久，未有不愈者也。”

复习思考题

1. 如何理解“粗守形，上守神”和“粗守关，上守机”？
2. 本篇对针刺操作提出的基本要求有哪些？

二、邪气脏腑病形第四*

本篇主要论述邪气伤人的原因、部位和脏腑受病的临床证候及其诊断方法，故以“邪气脏腑病形”名篇。

（一）学术思想

1. 邪气伤人，经脉相传　邪气的性质不同，伤人部位也不同。风雨寒暑等天之邪气多伤人体的身半以上部位，而地之湿气多伤人体的身半以下部位。原文指出：“身半已上者，邪中之也；身半已下者，湿中之也。”但是人体上下左右内外是一个有机联系的整体，阴阳经脉是相互贯通维系的。邪气从一个部位侵入，可循着经脉传至其他部位。如邪从阴经侵入，可传至内脏；邪从体表侵入，可传至阳经。如原文指出：“中于阴则溜于府，中于阳则溜于经。”“邪之中人，或中于阴，或中于阳，上下左右，无有恒常。”

2. 凡将用针，必先诊脉　脉象及其诊察部位，与经络有着十分密切的关系。本篇针对急、缓、大、滑、涩、小六种脉象的刺法及原理，进行了较详细的阐述。急脉主寒，宜深刺久留针；缓脉主热，宜浅刺快出针以清其热；大脉主多气少血，针刺宜泻气分，不使出血；滑脉主阳气盛，宜浅刺快出针以泻阳邪而去热；涩脉主多血少气，针刺时先按循其经脉，再针刺其脉，久留针，拔针后按闭其针孔，不使出血；小脉主阴阳形气俱虚，不宜针刺，可用甘缓性和之药调治。

3.“荥输治外经，合治内府”　五输穴是针灸临床最常用的重要腧穴。五输穴的治疗作用有其内在的规律可循。本篇提出的“荥输治外经，合治内府”，已经成为历代针灸医家所遵循的治疗原则，有广泛的理论基础和较高的临床实用价值，值得深入探讨。

4. 针刺“必中气穴，无中肉节” 针刺时首先要确定腧穴的部位，对准穴位刺入，方能起到治疗作用。若取穴不准，徒伤肌肤，引起疼痛，而不能起到治疗作用。

现节选邪气中人，无有恒常，阴阳经脉，五脏六腑为病的特点，病之六变，荥输治外经、合治内腑以及针刺必中气穴等原文。

（二）文选

【原文】

黄帝問於岐伯曰：邪氣之中人也奈何？岐伯答曰：邪氣之中人高也。黄帝曰：高下有度[1]乎？岐伯曰：身半已[2]上者，邪中之也；身半已下者，濕[3]中之也。故曰，邪之中人也無有常[4]，中於陰則溜於府[5]，中於陽則溜於經[6]。

【提要】

邪气伤人的部位无常，有上、下、阴经、阳经的区别，临证须详辨细审。

【注释】

[1] 度：法度，常度。

[2] 已：同“以”。

[3] 湿：湿邪。《灵枢集注》张志聪注：“湿乃水土之气，故中于身半以下。”

[4] 常：恒常，常规。

[5] 中于阴则溜于腑：阴，指阴经。溜，同“留”。

[6] 中于阳则溜于经：阳，指体表。经，指三阳经脉。

【按语】

本段原文指出邪气性质不同，伤人的部位不同。一般而言，风雨寒暑伤人体上部，水湿之邪伤人体下部。同时指出，这只是一般而言，邪气伤人的部位也不一定有常规，所谓：“邪之中人也无有常，中于阴则溜于腑，中于阳则溜于经。”经脉相连，经脉与脏腑相连，故邪气伤阴经可传至六腑，邪气伤体表可传至三阳经乃至全身。

【原文】

黄帝曰：陰之與陽[1]也，異名同類[2]，上下相會[3]，經絡之相貫[4]，如環無端。邪之中人，或中於陰，或中於陽，上下左右，無有恒常，其故何也？岐伯曰：諸陽之會[5]，皆在於面。中人也方乘虚時，及新用力[6]，若飲食[7]汗出，腠理開，而中於邪。中於面則下陽明，中於項則下太陽，中於頰則下少陽，中於膺背兩脅[8]，亦中其經[9]。

【提要】

论述邪中于阳的原因和部位。

【注释】

[1] 阴之与阳：在此指阴经、阳经。

[2] 异名同类：阴经、阳经，名称不同，但都是气血运行的场所，故异名同类。《灵枢集注》张志聪注：“谓脏腑之血气，虽有阴阳之分，然总属一气血耳，故异名而同类。”

[3] 上下相会：指经络在人体上下各部都有交会。《灵枢集注》张志聪注：“上下相会者，标本之出入也。”

[4] 贯：贯通。

[5] 诸阳之会：诸阳，指督脉及手足阳经。会，会聚。《类经·疾病类·邪之中人阴阳有异》注：“手足六阳俱会于头面，故为诸阳之会。”

[6] 新用力：新，刚刚。指刚刚用力劳累之后。

[7] 若饮食:《针灸甲乙经》《太素》"若"下有"热"字，义长。

[8] 膺背两胁：膺，胸部，为足阳明胃经所过。背，为足太阳膀胱经所过。两胁，为足少阳胆经所过。

[9] 亦中其经：指外邪如不从头面部侵入，亦可通过胸背、两胁入侵，进入足三阳经。《类经·疾病类·邪之中人阴阳有异》注:"膺在前，阳明经也；背在后，太阳经也；两胁在侧，少阳经也。中此三阳经。"

【按语】

本段论述邪气在人体正虚情况下伤人为病的过程，如劳倦、汗出腠理开，邪气乘虚而入。外邪伤人，一般多从头面部开始，亦可在胸背、两胁等部位入侵。因阴阳经脉互相贯通，一旦受邪，可传至全身。所以，邪气中人，上下左右，无有恒常。

【原文】

黄帝曰：其中於陰奈何？岐伯答曰：中於陰者，常從臂胻[1]始。夫臂與胻，其陰皮[2]薄，其肉淖澤[3]，故俱受於風，獨傷其陰。

【提要】

论述病邪中于阴的原因和部位。

【注释】

[1] 臂胻（héng 衡）：臂，手臂。胻，足胫。臂胻的内侧为手足阴经的分布部位。《类经·疾病类·邪之中人阴阳有异》注:"臂胻内廉曰阴，手足三阴之所行也。"

[2] 阴皮：阴，内侧。指臂与足胫内侧的皮肤。

[3] 淖（nào 闹）泽：柔顺，润泽。指肌肉柔润。

【按语】

本段论述邪中于阴，多从手臂和足胫开始，进入手足三阴经脉，因此处皮肤薄嫩，肌肉柔润。

【原文】

黄帝曰：邪之中人藏奈何？岐伯曰：愁憂恐懼則傷心。形寒寒飲則傷肺[1]，以其兩寒相感[2]，中外皆傷[3]，故氣逆而上行。有所墮墜，惡血留內，若有所大怒，氣上而不下，積於脅下，則傷肝。有所擊仆，若醉入房，汗出當風，則傷脾。有所用力舉重，若入房過度，汗出浴水，則傷腎。

【提要】

论述五脏受邪的不同病因和特点。

【注释】

[1] 形寒寒饮则伤肺：形寒，指风寒侵袭。寒饮，指寒冷饮食。《素问·咳论》曰:"皮毛者，肺之合也，皮毛先受邪气，邪气以从其合也。其寒饮食入胃，从肺脉上至于肺则肺寒，肺寒则外内合邪，因而客之，则为肺咳。"

[2] 两寒相感：指形寒、寒饮相合为病。

[3] 中外皆伤：中，内，指肺。外，指皮毛。

【按语】

本段论述五脏受邪发病的病因特点。精神情志失调伤心神；外寒、寒饮伤肺；跌仆瘀血内留，因大怒引动而伤肝；击伤、跌仆，或酒醉入房，汗出受风伤脾；劳力、房劳过度、汗出浴水则伤肾。

【原文】

黄帝曰：病之六變[1]者，刺之奈何？岐伯答曰：諸急者[2]多寒；緩者[3]多熱；大者[4]多氣少血；小者血氣皆少；滑者[5]陽氣盛，微有熱；濇者多血少氣[6]，微有寒。是故刺急者，深内[7]而久留之。刺緩者，淺内而疾發鍼[8]，以去其熱。刺大者，微瀉其氣，無出其血。刺滑者，疾發鍼而淺内之，以瀉其陽氣而去其熱。刺濇者，必中其脉，隨其逆順而久留之，必先按而循之[9]，已發鍼，疾按其痏[10]，無令其血出，以和其脉。諸小者，陰陽形氣俱不足，勿取以鍼，而調以甘藥[11]也。

【提要】

论述缓、急、大、小、滑、涩六种不同脉象的主病及其针刺方法。

【注释】

[1] 六变：指脏腑疾病在脉象上表现出六种变化，即缓、急、大、小、滑、涩。

[2] 急者：弦紧的脉象。《类经·脉色类·脏脉六变病刺不同》注："急者，弦紧之谓。"《灵枢集注》张志聪注："寒气收劲，故脉急。"

[3] 缓者：缓纵的脉象。《类经·脉色类·脏脉六变病刺不同》注："缓者，纵缓之状，非后世迟缓之谓。"

[4] 大者：浮大的脉象。《类经·脉色类·脏脉六变病刺不同》注："大为阳有余，阳盛则阴衰，故多气少血。"

[5] 滑者：滑脉。《类经·脉色类·脏脉六变病刺不同》注："滑脉为阳，气血实也。"《灵枢集注》张志聪注："阳气盛而微有热，则脉行滑利。"

[6] 涩者多血少气：涩脉，一般反映血少精伤或气滞血瘀。历代注家对此经文提法存疑。《类经·脉色类·脏脉六变病刺不同》注："涩为气滞，为血少，气血俱虚。"

[7] 深内：内，同"纳"。即进针深。

[8] 发针：发，放，出。即拔针。

[9] 按而循之：促使得气的一种针刺手法。以手指顺经脉循行线路来回按压，令其气血通畅。

[10] 痏（wěi 委）：有四种解释：一是针孔，二是针刺的刺数，三是穴位，四是疮疡。此指针孔。

[11] 调以甘药：甘，缓也。《庄子·天道》："徐则甘而不固。"成玄英疏："甘，缓也。"故甘药之意，当指甘缓性和之药。阴阳俱虚，乃病虚较甚，故不宜用大补急补，而宜用甘缓性和之品缓补之。

【按语】

本段论述了六种不同脉象所主的疾病以及各自应选用的不同针刺方法。急脉主寒，宜深刺久留针；缓脉主热，宜浅刺快出针以清其热；大脉主多气少血，针刺宜泻气分，不使出血；滑脉主阳气盛，宜浅刺快出针以泻阳邪而去热；涩脉主多血少气，针刺时先按循其经脉，再针刺其脉，久留针，拔针后按闭其针孔，不使出血；小脉主阴阳形气俱虚，不宜针刺，可用甘缓性和之药调治。应该指出的是，关于涩脉主"多血少气"，一般解释为气滞血瘀，亦有认为精血虚少。按原文针刺治疗"疾按其痏，无令其血出"分析，似以后者为是。若涩主气滞血瘀，针治不当如此，现存疑。

【原文】

黄帝曰：余聞五藏六府之氣，滎輸[1]所入爲合[2]，令何道從入，入安連過[3]，願聞其故。岐伯答曰：此陽脉之别[4]入於内，屬於府者也。黄帝曰：滎輸與合，各有名[5]乎？岐伯答曰：滎輸治外經[6]，合治内府[7]。黄帝曰：治内府奈何？岐伯曰：取之於合。黄帝曰：合各有名[8]乎？岐伯答曰：胃合於三里[9]，大腸合入於巨虚上廉[10]，小腸合入於巨虚下廉[11]，三焦合入於委陽，膀胱合入於委中央[12]，膽合入於陽陵泉。

【提要】

论述"荥输治外经，合治内府"的针灸治疗原则。

【注释】

［1］荥输：指五输穴中的荥穴和输穴。

［2］合：此指下合穴。

［3］入安连过：《针灸甲乙经》作“入安从道”。即手足三阳经脉之气进入合穴后，从何处经过，又与哪些脏器连属。《灵枢集注》张志聪注：“谓从荥输所入为合之气血，从何道而入，入安所连而为合，安所行过而相连。”

［4］别：指别络。

［5］名：功也。引申为作用。

［6］荥输治外经：即荥穴、输穴主治在外的十二经脉病症。

［7］合治内腑：即下合穴主治在内的六腑病症。

［8］合各有名：下合穴各有名称。

［9］胃合于三里：足阳明胃的下合穴在足三里。

［10］巨虚上廉：指上巨虚穴，手阳明大肠的下合穴。

［11］巨虚下廉：指下巨虚穴，手太阳小肠的下合穴。

［12］委中央：即委中穴，足太阳膀胱的下合穴。

【按语】

本段原文提出“荥输治外经，合治内府”的观点。荥穴、输穴、下合穴在针灸临床最为常用，本处提出的“荥输治外经，合治内府”这一治疗规律，有较高的临床实用价值，已经成为历代针灸医家所遵循的针治原则。文中指出了胃、大肠、小肠、三焦、膀胱、胆六腑的下合穴部位及名称。

【原文】

黄帝曰：願聞六府之病。岐伯答曰：面熱者，足陽明病。魚絡血[1]者，手陽明病。兩跗之上脉竪陷者[2]，足陽明病，此胃脉也。大腸病者，腸中切痛[3]而鳴濯濯[4]，冬日重感於寒[5]即泄，當臍而痛，不能久立，與胃同候，取巨虚上廉。胃病者，腹䐜脹[6]，胃脘當心而痛，上支[7]兩脅，膈咽不通，食飲不下，取之三里也。小腸病者，小腹痛，腰脊控睾而痛，時窘之後[8]，當耳前熱，若寒甚，若獨肩上熱甚，及手小指次指之間熱，若脉陷[9]者，此其候也，手太陽病也，取之巨虚下廉。三焦病者，腹氣滿，小腹尤堅，不得小便，窘急[10]，溢則水，留即爲脹[11]，候在足太陽之外大絡。大絡在太陽少陽[12]之間，亦見於脉[13]，取委陽。膀胱病者，小腹偏腫而痛，以手按之，即欲小便而不得，肩上熱，若脉陷及足小指外廉及脛踝後皆熱，若脉陷，取委中央。膽病者，善太息，口苦，嘔宿汁[14]，心下澹澹[15]，恐人將捕之，嗌中吤吤然[16]，數唾，在足少陽之本末[17]，亦視其脉之陷下者灸之，其寒熱者，取陽陵泉。

【提要】

六腑病候及其针灸取穴治疗。

【注释】

［1］鱼络血：指手大鱼际部络脉瘀血。《类经·针刺类·六腑之病取之于合》注：“手阳明之脉，行于手鱼之表，故为鱼络血。”

［2］两跗之上脉竖陷者：跗，足背。两跗之上脉，指两足背之冲阳脉。竖，隆起。陷，陷下。两足背冲阳脉有隆起或陷下的现象。《类经·针刺类·六腑之病取之于合》注：“两跗之上脉，即冲阳也。竖者坚而实，陷者弱而虚，皆足阳明胃脉之病。”

［3］切痛：急剧疼痛。

［4］鸣濯（zhuó 浊）濯：肠中水气冲激的肠鸣声。《灵枢注证发微》注："濯濯者，肠中有水，而往来气冲则有声也。"

［5］重感于寒：本有内寒，复感外寒。

［6］䐜（chēn 嗔）胀：䐜，撑也。指上腹部胀满。

［7］支：支撑。指气机不舒，撑胀。

［8］时窘之后：窘，窘迫，急迫。指大小便急迫。《类经・针刺类・六腑之病取之于合》注："诸痛及不得大小便，而时窘之后，盖即疝之属也。"

［9］脉陷：指络脉下陷。

［10］窘急：指窘迫难受。

［11］溢则水，留即为胀：小便急迫不得尿，水气内留，溢于肌肤而为水肿。

［12］太阳少阳：指足太阳膀胱经和足少阳胆经。

［13］脉：指经脉。

［14］宿汁：混有胆汁的不消化饮食。

［15］心下澹澹：澹澹，也作憺憺，指心中悸动不安。

［16］嗌（yì 益）中吩（jiè 介）吩然：嗌，咽喉。吩吩，梗阻貌。指喉中如有物梗塞，欲吐而不能。

［17］足少阳之本末：本末，经脉的起止点。指足少阳胆经的起始和终止处。

【按语】

本段详细论述六腑病候及其针灸取穴治疗。六腑病，一般有经脉和本腑两方面的病理变化。治疗时，遵循"合治内府"的原则，按手足不同经脉的循行、主病分别取穴。

【原文】

黃帝曰：刺之有道乎？岐伯答曰：刺此者，必中氣穴[1]，無中肉節[2]。中氣穴則鍼染於巷[3]，中肉節則皮膚痛。補瀉反則病益篤[4]。中筋則筋緩，邪氣不出，與其眞[5]相搏，亂而不去，反還內著[6]，用鍼不審，以順爲逆也。

【提要】

论述针刺疗法的基本要求。

【注释】

［1］气穴：即腧穴。腧穴为经气输注之处，故又名气穴。

［2］肉节：肌肉之节界。

［3］针染于巷：染，原校云："一作游。"《针灸甲乙经》同原校，义长。游，游行之意。巷，通路。形容针刺中腧穴，如游行于巷道中。

［4］笃（dǔ 赌）：病重。

［5］真：真气，正气。

［6］反还内著：著，着也，留而不去。指针刺不当，邪气反陷于里。

【按语】

本段提出针刺的基本要求。一是必中气穴，无中肉节，以激起针感传导，减少皮肤疼痛；二是补泻手法必须恰当，否则，邪气不仅未能祛除，反而导致与真气相合的严重后果，徒使病情加重。强调"用针不审，以顺为逆"是医者大忌。

复习思考题

1. 邪气中于阴经、阳经的原因和部位各如何？

2.“病之六变”的针刺治疗如何？

3. 如何理解“荥输治外经，合治内府”的针刺治则？

三、根结第五*

本篇的内容有：足六经的根结理论，包括根结的部位（穴位）、相互关系和所主病症等；手足阳经的根、溜、注、入诸穴；代脉的诊断意义；体质差异与针刺的关系；根据形气、病气的盛衰进行针刺补泻等。

根结理论是本篇讨论的主要问题，且位于篇首，故以“根结”名篇。

（一）学术思想

1. 提出根结理论 本篇以“根”“结”二字来说明经脉脉气循行流注的根源与归宿。根结理论是对腧穴主治规律的一种认识和总结，为经络学说的重要内容，深刻影响和指导着针灸治疗用穴。后人将其概括为“四根三结”。

人体上下远隔部位之间具有相关性，在下为四肢的部位，在上为头、胸腹部位，这种相关性主要体现为在下的腧穴对在上部位的病变有治疗作用，所以强调四肢部位为根本。足六经根结，是以足六经的肢端处为根，足阳经的头面部、足阴经的胸腹部及颈部为结。对足三阳经之间、足三阴经之间，以门的组成部件即关（门闩）、阖（门扉）、枢（门轴）说明其关系及主病特点。手足阳经的根溜注入，也是基于根结理论的认识。手足阳经由肢端到肘膝各有四穴，分别称“根、溜、注、入”，在颈部各有一穴称“入”。

2. 提出针刺方法与体质的关系 《黄帝内经》非常重视体质与针刺的关系。本篇认为针刺的一般操作及补泻方法的运用要依患者体质而定。体质可因饮食、劳逸的不同而形成差异：饮食肥美、养尊处优的贵族，其身体柔脆、气行滑利，针刺宜轻浅不留针；饮食粗劣、劳形用力的百姓，其形质粗壮、气行迟涩，针刺宜深刺留针。身形不壮而病属虚衰者，阴阳之气皆不足，不可针刺。

（二）文选

【原文】

黄帝曰：形氣[1]之逆順奈何？岐伯曰：形氣不足，病氣[2]有餘，是邪勝也，急瀉之。形氣有餘，病氣不足，急補之。形氣不足，病氣不足，此陰陽氣俱不足也，不可刺之，刺之則重不足，重不足則陰陽俱竭，血氣皆盡，五藏空虛，筋骨髓枯，老者絶滅，壯者不復矣。形氣有餘，病氣有餘，此謂陰陽俱有餘也，急瀉其邪，調其虛實。

故曰：有餘者瀉之，不足者補之，此之謂也。

故曰：刺不知逆順，眞邪相搏。滿而補之，則陰陽四[3]溢，腸胃充郭，肝肺内䐜，陰陽相錯。虛而瀉之，則經脉空虛，血氣竭枯，腸胃㒊辟[4]，皮膚薄著，毛腠夭膲，予之死期。

故曰：用鍼之要，在於知調陰與陽。調陰與陽，精氣乃光[5]；合形與氣，使神内藏。

故曰：上工平氣，中工亂脉，下工絶氣危生。故曰，下工不可不慎也。必審五藏變化之病，五脉[6]之應，經絡之實虛，皮之柔麤，而後取之也。

【提要】

提示形气、病气与针刺补泻运用的关系，针刺补泻的意义及误用的危害。

【注释】

［1］形气：与病气相对，指身形的状况，综合张介宾、李东垣的认识，当包括身形和气息。

［2］病气：与形气相对，指病证的状况。

［3］四:《针灸甲乙经》作“皆”，是。

［4］偃辟：偃，《太素·刺法》作“摄”，《针灸甲乙经》作“慑”。《素问·调经论》:“虚者，聂辟气不足。”王冰注:“聂，谓聂皱。辟，谓辟叠也。”《素问识》注:“聂辟，褶襞也。《仪礼》:‘繸者以褶。’《礼记》:‘衣有襞折曰褶。’通作褋。《一切经音义》云:‘褋皱，之涉、知猎二反。’褶，犹褶叠也，亦细褶。王注义同。”摄辟、偃辟、慑辟，皆偃襞之假借。此形容肠胃松弛而有皱折之义。

［5］光:《针灸甲乙经》作“充”，均通。《太素·刺法》注:“光，彰盛貌。”

［6］五脉：五脏之脉。

【按语】

本节着重论述针刺补泻方法要综合体质与病情而用的问题，并据此说明正确用针的重要意义。经文指出：病属盛实者可用泻法，病属虚衰者可用补法，但身形不壮而病属虚衰者则不可针刺，否则非但不效，反而加重病情。针刺不宜用于极为虚衰的病者，主张以药调治。这种观点也见于《灵枢·邪气脏腑病形》等篇，这与针刺取效在于调阴阳之气有关。当阴阳气血皆不足之时，针刺已经无力调动机体自身的调整功能，且机体也不耐针刺刺激，故难获效。

复习思考题

为什么说“用针之要，在于知调阴与阳”？

四、寿夭刚柔第六*

本篇主要论述人各有形体、性格等体质特点，并与寿命、病变相关，病有部位、病程、病因等不同，所以治疗方法要有相应区别。以“寿夭刚柔”名篇，意在突出体质与性命的密切关系，以期待临证时多予重视。

（一）学术思想

1.“审知阴阳，刺之有方” 以阴阳划分病变部位的内外，分析病理变化的阴阳属性，使针刺方法有据可循。判明病之阴阳后，分别采用相应的针刺治疗方法。病在阴则取治于阴，刺阴经荥穴输穴；病在阳则取治于阳，刺阳脉合穴及络脉。病在外、病程短者，针刺次数少而疗程短；病在内、病程长者，针刺次数多而疗程长；内外皆病者，针刺次数要加倍；痹证日久者，刺其血络。

2.“立形定气而视寿夭” 通过观察分析人的形体、气血等体质特点，可以推测其寿命的长短。人的禀赋不同，身形有高矮，性情有刚柔，体质有强弱，气血有多少，即“形有缓急，气有盛衰”，总以形气内外相称者长寿，不相称者短寿。

3. 治法因人而异 对病证的治疗，要根据患者的不同体质，采取不同的方法，篇中对寒痹治疗即是如此。如对“布衣”用火针的方法，对“大人”用针后药熨的方法。

（二）文选

【原文】

黃帝問於少師曰：余聞人之生也，有剛有柔，有弱有強，有短有長，有陰有陽，願聞其方[1]。少師答曰：陰中有陰，陽中有陽[2]，審知陰陽，刺之有方，得病所始，刺之有理，謹度病端，與時相應[3]，內合於五藏六府，外合於筋骨皮膚。是故內有陰陽，外亦有陰陽。在內者，五藏爲陰，六府爲陽；在外者，筋骨爲陰，皮膚爲陽。故曰病在陰之陰者，刺陰之滎輸[4]；病在陽之陽者，刺陽之合[5]；病在陽之陰者，刺陰之經[6]；病在陰之陽者，刺絡脉[7]。故曰病在陽者命曰風，病在陰者命曰痹，陰陽俱病命曰風痹。病有形而不痛者，陽之類也[8]；無形而痛者，陰之類也[9]。無形而痛者，其陽完[10]而陰傷之也。急治其陰，無攻其陽；有形而不痛者，其陰完而陽傷之也，急治其陽，無攻其陰。陰陽俱動[11]，乍有形，乍無形，加以煩心，命曰陰勝其陽，此謂不表不裏，其形不久。

【提要】

审别病证阴阳的方法及其针刺治疗。

【注释】

[1] 方：道理。

[2] 阴中有阴，阳中有阳：《针灸甲乙经》作“阴中有阳，阳中有阴”。

[3] 谨度病端，与时相应：病端，病因。谓详审发病与季节气候的关系。

[4] 病在阴之阴者，刺阴之荥输：指病在脏而取阴脉之荥穴、输穴。五脏阴经五输穴之“输”，即五脏原穴。《灵枢·九针十二原》：“五脏有疾，当取之十二原。”

[5] 病在阳之阳者，刺阳之合：“阳之阳”，疑当作“阴之阳”，指腑。《灵枢·邪气脏腑病形》：“合治内府。”《灵枢·四时气》：“邪在府，取之合。”

[6] 病在阳之阴者，刺阴之经：指病在筋骨，刺在里之经脉。

[7] 病在阴之阳者，刺络脉：“阴之阳”疑当作“阳之阳”，指皮肤。“刺络脉”，《针灸甲乙经》作“刺阳之络”，与上句“刺阴之经”相对。刺阳之络，谓刺在外之络脉。

[8] 病有形而不痛者，阳之类也：《灵枢集注》张志聪注：“有形者，皮肉筋骨之有形……病有形而不痛者，病在外之阳也。”

[9] 无形而痛者，阴之类也：《灵枢集注》张志聪注：“无形者，五脏六腑之气也……病无形而痛者，气伤痛也。”

[10] 完：完整，无伤损。此指未病。下同。

[11] 阴阳俱动：阴阳皆病。

【按语】

本段主要阐述如何分别病证的阴阳属性，为正确针刺治疗提供依据。一是以阴阳区分病位。在内之脏腑为阴，在外之皮肤筋骨为阳，但“内有阴阳，外亦有阴阳”，临证还应细加辨别。病在阴则取治于阴，如病在阴之阴者刺阴经荥穴、输穴；病在阳则取治于阳，如病在阴之阳者刺阳脉合穴等。二是以阴阳区分病因及所致病证。风邪为病多在上在外而属阳，湿邪为病多在下在内而属阴。三是以阴阳区分症状表现。如表现为有形而不痛的，病在外而属阳，当治其阳；无形而痛的，病在内而属阴，当治其阴；病形时有时无的，则为不表不里，针刺难以获效。

【原文】

黄帝曰：余聞刺有三變，何謂三變？伯高答曰：有刺營者，有刺衛者，有刺寒痹之留經者[1]。黄帝曰：刺三變者奈何？伯高答曰：刺營者出血[2]，刺衛者出氣[3]，刺寒痹者內熱[4]。黄帝曰：營衛寒痹之爲病奈何？伯高答曰：營之生病也，寒熱少氣[5]，血上下行[6]。衛之生病也，氣痛時來時去[7]，怫愾賁響[8]，風寒客於腸胃之中[9]。寒痹之爲病也，留而不去，時痛而皮不仁[10]。黄帝曰：刺寒痹內熱奈何？伯高答曰：刺布衣者，以火焠之[11]；刺大人者，以藥熨之[12]。

【提要】

论刺营、刺卫和刺经这三种针刺方法的应用范围，强调治法因病因人而异。

【注释】

[1] 有刺营者……留经者:《类经・针刺类・刺有三变营卫寒痹》注:“刺营者，刺其阴；刺卫者，刺其阳；刺寒痹者，温其经。三刺不同，故曰三变。”

[2] 刺营者出血:《灵枢注证发微》注:“盖有刺营气者，必出其血，正以血者营气之所化。”《太素・三变刺》注:“刺营见血，出恶血也。”此指刺血（放血）法。

[3] 刺卫者出气:《太素・三变刺》注:“刺卫见气，邪气出也。”此统指各种调气的刺法。

[4] 内（nà 纳）热：内，同“纳”。此谓将热纳入病处。

[5] 少气：气短。

[6] 血上下行:《类经・针刺类・刺有三变营卫寒痹》注:“邪在血，故为上下妄行。”

[7] 气痛时来时去:《类经・针刺类・刺有三变营卫寒痹》注:“气无定形，故时来时去。”

[8] 怫忾（fú kài 浮慨）贲响:《太素・三变刺》注:“怫忾，气盛满貌。贲响，腹胀貌也。”

[9] 风寒客于肠胃之中:《类经・针刺类・刺有三变营卫寒痹》注:“风寒外袭而客于肠胃之间，以六腑属表而阳邪归之，故病亦生于卫气。”

[10] 皮不仁：皮，皮肤。不仁，麻木不仁。

[11] 以火焠之：指用火针。

[12] 以药熨之：针刺后用药熨法。《灵枢注证发微》注:“大人气血清滑，刺其寒痹之后，当以药熨之。”

【按语】

本段强调治法宜因病因人而异。以病证而论，病在营，要用刺出血的方法；病在卫，要用泻出其气的方法；病为寒凝经脉，要用纳热的方法。以患者而论，同为纳热法治疗寒凝经脉，对体力劳动者，以火针治疗；对养尊处优者，则以刺后加药熨的方法。这种治法因病因人而异的治疗思想、原则和方法，在今天依然极富启发性和指导意义。

复习思考题

1. 为什么说“审知阴阳，刺之有方”？
2. “刺有三变”说明了什么问题？

五、终始第九*

本篇所论内容丰富，主要阐述了掌握阴阳脏腑经脉理论对认识针刺理法的意义，人迎寸口脉法的诊察意义、方法以及确定针刺补泻的施用，气至的意义和效果的判定方法，针刺补泻方法，远近选穴原则，针刺因时因人而异问题，治神的方法，痛证、痒证、寒厥和热厥等的针刺治疗方法，针刺禁忌以及足六经死候。“终始”是《黄帝内经》中引用的古篇名，故本篇仍沿用之。

（一）学术思想

本篇内容涉及许多针灸理论和方法，这里概要介绍其中着重阐述的内容。

1. 脉诊对针灸疗法的意义 《黄帝内经》中，脉诊贯穿于诊察到针灸治疗的全过程，是诊断、立法、用针的主要依据之一。以人迎候阳（经）气、寸口候阴（经）气，通过比较两处脉动的大小，判定所病经脉及阴阳之气的盛衰，决定阴阳经脉的针刺补泻方法。以针刺前后的脉象变化，了解针刺气至的治疗效果。这些认识和方法，不仅关系到正确理解和解释《黄帝内经》的针灸理

论和应用方法，而且具有直接的临床指导意义和应用价值。

2. 提出选穴原则 欲取得良好的针灸治疗效果，正确选用经脉腧穴为首要因素。本篇提出的上病下取、下病上取的远部选穴原则，以及近部选穴原则，为重要的针灸选穴原则之一，千百年来一直有效地指导着针灸临床实践。

3. 对气至现象进行经典描述 “谷气来也徐而和”，指出气至是针刺至一定深度后产生的反应。这种反应是针刺治疗效应的标志之一，可以反映在脉象上而被医者获知。

4. 强调针刺治神 提出针刺施术时，环境要安静，医者精神要高度集中，在整个治疗过程中保持全神贯注于针刺操作的状态。

5. 重视针刺禁忌 指出有十二种情况、状态，不宜即刻针刺或针刺后即刻进行，如醉酒、饱食、大怒、大惊、大恐、劳累、远行、行房等。这种观点和所论多数禁忌对达到针刺的预期结果、预防和减少意外事故的发生等，具有积极的意义，临床上应予以充分注意。

现节选关于脏腑经脉为纲纪、针刺之道及虚实补泻原则和方法等经文。

（二）文选

【原文】

凡刺之道，畢於終始[1]，明知終始，五藏爲紀，陰陽定矣。陰者主藏，陽者主府，陽受氣於四末，陰受氣於五藏[2]。故瀉者迎之，補者隨之，知迎知隨，氣可令和。和氣之方，必通陰陽，五藏爲陰，六府爲陽，傳之後世，以血爲盟，敬之者昌，慢之者亡，無道行私，必得夭殃。謹奉天道，請言終始，終始者，經脉爲紀，持其脉口人迎，以知陰陽有餘不足，平與不平，天道畢矣。所謂平人者不病，不病者，脉口人迎[3]應四時也，上下[4]相應而俱往來也，六經之脉不結動[5]也，本末之寒温之相守司[6]也，形肉血氣必相稱也，是謂平人。少氣者，脉口、人迎俱少而不稱尺寸也。如是者，則陰陽俱不足，補陽則陰竭，瀉陰則陽脱。如是者，可將以甘藥[7]，不[8]可飲以至劑。如此者，弗灸，不已者[9]因而瀉之，則五藏氣壞矣。

【注释】

［1］终始：为古经篇名。其基本内容，从本篇“终始者，经脉为纪，持其脉口人迎，以知阴阳有余不足，平与不平”推知，主要为以人迎脉口脉法诊察阴阳经脉盛衰的理论与方法。

［2］阳受气……五脏：《类经·针刺类·四盛关格之刺》注：“阳主外，故受气于四末；阴主内，故受气于五脏。”

［3］脉口人迎：脉口，也称气口、寸口，属手太阴经，候阴气。人迎，属足阳明经，候阳气。

［4］上下：指人迎、寸口。

［5］六经之脉不结动：《太素·人迎脉口诊》注：“即三阴三阳经脉动而不结。”

［6］本末之寒温之相守司：本末，指寸口、人迎。寒温，指人迎寸口脉动盛虚所示之病变。是说人迎、寸口脉动没有盛虚偏颇，反映体内没有病变。

［7］将以甘药：将，调养。甘药，甘味的药。

［8］不：此下应据《太素·人迎脉口诊》补“愈”字。

［9］弗灸，不已者：《太素·人迎脉口诊》无“者”字。杨注：“日渐方愈，故曰不久不已……灸，当为久。”

【按语】

本文强调阴阳理论是认识人体、分析病变、决定治法的基本纲领，而经脉分属阴阳，内连脏腑，所以从经脉可以把握阴阳脏腑情况。具体方法之一就是人迎寸口脉诊法，所谓“经脉为纪，持其脉口人迎，以知阴阳有余不足，平与不平”。此外，简要说明了人迎、寸口脉象变化的诊察

意义和相应治疗方法。

【原文】

凡刺之道，氣調而止，補陰瀉陽[1]，音氣益彰，耳目聰明[2]，反此者血氣不行。所謂氣至而有效者，瀉則益[3]虛，虛者脉大[4]如其故[5]而不堅也；堅如其故者，適雖言故[6]，病未去也。補則益實，實者脉大如其故而益[7]堅也；夫[8]如其故而不堅者，適雖言快，病未去也。故補則實，瀉則虛，痛雖不隨鍼[9]，病必衰去。必先通十二經脉之所生病，而後可得傳於終始矣。故陰陽不相移，虛實不相傾[10]，取之其經。

【提要】

阐释“凡刺之道，气调而止”。

【注释】

[1] 补阴泻阳:《灵枢集注》曰:“补阴者，补五脏之衰阴；泻阳者，导六气之外出。”即补内在之正气，泻外来之邪气。

[2] 音气益彰，耳目聪明：指针刺的效果，谓机体的功能活动恢复到正常状态。

[3] 益：逐渐。

[4] 大:《类经·针刺类·候气》注:“大者，乃概指脉体进退而言也，非洪大之谓。”

[5] 故：指针刺以前。

[6] 适虽言故：故，《太素·人迎脉口诊》作“快”，义长。适，偶尔。谓患者虽一时感觉松快。

[7] 益：更。

[8] 夫:《针灸甲乙经》及《太素》并作“大”，义长。

[9] 痛虽不随针:《针灸甲乙经》“针”下有“减”字，义长。

[10] 阴阳不相移，虚实不相倾：移，变动。倾，偏侧。此句指人迎、寸口两处脉动相比较，无明显盛虚偏颇，亦即阴阳经脉之气无盛虚偏颇。义同《灵枢·经脉》中的“不盛不虚”。

【按语】

本段着重阐明“凡刺之道，气调而止”的原理。针刺治病的机理即调气，补虚泻实以调和阴阳是针刺调气的主要方法，产生这种针刺治疗效应的一个标志是气至。这里提出了了解、判断气至效应的一种方法，即在针刺前后分别诊脉。凡针刺之后脉象转为调和者，为针刺产生治疗效应的体现，也就是气至效应的表现。《黄帝内经》以脉象变化作为检验针刺治疗效果的一种客观标准，富有启发意义，值得进一步深入研究。此外，文中所论针后脉象变化为有效，即便病痛未能及时消减，但必趋向愈，也是理解支持治疗效应（“气至而有效”）的一个重要方面。

【原文】

陰盛而陽虛[1]，先補其陽，後瀉其陰[2]而和之。陰虛而陽盛，先補其陰，後瀉其陽而和之。

【提要】

阴阳虚实的补泻原则。

【注释】

[1] 阴盛而阳虚：阴、阳指脉口、人迎。脉口脉动大于人迎，即为阴盛阳虚。

[2] 先补其阳，后泻其阴：阳，指阳脉；阴，指阴脉。

【按语】

这里的“阴阳”指寸口脉和人迎脉，“虚实”系两处脉动程度的比较。因为“气口候阴，人迎候阳”（《灵枢·四时气》），所以寸口脉大于人迎脉，即为阴（经）盛阳（经）虚，针刺补泻方法为泻阴经、补阳经；人迎脉大于寸口脉，即为阳（经）盛阴（经）虚，针刺补泻方法为泻阳经、补阴经。先补虚、后泻实，体现了补泻有先后、扶正在先祛邪在后的观点。

【原文】

三脉動於足大指之間，必審其實虛。虛而瀉之，是謂重虛，重虛病益甚。凡刺此者，以指按之，脉動而實且疾者疾瀉之[1]，虛而徐者則補之，反此者病益甚。其動也，陽明在上，厥陰在中，少陰在下[2]。

【提要】

足脉的诊察意义。

【注释】

[1] 疾泻之：疾，《针灸甲乙经》作“则”。“则泻之”与下文“则补之”相对。

[2] 阳明在上……少阴在下：指三经所属的三处切脉部位，即冲阳脉、太冲脉、太溪脉。《医学纲目》云：“阳明在上，冲阳脉也；厥阴在中，太冲脉也；少阴在下，太溪脉也。”

【按语】

本段原文体现了《黄帝内经》对针灸临床运用脉诊的重视。在独取寸口广泛应用之前，脉诊采用遍诊法，即诊察多处脉动，诊足部脉是其中一部分。这一时期，脉诊是决定针刺补泻的主要依据。脉象实者即为“实”，用针刺泻法；脉象虚者即为“虚”，用针刺补法。

【原文】

膺腧中膺[1]，背腧中背。肩膊[2]虛者，取之上[3]。重舌[4]，刺舌柱[5]以鈹鍼也。手屈而不伸者，其病在筋；伸而不屈者，其病在骨。在骨守骨，在筋守筋[6]。

【提要】

讨论局部选穴。

【注释】

[1] 膺腧中膺：膺，胸部。指胸部腧穴治疗胸部病症。

[2] 膊：《针灸甲乙经》及《太素·三刺》作“髆”，互通。指肩胛部。

[3] 取之上：《太素·三刺》注：“补肩髃、肩井等穴，曰取之上。”

[4] 重舌：《太素·三刺》注：“重舌，谓舌下重肉生也。”

[5] 舌柱：指舌下之筋。

[6] 在骨守骨，在筋守筋：是说取治于病变的所主部位。

【按语】

腧穴主治的规律之一是局部治疗作用，如“膺腧中膺，背腧中背”。因此，临证要辨明病位，以便选取相应部位的腧穴来治疗，即所谓“在骨守骨，在筋守筋”。

【原文】

補[1]須一方實，深取之，稀按其痏[2]，以極出其邪氣；一方虛，淺刺之，以養其脉，疾按其痏，無使邪氣得入。邪氣來也緊而疾，穀氣來也徐而和[3]。脉實者，深刺之，以泄其氣；脉虛者，淺刺之，使精氣無得出，以養其脉，獨出其邪氣。刺諸痛者[4]，其脉皆實。

【提要】

阐述针刺补泻操作方法和运用，描述针刺反应。

【注释】

[1] 补：《太素·三刺》注：“量此‘补’下脱一‘泻’字。”

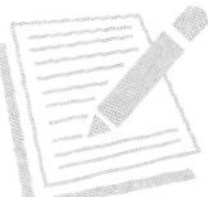

[2] 稀按其痏：稀，《太素》作“希”，互通。《太素·三刺》注：“希，迟也。按其痏者，迟按针伤之处，

使气泄也。”

[3] 邪气来也紧而疾，谷气来也徐而和：指针下感应。《灵枢注证发微》注：“盖邪气之来，其针下必紧而疾，谷气之来，其针下必徐而和，可得而验者也。”

[4] 刺诸痛者：《针灸甲乙经》及《太素》“者”下并有“深刺之，诸痛者”，义长。

【按语】

这里所论的补泻针法，强调针刺深度为构成补泻针法的一个重要因素，浅刺用于补法之中，深刺用于泻法之中，甚至唯以针刺深浅区分补泻操作。实际上，《黄帝内经》中的补泻针法，除徐疾补泻、呼吸补泻外，深浅补泻亦为一法。临证对刺之深浅的运用，应当结合虚实情况加以区别。

气至也是本篇着重论述的问题。邪气之来，针下多感紧涩而疾速；正气之来，针下多感徐缓而平和。临床上要细细体察，辅之以相应的操作方法，才能获得预期的治疗效果。

【原文】

故曰：從腰以上者，手太陰、陽明皆主之；從腰以下者，足太陰、陽明皆主之[1]。病在上者下取之，病在下者高取之，病在頭者取之足，病在足者取之膕[2]。病生於頭者頭重，生於手者臂重，生於足者足重，治病者先刺其病所從生者也。

【提要】

经穴主治范围、选穴原则与方法。

【注释】

[1] 从腰以上者……足太阴、阳明皆主之：示人近取之法。腰以上属阳，与天相应，而举取肺与大肠二经之例；腰以下属阴，与地相应，而举取脾与胃二经之例。

[2] 病在头者取之足，病在足者取之腘：病在足，《针灸甲乙经》及《太素》并作“病在腰”，义长。《太素·三刺》注：“足太阳脉循腰入腘，故病在腰以取之腘也。”此示人远取之法。

【按语】

本文提出了针灸临床的一个重要问题，就是选穴原则。选穴的原则建立在经脉循行分布和经穴主治理论上。经脉行于四肢和头身，而手脉分布于身半以上，身半以下以足脉为主。腧穴都有其局部的治疗作用，所以循经取远部腧穴和取病处近部腧穴，都是治疗选穴的主要原则和方法。

【原文】

病痛者陰也，痛而以手按之不得者，陰也，深刺之。病在上者陽也，病在下者陰也。癢者陽也，淺刺之[1]。病先起陰者，先治其陰而後治其陽；病先起陽者，先治其陽而後治其陰[2]。

【提要】

病分阴阳，治有不同。

【注释】

[1] 痒者阳也，浅刺之：《针灸甲乙经》在“深刺之”下，与“病痛者阴也”句为对文，当从。

[2] 病先起阴者……后治其阴：《类经·针刺类·刺诸病诸痛》注：“此以经络部位言阴阳也。病之在阴在阳，起有先后。先者病之本，后者病之标，治必先其本，即上文所谓‘先刺其病所从生’之义。”

【按语】

对病证进行区分，目的在于使治法合乎病情。其方法之一是以阴阳区分病证。对痒证与痛证，这里主要从病位深浅而论。痒者搔之可及而位浅，性质属阳；痛者按之不得而位深，性质属阴。浅者浅刺，深者深刺，刺法合于病证特性。对病情复杂者，无论病变初在阴而变化及阳，或初在阳而变化及阴，总以先治病之所起为治本之法。

【原文】

深居靜處，占[1]神往來，閉戶塞牖，魂魄不散，專意一神；精氣之[2]分，毋聞人聲，以收其精，必一其神，令志在鍼，淺而留之，微而浮之，以移其神，氣至乃休。

【提要】

对针灸医师提出“治神”要求。

【注释】

[1] 占:《太素·三刺》作“与”，义长。

[2] 之:《太素》作“不”，义长。

【按语】

《黄帝内经》对用针者提出治神的要求，是出于针刺治疗手段的特殊性，主要与针刺操作的安全和调气有关。治疗环境安静，医者集中精神，才能操作无误，体察并调适针刺反应。后世医家进一步提出患者调整心神的问题。这些问题的临床意义应引起充分注意。

复习思考题

1. 本篇所论脉诊与针刺的关系有哪些？意义是什么？
2. 本篇对气至问题有哪些论述？有何意义？
3. 本篇所论选穴原则有哪些？
4. 篇中从什么角度论述了治神问题？
5. 篇中从什么角度论述了补泻针法？

六、四时气第十九*

本篇强调针灸治疗过程必须在中医学“天人相参”和分经论治原则指导下进行。篇首论及人的健康状态、疾病状态以及针刺治疗，均与四时气候的变化密切相关，故以“四时气”名篇。

在这一原则指导下，本篇列举了八种杂病和邪在腑的五种病证表现，用以说明针刺治疗要遵循上述原则。

（一）学术思想

1. 因时制宜 《四时气》是《黄帝内经》中论述因四时气候不同而用针、取穴以及治疗的诸多篇目之一。通过本篇和散见于《黄帝内经》其他篇章中的相关论述，我们应该理解：中医学经典之所以不惮其烦地强调针灸临床的因时制宜原则，是中医学“天人相参”思想的重要体现。

应该看到，通过本篇论述，中医经典理论在向我们传达一种理念：人体的气血运行和各种功能活动是处于动态变化中的，而其变化又受到生存环境、季节气候、社会角色等躯体和精神因素的影响。所以当我们运用针灸疗法，通过针刺来调整生命过程中脏腑经络、气血阴阳的紊乱，追求阴平阳秘的动态平衡恢复时，不可忽视“四时气”这一重要因素，并且在诊断病证和治疗处理时还要把它作为依据。

2. 注意综合治疗 本篇讲述了温疟、风水、飧泄、转筋、徒水、著痹、肠中不便、疠风等杂病的症状以及针灸治疗要领。尤其强调在水肿的针灸治疗时，要注意综合疗法的运用：铍针刺、筒针放水、束缚、饮药、注意饮食等。本篇以某些具体病证的治疗为例，向我们提示要领，反映出《黄帝内经》时代的医师们在处理一些重大疾病时，已经习惯于运用比较全面而系统的临证思维方法和积累总结综合治疗经验。

现节选四时刺、八种杂证及其他部分病证的经文。

（二）文选

【原文】

黄帝問於岐伯曰：夫四時之氣，各不同形[1]，百病之起，皆有所生，灸刺之道，何者爲定[2]？岐伯答曰：四時之氣，各有所在，灸刺之道，得氣穴爲定[3]。故春取經、血脉分肉之間[4]，甚者深刺之，間[5]者淺刺之；夏取盛經[6]孫絡，取分間，絶皮膚[7]；秋取經腧，邪在府，取之合；冬取井滎，必深以留之。

【提要】

论述灸刺之法必合四时。

【注释】

[1] 各不同形：分别有不同的表现。

[2] 何者为定：《太素·杂刺》"为定"作"可宝"，注曰："一则四时不同，二则生病有异，灸刺总而要之，何者为贵？"

[3] 得气穴为定："得"，彼此契合之意；气穴，指腧穴；"定"，《太素·杂刺》作"宝"。杨注曰："灸刺所贵，以得于四时之气也。"

[4] 春取经、血脉分肉之间：指春季取经脉、络脉和分肉。《太素·杂刺》注："春时人气在脉，谓在经络之脉、分肉之间。"

[5] 间：指病轻。《论语集解·子罕》引孔注："病少差曰间也。"与前之"甚"对应。

[6] 盛经：夏天阳气充盛于外，故称充盛之经。《素问·水热穴论》："所谓盛经者，阳脉也。"

[7] 绝皮肤：凡刺则必刺穿皮肤，此处指的是透过皮肤的浅刺法，与《灵枢·官针》所称"先浅刺绝皮，以出阳邪"相类。

【按语】

本段论述因四时之气不同而刺各有不同。《黄帝内经》中其他篇亦有类似的论述，如《灵枢·本输》《素问·寒热病》《灵枢·顺气一日分为四时》《素问·诊要经终论》《素问·水热穴论》等，但各处有所不同，学习时可相互参照。关于诊治应合于四时的论述，在《黄帝内经》中更是多见，如《灵枢·根结》《灵枢·终始》《灵枢·师传》《灵枢·五乱》《素问·四气调神大论》《素问·金匮真言论》《素问·脉要精微论》《素问·玉机真脏论》等，充分体现了《黄帝内经》时代对因时制宜这一原则的高度重视，正如《素问·八正神明论》中所说："凡刺之法，必候日月星辰，四时八正之气，气定乃刺之。"具体地分析四时之刺，基本上是按四时人体经气分布的深浅而决定取穴与针刺深浅。

【原文】

温瘧[1]汗不出，爲五十九痏[2]。風㽷膚脹[3]，爲五十七痏，取皮膚之血者[4]，盡取之。飧泄，補三陰之上[5]，補陰陵泉，皆久留之，熱行[6]乃止。轉筋於陽治其陽，轉筋於陰治其陰，皆卒刺[7]之。徒㽷，先取環谷[8]下三寸，以鈹鍼鍼之，已刺而筩[9]之，而内之，入而復之[10]，以盡其㽷，必堅[11]，來緩則煩悗，來急則安靜[12]，間日一刺之，㽷盡乃止。飲閉藥[13]，方刺之時，徒飲之，方飲無食，方食無飲，無食他食，百三十五日。著痹不去，久寒不已，卒取其三里，骨爲幹[14]，腸中不便[15]，取三里，盛瀉之，虚補之。癘風[16]者，素刺其腫上[17]，已刺，以锐鍼鍼其處[18]，按出其惡氣，腫盡乃止，常食方食[19]，無食他食。

【提要】

论述了温疟等八种杂病的证治。强调在处理一些重大疾病时要善于运用比较全面而系统的临证思维方法。

【注释】

［1］温疟：疟病的一种，《素问・疟论》："先伤于风而后伤于寒，故先热而后寒也，亦以时作，名曰温疟。"

［2］五十九痏（wěi 伟）：指《灵枢・热病》及《素问・水热穴论》中提到的治疗热病常用的五十九个腧穴。

［3］风㽷肤胀：㽷，通"水"，《针灸甲乙经》及《太素・杂刺》并作"水"。风水，病名，指因风而致水肿。肤胀，皮肤肿胀，风水的主证之一。

［4］皮肤之血者：《太素・杂刺》作"腹皮之血者"，注曰："风水及肤胀，刺水穴为五十九痏，又尽刺去腹皮络血也。"

［5］补三阴之上：《太素・杂刺》注："飧泄病虚冷，皆补足三阴，上取关元等，下取阴陵泉也。"

［6］热行：指针下产生热感。

［7］卒刺：卒，通"焠"，即"燔针"。

［8］环谷：《太素・杂刺》注："环谷当是齐中也，齐下三寸，关元之穴也。"《类经・针刺类・肾主水水俞五十七穴》注："环谷，义无所考，或即足少阳之环跳穴，其下三寸许，垂手着股中指尽处，惟奇穴中有风市一穴，或者即此。"

［9］筩（tǒng 筒）：《说文・竹部》："筩，断竹也。"此处指中空如竹的针具。

［10］入而复之：复，通"覆"。《易・复》："反复其道。"《释文》："复本又作覆。"在此为倾覆之意。指进针后调整患者体位，使患者身体倾斜，有益于腹水排出。

［11］必坚：《针灸甲乙经》《太素》下并有"束之"二字。杨上善注："内筒引水，水去人虚，当坚束身令实。"

［12］来缓则烦悗，来急则安静：来，《针灸甲乙经》《太素》作"束"，义长。悗，音义同"闷"，指如束身松缓，会引起患者烦躁满闷，束身很紧，患者才会安静。

［13］闭药：即启闭药，指化气利水、通小便的药物。《灵枢注证发微》注"必饮通闭之药，以利其水，防其再肿。"而《太素・杂刺》注"复饮补药。"

［14］卒取其三里，骨为干：《太素・杂刺》作"卒取其里骨。为骭。"注曰："卒当为焠，里骨谓与着痹同里之骨，名曰里骨，以其痹深，故取此骨也。"

［15］肠中不便：《太素》则接上断句为"为骭胀，中不便"。

［16］疠风：指麻疯病。

［17］素刺其肿上：素，《针灸甲乙经》《太素》均做"索"，互通。"索"，《说文通训定声・豫部》："索，假借为素。"《广韵・药韵》："索，散也。"此指多次针刺肿物上。

［18］以锐针针其处：《针灸甲乙经》作"以吮其处"，意为刺后吮其刺处。

［19］方食：孙鼎宜曰："左襄公九年《传》：'方犹宜也'，上'食'音嗣，谓食以所宜之食。"

【按语】

本段重点论述了温疟、风水、飧泄、转筋、徒水、著痹、肠中不便、疠风等八种杂病的主要临床症状以及针灸治疗要领。关于阴陵泉、三阴交、环跳、三里等临床常用腧穴主治功效的记载，首见于《黄帝内经》诸篇。本节在介绍水肿病症的针灸治疗时，提倡要注意综合疗法的运用，如铍针刺、筒针放水、束缚、饮药、注意饮食等。

【原文】

腹中常鳴，氣上衝，喘不能久立，邪在大腸，刺肓之原[1]、巨虛上廉、三里。小腹控睾[2]，引腰脊，上衝心，邪在小腸者，連睾系，屬於脊，貫肝肺，絡心系，氣盛則厥逆，上衝腸胃，燻肝[3]，散於肓，結於臍，故取之肓原以散之[4]，刺太陰以予之[5]，取厥陰以下之[6]，取巨虛下廉以去之[7]，按其所過之經以調之。善嘔，嘔有苦，長太息，心中憺憺，恐人將捕之，邪在膽，逆在胃，膽液泄則口苦，胃氣逆則嘔苦，故曰嘔膽，取三里以下胃氣逆，則刺少陽血絡，以閉膽逆，却調其虛實，以去其邪。

飲食不下，膈塞不通，邪在胃脘，在上脘則刺抑而下之，在下脘則散而去之[8]。

小腹痛腫，不得小便，邪在三焦約[9]，取之太陽大絡[10]，視其絡脉，與厥陰小絡，結而血[11]者，腫上及胃脘，取三里。

【提要】

本节主要论述腹中常鸣、小腹控睾、善呕、饮食不下、小腹肿等邪在六腑病症的见症，以及针灸治疗的选穴原则和补泻刺法。

【注释】

［1］肓之原：指气海穴，十二原之一。《灵枢・九针十二原》："肓之原，出于脖胦。"

［2］控睾：控，牵引之意。控睾，指牵引睾丸。

［3］熏肝：《针灸甲乙经》下有"肺"字，据上下文，当从之。

［4］散之：散其冲心逆气。

［5］刺太阴以予之：指补手太阴肺经。

［6］下之：降其逆气。

［7］去之：去其邪气。

［8］在上脘……散而去之：《太素・杂刺》注："邪在胃管，则令膈中气塞不通，饮食不下之候。邪在上管，刺胃之上口之穴，抑而下之；邪在下管，刺胃之下口之穴，散而去之也。"

［9］三焦约：《灵枢集注》张志聪注："此邪在膀胱而为病者。三焦下俞出于委阳，并太阳之正，入络膀胱，约下焦，实则闭癃，虚则遗溺，小腹肿痛，不得小便，邪在三焦约也。"

［10］太阳大络：指委阳穴，为三焦下合穴。

［11］结而血：瘀结有血。

【按语】

本段详细论述邪在大肠、小肠、胃、胆、三焦等腑的病机、证候特点及针刺治疗。

邪在腑，其总的病机为气机升降失司，闭阻逆乱，多表现为实证。在针刺取穴上，不仅以"合治内府"这一原则为前提，还应根据病为邪实和病变复杂的特点，随症选取气海、三里、委阳、巨虚上下廉等不同穴位，或散之，或予之，或下之，或取之，发挥多穴的协同功能，并且重视"肺与大肠相表里""六腑以通为用""胃为六腑之首"等藏象理论在临床运用时的指导价值。同时，强调针灸治疗前必须注意察色候脉，用以及时判断病的恢复与否，通过切按了解患者不同部位的脉象，以判断病症的进退与阴阳盛衰变化。

复习思考题

1. 如何理解"灸刺之道，得气穴为定"？

2. "四时之气，各不同形"在针灸选穴原则上有什么具体提示？

七、五邪第二十

本篇按照邪在肺、在肝、在脾、在肾、在心的顺序，分别论述五邪侵袭不同脏腑后引发的不同病症表现及针刺治疗，故以“五邪”名篇。

（一）学术思想

1. 五脏五行 全篇突出反映了《黄帝内经》贯穿全书的“五脏五行”为中心的整体观念，以及这种思想原则在辨证论治过程中的具体指导作用，充分显示了五行学说在当时不仅仅是一种说理工具，更是渗透到中医临床医师思维模式和行为准则中的根本理念。如果明白当时人们的这种思维特征，并且熟悉这种特征在中医学古典医籍中的表现方式，对于我们全面地学习和理解、继承与创新将极有裨益。

2. 五邪证治 按照脏腑经络相关理论进行论述。邪气中于不同脏腑，表现出该脏生理功能的异常以及相应经络循行部位上的异常，并且指出相应的检查诊断方法。

（二）文选

【原文】

邪在肺，則病皮膚痛，寒熱，上氣喘，汗出，欬動肩背。取之膺中外腧[1]，背三節五藏[2]之傍，以手疾按之，快[3]然乃刺之，取之缺盆中以越[4]之。邪在肝，則兩脅中痛，寒中[5]，惡血在內，行善掣，節時脚腫[6]，取之行間，以引脅下[7]，補三里以溫胃中，取血脉以散惡血，取耳間青脉[8]以去其掣。邪在脾胃，則病肌肉痛，陽氣有餘，陰氣不足，則熱中善飢，陽氣不足，陰氣有餘，則寒中，腸鳴腹痛，陰陽俱有餘，若俱不足，則有寒有熱，皆調於三里。邪在腎，則病骨痛陰痹[9]，陰痹者，按之而不得，腹脹腰痛，大便難，肩背頸項痛，時眩，取之湧泉、崑崙，視有血者盡取之。邪在心，則病心痛喜悲，時眩仆，視有餘不足，而調之其輸也。

【提要】

在五脏五行理论原则指导下，论述五脏感邪后的不同病理表现及其治疗方法。学习时要注意古今对症状和病机进行描述和理解的差别及其原因。

【注释】

[1] 膺中外腧：膺，侧胸部。膺中外腧指下句“三节五脏之旁”，而不是通常认为的中府、云门等穴。

[2] 背三节五脏：《太素·五脏刺》作“背三椎五椎”，注：“膺中内腧，在膺前也；膺中外腧，肺俞也，在背第三椎两旁；心俞在第五椎两旁，各相去三寸。”《针灸甲乙经》作“背三椎”，《脉经》《千金要方》同，指肺俞穴。

[3] 快：《说文·心部》：“快，喜也。”

[4] 越：扬也。《素问·阴阳应象大论》：“其高者，因而越之。”

[5] 寒中：寒伤中焦所生之病。

[6] 行善掣，节时脚肿：行，《脉经》《千金要方》作“胻”，指脚胫。掣，《太素》作“瘛”，二字意同，有痉挛之意。三书并无“脚”，《甲乙经》作“胻节时肿善瘛”，亦通。

[7] 引胁下：引，导也。导气而行于胁下。

[8] 耳间青脉：《灵枢集注》张志聪注：“乃少阳之络，循于耳之前后，入耳中。”

[9] 阴痹：《素问·至真要大论》：“阴痹者，按之而不得，腰脊头项痛，时眩，大便难，阴气不用，饥不欲食，咳唾则有血，心如悬，病本于肾。”

【按语】

本篇主要讲解邪犯五脏所引起的一些病症，尤其强调的是邪在五脏（含胃）所导致痛证的治疗。关于“邪在心”的问题，《灵枢·邪客》中说：“心者，五脏六腑之大主也，精神之所舍也，其脏坚固，邪弗能容也，容之则心伤，心伤则神去，神去则死矣，故诸邪之在心者，皆在于心之包络。”故本节所论“邪在心”，应同时包括邪在心包络而取大陵穴的方法。

另外，在《黄帝内经》各篇中，五脏排列基本上遵循五季（包括长夏）顺序，即肝心脾肺肾，或者以心君为首，而本篇却以心居诸脏之后，可能体现了《灵枢》的早期形态，也可能为后人所补。

复习思考题

1. 何谓“膺中外腧”？何谓“背三节五脏”？
2. “邪在心，则病心痛喜悲”，应如何针刺治疗？

八、寒热病第二十一*

本篇开篇从邪气在皮、在肌、在骨等寒热病症治论起，故以“寒热病”名篇。篇中还涉及寒厥、热厥及多种杂病的证候和针刺方法，天牖五部五个不同腧穴的位置和主治作用，以及身上有五个部位患痈疽的预后等。

（一）学术思想

1. 皮、肌、骨寒热证候及针治　开篇讨论邪气客于皮、肌、骨寒热证的证候及治疗，强调辨因而治、辨经脉而治、辨轻重而治，先泻后补；邪在表泻用汗法，邪入肌泻用刺络法。所述治疗方法很有特点。如皮寒热邪在表，关乎足太阳膀胱经及手太阴肺经；肌寒热，邪在脾胃，肌痛，关乎足太阴脾经；骨寒热，邪气入肾，关乎足少阴肾经。治疗也因在表在里、有虚有实而不同，或先泻络穴以泻热，或清热补虚并重。若病甚，“齿已槁”，阴津枯竭，则预后不良，“死不治”。

本篇通过观察齿之荣枯判断骨寒热疾病的严重程度，以津液存亡判断疾病预后的方法，成为后世验齿辨舌法的理论渊源，是温病学“留得一分津液，便有一分生机”的理论基础。

2. 天牖五部的具体位置及其主治功能　天牖五部指位于颈部的人迎、扶突、天牖、天柱、天府五穴。《灵枢集注》张志聪注：“牖，窗也，头面之穴窍，如楼阁之大牖，所以通气者也。”古人认为三阳之气由下而生，从上而出，故总结出天牖五部，对治疗气逆于上的气厥证有重要意义。

3. 手足阳明、太阳与齿、目的关系　篇中归纳指出与齿、目相关的经脉。如手足阳明经、足太阳经均联系口、齿，足太阳经通项，入于脑，正属目系，故能主治面、口、目诸疾。此外，阳跷、阴跷，阴阳相交，阳入阴，阴出阳，交于目锐眦，与目的启阖相关，故目疾、眼睑疾患也取阴跷、阳跷。

4. 痈疽的发病部位及预后　痈疽发病多位于人身五部，即伏兔、腓、背、五脏之俞及项部。这些部位是脏腑经脉之气所发处，若患痈疽，病多凶险。此说对后世外科痈疽的辨证论治有重要指导意义。

此外，针刺不当致气聚，留而不散致痈，临床施治时需加注意。

本节节选了皮寒热、肌寒热、骨寒热以及天牖五部的有关原文。

（二）文选

【原文】

皮寒熱者，不可附蓆[1]，毛髮焦，鼻槁腊[2]不得汗。取三陽之絡[3]，以補手太陰[4]。肌寒熱者，肌痛[5]，毛髮焦而脣槁腊，不得汗。取三陽於下[6]以去其血者，補足太陰[7]以出其汗。骨寒熱者，病無所安[8]，汗注不休。齒未槁，取其少陰於陰股之絡；齒已槁，死不治[9]。

【提要】

论述皮寒热、肌寒热和骨寒热等病证的治疗和预后。

【注释】

[1] 不可附席：指皮肤痛，不能着席。《灵枢·五邪》："邪在肺，则病皮肤痛，寒热。"《类经·针刺类·刺寒热》注："皮寒热者邪在外，故畏于近席而毛发焦、鼻槁腊也。"

[2] 槁腊（xī 西）：槁，枯干；腊，干肉，引申为干燥。《灵枢注证发微》注："鼻孔枯腊。腊者，干也。"

[3] 三阳之络：指飞扬穴。《灵枢注证发微》注："当取足太阳膀胱经之络穴飞扬以泻之。盖太阳为三阳也。"

[4] 以补手太阴：手太阴，指肺经。《灵枢注证发微》注："又当取手太阴肺经之络穴列缺以补之。"《类经·针刺类·刺寒热》注："补手太阴之鱼际、太渊。"

[5] 肌痛：《灵枢·五邪》云："邪在脾胃，则病肌肉痛。"徐大椿曰："肌肉之邪，由皮肤而入，故痛。"

[6] 三阳于下：亦指飞扬穴。《灵枢注证发微》注："不言穴者，必俱是络穴。"

[7] 足太阴：指足太阴脾经之荥穴大都、原穴太白。

[8] 病无所安：指阴虚烦躁。

[9] 死不治：指预后不良。《类经·针刺类·刺寒热》注："若齿有枯色，则阴气竭矣，其死无疑。"

【按语】

本段讨论邪犯肌表与骨的皮寒热、肌寒热、骨寒热的证治。

皮寒热，邪在表。足太阳膀胱经主一身之表，手太阴肺经外合皮毛，故治取此二经。在表之热当从汗解，故先泻飞扬以发汗，次补鱼际、太渊等以疏肺气。

肌寒热，邪在脾胃。脾主肌肉，邪伤脾胃，则肌失所养而痛。治疗先刺络排除瘀血，再补足太阴脾经之大都、太白穴，既资水谷运化，又有退热驱邪外出之功。

骨寒热，邪在肾。《类经·针刺类·刺寒热》说："骨寒热者，邪在至阴也，阴虚必躁，故无所安也。阴伤则液脱，故汗注不休也。齿者骨之余，若齿未槁者，阴气尚充，犹为可治，当取足少阴之络穴大钟以刺之。若齿有枯色，则阴气竭矣，其死无疑。"

本段仅论述了五体中皮、肌、骨三种寒热的证候，显然不够完备，故《灵枢识》认为："考文例，不及脉寒热、筋寒热者，岂其脱漏乎？"

【原文】

頸側之動脉人迎。人迎，足陽明也，在嬰筋[1]之前。嬰筋之後，手陽明也，名曰扶突。次脉，足少陽脉[2]也，名曰天牖。次脉，足太陽也，名曰天柱。腋下動脉，臂太陰也，名曰天府。陽迎頭痛[3]，胸滿不得息，取之人迎。暴瘖氣鞕[4]，取扶突與舌本出血。暴聾氣蒙[5]，耳目不明，取天牖。暴攣癇眩[6]，足不任身，取天柱。暴癉[7]內逆，肝肺相搏，血溢鼻口，取天府。此爲天牖五部。

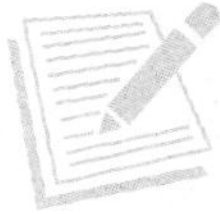

【提要】

论述天牖五部穴的位置和证治。

【注释】

[1] 婴筋:《说文·女部》:"婴，颈饰也。"《释名》:"喉下称婴。"婴筋，指颈侧的筋。

[2] 足少阳脉:《灵枢·本输》及《太素》并作"手少阳脉"。《灵枢集注》作"手少阳"，下无"脉"字。

[3] 阳迎头痛：迎，《针灸甲乙经》《太素》均作"逆"。《类经·针刺类·刺头项七窍病》注:"迎，逆也。阳邪逆于阳经而为头痛胸满者，当取之人迎也。"

[4] 暴喑气鞕：鞕，同"硬"，强直之意。此指突然失语，舌肌强硬。《类经·针刺类·刺头项七窍病》注："喑，声哑不能言也。气鞕，喉舌强硬也……凡言暴者，皆一时之气逆，非宿病也。"

[5] 气蒙：眼目不明，如雾所阻。《类经·针刺类·刺头项七窍病》注:"经气蒙蔽，而耳目暴有不明者。"

[6] 暴挛痫眩：指突然发作的拘挛、癫痫或眩晕。《灵枢注证发微》注:"暴挛者，拘挛也；暴痫者，癫痫也；暴眩者，眩晕也。合三证而足不任身，皆当取上文天柱穴耳。"

[7] 暴瘅：瘅，热的意思。《类经·针刺类·刺头项七窍病》:"瘅，热病也。"《灵枢注证发微》注:"暴时大热，而在内气逆，乃肝肺两经之火邪相为传击，以致血溢于鼻口。"

【按语】

本段论天牖五部穴的位置和暴喑气硬、暴聋气蒙、暴挛痫眩、暴瘅内逆的证治。暴喑气硬为阳明经气逆，暴聋气蒙为手少阳经气逆，暴挛痫眩为足太阳经气逆，暴瘅内逆为手太阴经气逆。治疗取所属经穴以降气除逆。

天牖五部穴主治五种暴病多属头面部的病症，故取诸阳经的邻近腧穴以求速效，这是"急则治标"的范例。

复习思考题

1. 试述皮寒热、肌寒热和骨寒热的证治特点。
2. 何谓天牖五部？其治疗意义何在？

九、热病第二十三*

本篇主要论述热病的症状、诊断、不同证型和不同阶段热病的针刺治疗及预后，提出了热病的禁刺原则及治疗热病五十九要穴的具体位置和分布，故以"热病"名篇。

（一）学术思想

1. 热病总的治疗原则　本篇论述了热病总的治疗原则，如"益其不足，损其有余""病先起于阳后入于阴者，先取其阳，后取其阴，浮而取之""泻其热而出其汗，实其阴以补其不足""寒则留之，热则疾之"等。这些治疗原则行之有效，并且对其他疾病的治疗也有重要指导意义。

2. 证、脉不相应者不可刺，危重证不可刺　本篇指出热病的证、脉是否相应是针刺治疗的判别标准。证、脉相应为顺，当刺之发汗而泻邪；证、脉不符则表明邪气未去而正气已衰，病情危重，预后差，应谨慎针刺。本篇还列举 9 种热病危重证型禁针，说明热邪入深，正气衰微，病情深重时当谨慎用针。

包括本篇在内的《黄帝内经》诸篇规范了针刺适应证，对避免盲目针刺、预防针刺异常现象的发生有重要的现实意义。

3. 热病诸证，取穴、针具、治法各不同　本篇提出辨病、辨证、辨经，因病取穴，因证取穴和循经取穴治疗不同热病的原则和方法，同时说明了不同针具和不同治疗方法在热病治疗中的意义。

4. 偏枯与痱的鉴别　“偏枯”和“痱”两类瘫痪病证的症状、鉴别诊断、预后和治则均不同。偏枯者半身不遂而痛，神清言明；痱也是瘫痪，但四肢不能收引，不痛，有意识障碍。区别二者的意义在于把握预后，前者治疗效果较好，后者难治，预后较差。

5. 治疗热病五十九穴　本篇指出治疗热病常用的59个穴位，均为头面部穴及四肢部远端穴。头为标，四肢为本，“头为诸阳之会”，“四肢为诸阳之本”，这些理论具体体现在热病治疗中。

本节节选了大部分原文。

（二）文选

【原文】

偏枯[1]，身偏不用而痛，言不變，志不亂，病在分腠[2]之間，巨鍼[3]取之，益其不足，損其有餘，乃可復也。痱[4]之爲病也，身無痛者，四肢不收[5]，智亂不甚，其言微知[6]，可治；甚則不能言，不可治也。病先起於陽，後入於陰者，先取其陽，後取其陰，浮而取之[7]。

【提要】

叙述偏枯、痱等病的症状、诊断与针刺治疗。

【注释】

[1] 偏枯：病名，以半身不遂、患侧渐致枯瘦为主症。因病久致患侧肢体逐渐废用性萎缩，故名偏枯。《类经·针刺类·刺诸风》注：“偏枯者，半身不遂，风之类也。”

[2] 分腠：分肉腠理。《类经·针刺类·刺诸风》注：“若言不变，志不乱，则病不在脏而在于分肉腠理之间。”

[3] 巨针：指九针中的大针。《灵枢·九针论》：“九曰大针，取法于锋针。其锋微员，长四寸，主取大气不出关节者也。”《灵枢识》注：“大气，虚风也。巨针取之。”

[4] 痱（féi 肥）：病名，亦称风痱。以肢体废而不用、感觉丧失为主症。《医学纲目》注：“痱，废也。痱即偏枯之邪气深者。痱与偏枯是二疾，以其半身无气荣运，故名偏枯。以其手足废而不收，故名痱。或偏废或气废，皆曰痱也。”

[5] 不收：不能收缩伸展运动。

[6] 其言微知：患者语音低微，言语中有少数仍能辨析清楚。《类经·针刺类·刺诸风》注：“智乱不甚，其言微有知者，神气未为全去，犹可治也。”

[7] 先取其阳……浮而取之：指针刺治疗之法。阴、阳分别指阴分、阳分，亦即深浅之部。浮而取之，指病起于阳分，宜浅刺。

【按语】

本段简述偏枯和痱两类瘫痪病证的症状、鉴别诊断、预后及治则。

偏枯主要证候为半身不遂而痛，神清言明，病位在分腠，针刺用大针，益其不足，损其有余，预后较好。痱的主要证候是四肢不能收引，不痛，但有意识障碍，针刺需据病入先后而定深浅，先起于阳者先浅刺以治本。重者难治，预后较差。

本篇对偏枯与痱的论述简略，结合《黄帝内经》其他原文，偏枯多由感受虚邪或内伤情志、饮食所致，属虚实夹杂证；而痱则以内伤正虚为主。

【原文】

熱病三日，而氣口靜、人迎躁[1]者，取之諸陽[2]，五十九刺[3]，以瀉其熱而出其汗，實其陰以補其不足者。身熱甚，陰陽皆靜者，勿刺也[4]；其可刺者，急取之，不汗出則泄[5]。所謂勿刺者，有死徵也。熱病七日八日，脉口動喘而短[6]者，急刺之，汗且自出，淺刺手大指間[7]。

熱病七日八日，脉微小，病者溲血，口中乾，一日半而死，脉代[8]者，一日死。熱病已得汗出，而脉尚躁，喘且復熱，勿刺膚[9]，喘甚者死。熱病七日八日，脉不躁，躁不散數，後三日中有汗；三日不汗，四日死。未曾汗者，勿腠刺[10]之。

【提要】

分述热病三日与七八日不同阶段脉证的特征、治法及预后。

【注释】

[1] 气口静、人迎躁：指气口脉象和缓，人迎脉象疾数。气口主阴，人迎主阳。气口静而人迎躁，是邪在阳分而未入阴分。

[2] 诸阳：指各条阳经。《类经·针刺类·诸热病死生刺法》注："正病在三阳，而未入阴分，故当取诸阳经为五十九刺。"

[3] 五十九刺：即治疗热病的五十九个腧穴。

[4] 阴阳皆静者，勿刺也：指气口、人迎之脉象都显沉静。邪盛热甚，脉却不躁，这是阳证得阴脉的现象，不可针刺。《灵枢集注》沈亮宸注："如身热甚而阴阳之脉皆静者，此邪热甚而阴阳之正气皆虚，有死征而勿刺也。"

[5] 不汗出则泄：《类经·针刺类·诸热病死生刺法》注："虽不汗出，则邪亦从而泄矣。"《灵枢注证发微》："但如上文所谓气口静、人迎躁者，宜急取诸阳经以泻之，急取诸阴经以补之。其急取诸阳经者，纵不汗出，其邪亦从此而泄矣。"

[6] 脉口动喘而短：《灵枢集注》张志聪注："按《素问》有喘脉，喘而短者，谓脉之喘动于寸口，而不及于尺，故知可汗解也。"

[7] 手大指间：《太素·热病说》作"手指间"，注："刺手小指外侧前谷之穴。"一般认为是少商穴。

[8] 脉代：指代脉，多为内脏衰败之象。

[9] 勿刺肤：《针灸甲乙经》《太素》作"勿庸刺"，义长。庸，《说文·用部》："用也。"

[10] 腠刺：《针灸甲乙经》《太素》作"勿庸刺"，义长。

【按语】

本段通过热病三日、七八日不同阶段的病证特点，阐明证、脉相应者当刺之发汗而泻邪，而证、脉不相应者不可刺的原则。

热病三日，邪在阳分，证候以身热为主。若气口静，人迎躁，证、脉相应，示邪在阳分，未入阴分，一般预后较好。针灸治疗宜急取诸阳经，用五十九穴，浅刺发汗以泻热，同时取三阴经以滋阴液之不足。若身热甚而阴阳脉皆显沉静，是证、脉不相应的凶险之候，正气已衰，不可刺。

热病七八日，病情深重，若脉动而喘，邪仍在表阳，急取井穴（少商）使之从汗解；若邪盛而正虚，脉微小或代，邪已伤阴分，预后差；热病已得汗而脉仍躁，证、脉不相应，表明阳热不从汗解，邪盛在里，预后亦差；如脉不躁或不散、数，表明邪入未去，当汗出而解，若不汗者预后差，不可刺以发汗。

【原文】

熱病頭痛，顳顬[1]目瘳脉痛[2]，善衄，厥熱病也，取之以第三鍼[3]，視有餘不足，寒熱痔[4]。熱病體重[5]，腸中熱，取之以第四鍼[6]，於其腧及下諸指間[7]，索氣於胃胳[8]，得氣也。熱病挾臍急痛，胸脅滿，取之涌泉與陰陵泉，取以第四鍼，鍼嗌裏[9]。熱病，而汗且出，及脉順可汗者，取之魚際、太淵、大都、太白，瀉之則熱去，補之則汗出。汗出太甚，取内踝上横脉[10]以止之。熱病，已得汗而脉尚躁盛，此陰脉之極[11]也，死；其得汗而脉靜者，生。熱

病者，脉尚盛躁而不得汗者，此陽脉之極[11]也，死；脉盛躁得汗静者，生。

【提要】

论述热病厥热头痛、肠中热、热病夹脐痛、热病汗出等证型的证候和针刺治疗。

【注释】

[1] 颞颥（niè rú 聂如）：眼眶外后方，当蝶骨颞面部位。

[2] 目瘳脉痛：《针灸甲乙经》作目脉紧。眼区的脉抽掣而痛。《类经·针刺类·诸热病死生刺法》注："目瘳脉痛，目脉抽掣而痛也。"

[3] 第三针：指九针中的鍉针。

[4] 寒热痔：疑为衍文。《类经·针刺类·诸热病死生刺法》注："寒热痔三字，于上下文义不相续，似为衍文。"

[5] 体重：肢体沉重。《类经·针刺类·诸热病死生刺法》注："脾主肌肉四肢，邪在脾，故体重。"

[6] 第四针：指九针中的锋针。

[7] 于其腧及下诸指间：腧，指脾经输穴太白、胃经输穴陷谷；下诸指间，指各足趾间穴位，如内庭、厉兑等。

[8] 胃胳：胳，《针灸甲乙经》《太素》均作"络"。胳通"络"。胃络指足阳明经之络穴丰隆。《类经·针刺类·诸热病死生刺法》注："阳明之络曰丰隆，别走太阴，故取此可以得脾气。胳当作络。"

[9] 嗌里：指廉泉穴。《类经·针刺类·诸热病死生刺法》注："针嗌里者，以少阴太阴之脉俱上络咽嗌，即下文所谓廉泉也。"

[10] 横脉：指三阴交。《类经·针刺类·诸热病死生刺法》注："当取内踝上横脉，即脾经之三阴交也。"

[11] 阴脉之极、阳脉之极：前者指阴脉虚弱已极，为有阳无阴之候；后者指阳脉亢极，属阳亢阴虚不能外达作汗之候。

【按语】

本段指出热病诸症的取穴、针具、治法各不同。如厥热病，表邪之热上交，厥气上逆而成热病，当以针治之；体重、肠中热，是热邪与脾胃热交争，当取脾胃经输穴、络穴，以锋针治之；热病夹脐痛，胸胁满，是热邪交于脾、肾经，当取肾经涌泉与脾经阴陵泉，并以锋针刺舌下以泄热；热病汗出、脉顺，热邪交于肺，外内之热皆在于表，可俱从汗解，取手太阴经泻热，足太阴经补阴。汗出太甚则取三阴交以止之。

本段还论及热病预后。热病已汗，脉宜静而反躁，表明阴脉衰极，预后差；热病脉躁，宜得汗而不得汗，热无从解，阳脉亢极，预后亦差。

【原文】

熱病，不可刺者有九：一曰汗不出，大顴發赤、噦[1]者，死；二曰泄而腹滿甚[2]者，死；三曰目不明，熱不已[3]者，死；四曰老人嬰兒熱而腹滿[4]者，死；五曰汗不出，嘔，下血[5]者，死；六曰舌本爛，熱不已[6]者，死；七曰欬而衄，汗不出，出不至足[7]者，死；八曰髓熱[8]者，死；九曰熱而痓[9]者，死，腰折[10]瘛瘲[11]，齒噤齘[12]也。凡此九者，不可刺也。

【提要】

论述九种不可刺的热病。

【注释】

[1] 大颧发赤、哕：大颧，指颧骨部。哕，呃逆，属热病伤阴，胃气虚败之证。《类经·针刺类·诸热病死生刺法》注："汗不得出，阴无力也；大颧发赤，谓之戴阳，面戴阳者，阴不足也。哕者，邪犯阳明，胃虚甚也。本原亏极，难乎免矣。"

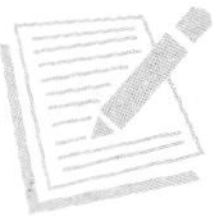

［2］泄而腹满甚：泄泻而腹部胀满，为脾虚失运。《类经·针刺类·诸热病死生刺法》注："以邪伤太阴，脾气败也。"

［3］目不明，热不已：《类经·针刺类·诸热病死生刺法》注："目不明者，脏腑之精气竭也。热不已者，表里之阴气竭也。"

［4］老人、婴儿热而腹满：《灵枢集注》张志聪注："夫老人者，外内之血气已衰；婴儿者，表里之阴阳未足；腹满者，热逆于中，不得从外内散也。"

［5］汗不出，呕，下血：《类经·针刺类·诸热病死生刺法》注："汗不出者，阴之亏也。再或呕而下血，阴伤尤甚，故死。"

［6］舌本烂，热不已：《类经·针刺类·诸热病死生刺法》注："心肝脾肾之脉，皆系于舌本。舌本烂，加之热不已者，三阴俱损也。"

［7］咳而衄，汗不出，出不至足：《类经·针刺类·诸热病死生刺法》注："邪在肺经，动阴血也。汗不出或出不至足，尤为真阴溃竭。"

［8］髓热：《类经·针刺类·诸热病死生刺法》注："邪入最深，乃为髓热，肾气败竭。"

［9］热而痉：痉，指项背强急、口噤、四肢抽搐、角弓反张等。《类经·针刺类·诸热病死生刺法》注："此以热极生风，大伤阴血而然。"

［10］腰折：角弓反张。《类经·针刺类·诸热病死生刺法》注："凡脊背反张曰腰折。"

［11］瘈疭：瘈，筋脉拘急而缩；疭，筋脉缓纵而伸。此指手足伸缩交替，抽动不已。

［12］齿噤龂（xiè 谢）：龂，指牙关不开，咬牙切齿。《类经·针刺类·诸热病死生刺法》注："牙关不开曰噤，切齿曰龂。"

【按语】

本段列举了禁针的9种热病危重证型。经文所提"死"证是指病情危重而言，并非不可救药，但此时正气已衰，当谨慎用针。在现代临床治疗中，一些病症如疭、噤之类都可用针。

文中还提出通过观察舌象（"舌本烂，热不已者死"）判断疾病的严重程度，这是后世温病学验齿辨舌法的理论渊源。

【原文】

所謂五十九刺者，兩手外內側各三，凡十二痏[1]；五指間各一，凡八痏[2]，足亦如是[3]；頭入髮一寸傍三分各三，凡六痏[4]；更入髮三寸邊五，凡十痏[5]；耳前後、口下者各一[6]，項中一[7]，凡六痏；巔上一[8]，顖會一[9]，髮際一[10]，廉泉一，風池二，天柱二。

【提要】

本段指出治疗热病常用的五十九穴。

【注释】

［1］十二痏：指两手外侧各三穴（少泽、关冲、商阳），两手内侧各三穴（少商、少冲、中冲）。

［2］八痏：指两手五指间各有一穴（后溪、中渚、三间、少府）。

［3］足亦如是：指足五趾间亦各一穴（束骨、临泣、陷谷、太白）。

［4］六痏：指头部两侧之五处、承光、通天。

［5］十痏：指头部两侧的临泣、目窗、正营、承灵、脑空。

［6］耳前后、口下者各一：指听会、完骨及唇下承浆穴。

［7］项中一：指哑门穴。

［8］巅上一：指百会穴。

［9］囟会一：即囟会穴。

［10］发际一：指神庭（前发际）和风府（后发际）穴。

【按语】

本段所述“五十九穴”，均有清泄邪热之功，合称“五十九刺”。《素问·水热穴论》中亦提到“热病五十九穴”，但所指腧穴除百会等头部18穴外，余皆不同。比较两者，本篇59穴多见于四肢，而《素问·水热穴论》则多依据病邪所在而取。本篇穴取远道，重在泻热之本；《素问·水热穴论》强调局部用穴，意为泻热之标。《灵枢注证发微》又指出：“此与《素问·水热穴论》中五十九穴不同，要知彼之五十九穴所以刺水病，而此则刺热病，病有不同，故穴因以异。”可见泻热还须根据病情，因病取穴，而不仅限于上述59穴。

复习思考题

1. 请总结热病的针灸治疗原则。
2. 本篇中哪些病证慎用针刺？为什么？

十、厥病第二十四*

本篇主要讨论厥病，因文中列举厥气上逆而引起的各种厥头痛、厥心痛以及诸厥气为逆的病症特点、治疗、预后及其与真头痛、真心痛的鉴别等，故以“厥病”名篇。

（一）学术思想

1. 辨病辨经，循经取穴，急则治标，缓则治本 详述9种厥头痛的证候、针灸治疗原则及预后。主张辨病辨经、循经取穴，急则治其标，缓则治其本，标本兼治的治疗原则。例如：“厥头痛，头脉痛，心悲善泣，视头动脉反盛者，刺尽去血，后调足厥阴。”“厥头痛，头痛甚，耳前后脉涌有热，泻出其血，后取足少阳。”篇中还提到刺血疗法，对针灸治疗头痛有重要影响。

2. 厥心痛、真心痛的鉴别 详述各种厥心痛的证治、预后及与真心痛的区别。厥心痛因脏腑气机逆乱干犯于心所致，而真心痛则因邪气直犯于心、中有积聚而致。治疗厥心痛应分经取穴，而真心痛病情危重，针刺治疗效果不理想。

本节节选厥逆所致心痛部分原文。

（二）文选

【原文】

厥心痛［1］，與背相控，善瘛［2］，如從後觸其心［3］，傴僂［4］者，腎心痛［5］也，先取京骨、崑崙，發狂不已［6］，取然谷。厥心痛，腹脹胸滿，心尤痛甚，胃心痛［7］也，取之大都、太白。厥心痛，痛如以錐鍼刺其心，心痛甚者，脾心痛［8］也，取之然谷、太谿［9］。厥心痛，色蒼蒼如死狀，終日不得太息，肝心痛［10］也，取之行間、太衝。厥心痛，臥若徒居［11］，心痛間，動作痛益甚，色不變，肺心痛［12］也，取之魚際、太淵。眞心痛，手足青至節［13］，心痛甚，旦發夕死，夕發旦死。心痛不可刺者，中有盛聚［14］，不可取於腧。

【提要】

论述各种厥心痛和真心痛的证候特点及其治疗。

【注释】

［1］厥心痛：五脏气机逆乱犯心而引起的疼痛。《难经·六十难》：“其五脏气相干，名厥心痛。”

［2］与背相控，善瘛：控，引也；瘈，抽掣痉挛。《类经·针刺类·刺心痛并虫瘕蛟蛔》注："善，拘急如风也。"

［3］如从后触其心：好像从背后触其心脏，形容心痛特点。

［4］伛偻：因疼痛而腰背弯曲。《类经·针刺类·刺心痛并虫瘕蛟蛔》注："伛偻，背曲不伸也。"

［5］肾心痛：《灵枢集注》张志聪注："肾附于脊，肾气从背而上注于心也，心痛故伛偻而不能仰，此肾脏之气逆于心下而为痛也。"

［6］发狂不已：《针灸甲乙经》作"发针立已，不已，取然谷。"

［7］胃心痛：《类经·针刺类·刺心痛并虫瘕蛟蛔》注："足阳明之经……其支者，下循腹里，凡腹胀胸满而为痛者，以胃邪干心，是为胃心痛也。"《灵枢集注》张志聪注："胃气上逆，故腹胀胸满；胃气上通于心，故心痛尤甚。"

［8］脾心痛：《类经·针刺类·刺心痛并虫瘕蛟蛔》注："脾之支脉，注于心中。若脾不能运，而逆气攻心，其痛必甚，有如锥刺者，是为脾心痛也。"

［9］然谷、太溪：《灵枢集注》张志聪注："然谷当作漏谷，太溪当作天溪，盖上古之文，不无鲁鱼之误。"

［10］色苍苍……肝心痛：色苍苍，指面色苍青。《类经·针刺类·刺心痛并虫瘕蛟蛔》注："苍苍，肝色也；如死状，肝气逆也；终日不得太息，肝系急，气道约而不利也。是皆肝邪上逆，所谓肝心痛也。"

［11］卧若徒居：若，作"或"解。徒居，指闲居、休息。本句意指卧床或闲居休息。

［12］肺心痛：肺气逆于心所致。《灵枢集注》张志聪注："夫肺主周身之气……气逆于内而不运用于形身也，动作则逆气内动，故痛，或少间，而动则益甚也。"

［13］青至节：青，通"清"；清，大凉也。节，关节。此指冷至膝肘关节。

［14］盛聚：指瘀血积块之类。《类经·针刺类·刺心痛并虫瘕蛟蛔》注："谓有形之症，或积或血，停聚于中，病在脏而不在经。"

【按语】

本段叙述五种厥心痛以及真心痛等心痛病症。厥心痛系由五脏气机逆乱，上干于心，致心脉不通所致。气机逆乱因于不同的经脉、脏腑而有不同的证候特点及治疗。厥心痛主要发作特点为心痛牵引背部，呈抽痛、刺痛，弯腰屈背，可伴腹胀满感。严重时面色苍白，不敢长吁气，休息后多能缓解，劳作或活动后加剧。治疗可循经取穴，以五输穴为主。

真心痛系由邪气直犯于心，内有瘀血积块堵塞心脉，表现为手足厥冷，心痛剧烈，病势危急，后果严重，针刺治疗效果不理想。

本篇列举诸症，说明厥气为病病情复杂，针灸治疗当以循经取穴为主，局部取穴与远道取穴相结合。而诸痛若非因厥气逆乱致病者，针刺疗效不佳。

复习思考题

1. 试述厥病的主要病症及针灸治疗特点。
2. 说明厥心痛与真心痛的鉴别点。

十一、杂病第二十六

本篇介绍多种杂病如经气厥逆、各类心痛病症的证候和治法，所述范围广泛，故以"杂病"名篇。

（一）学术思想

1. 杂病病因病机 杂病多数由邪气入经、厥气逆乱而致，其证候表现虽然变化多样，但亦有规律可循：一为循经所过之处病症，二为经脉属络的脏腑功能受损的病症。

2. 杂病治疗特点 即审证求经，辨经取穴，这是针灸治疗的精粹所在。一般采用泻法、刺血法等以疏散厥气，同时注重点按法与针刺的配合来加强气的疏导。篇中还论述了用导引法治疗痿厥，可见《黄帝内经》时代治疗疾病多为综合疗法。

（二）文选

【原文】

厥[1]，挾脊而痛者至頂，頭沈沈然[2]，目䀮䀮然[3]，腰脊强，取足太陽膕中血絡。厥，胸滿面腫，唇漯漯然[4]，暴言難，甚則不能言，取足陽明。厥氣走喉而不能言，手足清[5]，大便不利，取足少陰。厥而腹嚮嚮然[6]，多寒氣，腹中榖榖[7]，便溲難，取足太陰。

【提要】

论述厥气逆于经的几种证型及治疗。

【注释】

[1] 厥：逆也，合称厥逆，指经气不顺或逆乱。

[2] 沉沉然：沉重之意。《灵枢注证发微》注："头则昏沉而不能举。"

[3] 目䀮（huāng荒）䀮然：指视物不清。

[4] 漯（tà踏）漯然：漯，指口唇肿起的样子。《汉书・地理志》："水聚也。"《说文》作"湿"。《类经・针刺类・刺厥痹》注："肿起貌。"马莳："唇漯漯然，有涎出唾下之意。"

[5] 手足清：清，通"凊"，寒冷之意。

[6] 向向然：向，通"响"，腹中肠鸣作响。《灵枢注证发微》注："腹中向向然而气善走布，且多有寒气。"

[7] 榖（hù户）榖：肠鸣咕咕声。《类经・针刺类・刺厥痹》："榖榖然，水谷不分之声也。"

【按语】

本段叙述厥气逆于足太阳、足阳明、足少阴和足太阴经脉的不同证候及治疗。《灵枢集注》张志聪注："此论客气厥逆于经而为杂病也。"太阳经气厥逆，以疼痛夹脊至头顶、头沉目昏为主症；阳明经气厥逆，以面唇肿胀流涎、难言或不能言、胸部满闷为主症；少阴经气厥逆，以厥气走喉不能言、手足清冷、大便不利为主症；太阴经气厥逆，以腹响肠鸣、大小便不利、多有寒气为主症。可见诸多杂病证候皆因气机逆乱于经而致，表现为循经所过处病症和所属络脏腑功能受损病症。针刺宜取本经腧穴，用泻法，疏散厥气。

【原文】

嗌[1]乾，口中熱如膠[2]，取足少陰。膝中痛，取犢鼻以員利鍼，發而間之[3]。鍼大如氂[4]，刺膝無疑。喉痹[5]不能言，取足陽明，能言取手陽明。瘧不渴，間日而作，取足陽明；渴而日作，取手陽明。齒痛，不惡清饮[6]，取足陽明；惡清饮，取手陽明。聾而不痛者，取足少陽；聾而痛者，取手陽明。衄而不止，衃血流[7]，取足太陽；衃血，取手太陽。不已，刺宛骨下[8]，不已，刺膕中出血。腰痛，痛上寒，取足太陽陽明；痛上热，取足厥陰；不可以俛仰，取足少陽；中熱而喘，取足少陰、膕中血絡。喜怒而不欲食，言益小[9]，刺足太陰；怒而多言，刺足少陽。顑痛，刺手陽明與顑之盛脉[10]出血。項痛，不可俛仰，刺足太陽；不可以顧[11]，刺手太陽也。小腹满大，上走胃，至心，淅淅[12]身時寒熱，小便不利，取足厥陰。腹滿，大便

不利，腹大，亦上走胸嗌，喘息喝喝然[13]，取足少陰。腹滿食不化，腹嚮嚮然，不能大便，取足太陰。

【提要】

论述嗌干、膝痛等十二种杂病的证治。

【注释】

［1］嗌：咽喉，喉咙。

［2］胶：此指口中津液黏稠而言。《灵枢注证发微》注："口中甚热，其津液如胶之稠。"

［3］发而间（jiàn 渐）之：刺后稍等片刻再刺。《灵枢注证发微》注："必发其针而又间刺之，非止一次而已也。"

［4］氂（máo 毛）：《灵枢集注》张志聪注："牛尾也。"此指员利针形状。

［5］喉痹：病名，因痰火等所致之咽喉肿痛，阻塞不利。

［6］清饮：冷饮。

［7］衃（pēi 胚）血流：衃血，紫黑色的瘀血。《灵枢注证发微》注："血至败恶凝聚，其色赤黑者曰衃。"此指鼻中流出血凝块。

［8］宛骨下：《类经·针刺类·刺头项七窍病》注："即手太阳之腕骨穴。"

［9］言益小：小，《针灸甲乙经》作"少"，义长。此作说话越来越少解。

［10］顑（kǎn 砍）之盛脉：顑，口旁颊前肉之空软处，即腮部。顑之盛脉，指腮部充盛而暴露明显的血脉。《灵枢注证发微》注："顑之盛脉，是胃经颊车穴。"

［11］顾：回头看。

［12］淅（xī 昔）淅：象声词，寒凉怕冷的样子。《类经·针刺类·刺胸背腹病》注："淅淅，寒肃貌。"

［13］喝（hè 贺）喝然：形容喘息声。

【按语】

本段叙述邪入于经、厥气逆乱而致嗌干、膝中痛、喉痹、疟、齿痛、聋、衄、腰痛、中热、喜怒、顑痛、项痛十二种杂病的证候表现与治疗。如咽喉干，口中津液黏稠，是足少阴之气厥逆于下而不上交于心，应取足少阴肾经治疗。膝中痛，是邪气直中于足阳明之经，应取经穴犊鼻，用员利针间刺。喉痹是邪气闭阻于喉而肿痛之症，以能言、不能言辨所病经脉。足阳明之脉循喉，夹于结喉之旁，邪闭则不能言；手阳明之脉循于喉旁之次，故邪闭则能言。齿痛是阳明经病，以喜冷热饮辨所病在胃经或大肠经。足阳明胃经主悍热之气，恶热不恶寒；手阳明大肠主清冷之气，恶寒饮。治疗以脉论气，因气取脉。

审证求经、辨经取穴是针灸临床的精粹，当细细体味。

【原文】

心痛引腰脊，欲嘔，取足少陰。心痛，腹脹，嗇嗇[1]然大便不利，取足太陰。心痛引背，不得息[2]，刺足少陰；不已，取手少陽。心痛引小腹滿，上下無常處，便溲難，刺足厥陰。心痛，但短氣不足以息，刺手太陰。心痛，當九節[3]刺之，按已，刺按之[4]，立已；不已，上下求之，得之立已。顑痛，刺足陽明曲周動脉[5]，見血立已；不已，按人迎於經，立已。氣逆上，刺膺中陷者與下胸動脉[6]。腹痛，刺臍左右動脉[7]，已刺按之，立已；不已，刺氣街，已刺按之，立已。痿厥[8]，爲四末束悗[9]，乃疾解之，日二，不仁者，十日而知，無休[10]，病已止。噦[11]，以草刺鼻，嚏，嚏而已；無息[12]而疾迎引之，立已；大驚之，亦可已。

【提要】

论述心痛及顑痛、痿痹、哕等杂病的证治。

【注释】

［1］啬啬：闭塞不通貌。《灵枢注证发微》注："啬，吝啬，便难犹是也。"

［2］息：呼吸。

［3］九节：《灵枢注证发微》注："其痛当背第九节以刺之，乃督脉经筋缩穴之处也。"

［4］按已，刺按之：《灵枢注证发微》注："有心痛者，其痛当背第九节以刺之……宜先按之，按已刺，刺后按之，其痛当立已。"《灵枢集注》张志聪注："按已而刺，出针而复按之，导引气之疏通，故心痛立已。"

［5］曲周动脉：动脉环绕一周，称为曲周。当耳下曲颊之端，此处有颊车穴。《灵枢注证发微》注："此穴在耳下曲颊端动脉，环绕一周，故曰曲周也。"

［6］膺中陷者与下胸动脉：诸家说法不一，泛指胸膺部及下胸部腧穴。《类经・针刺类・刺胸背腹病》注："膺中陷者，足阳明之屋翳也。下胸动脉，手太阴之中府也。"《灵枢注证发微》注："上刺膺中陷者，即足阳明胃经膺窗穴也；及下胸前之动脉，当是任脉经之膻中穴也。"诸说可参。

［7］脐左右动脉：《灵枢注证发微》注："此言腹痛者，当刺足阳明胃经之天枢穴。"

［8］痿厥：因气机逆乱而引起以四肢软弱无力、甚至痿废不用为主症的一类疾病。

［9］四末束悗：四末，四肢。束，束缚。悗，音义同"闷"。束缚患者的四肢，使其感觉满闷，然后解开，可以帮助气血的流通，这是古代的一种导引疗法。《灵枢集注》张志聪注："此复论阳明之气不能分布于四末，而为痿厥也。痿者，手足痿弃不为我所用；厥者，手足清冷也……朱永年曰：悗，闷也。为四末束悗者，束缚其手足，使满闷而疾解之，导其气之通达也。夫按之束之，皆导引之法，犹尺蠖之欲伸而先屈也。"

［10］无休：不要停止治疗。

［11］哕：原作"岁"，据《太素》《针灸甲乙经》改。《类经・针刺类・刺诸病诸痛》注："哕，呃逆也。"

［12］无息：暂时闭住口鼻，不做呼吸。

【按语】

本篇心痛诸证当与《灵枢・厥病》论厥心痛参看。《灵枢注证发微》有言："此言心痛者，当审其诸证而分经以刺之也。"取穴依然遵循审证求经、辨经取穴原则；治疗方法上尤其注重点压（按）与针刺配合，加强气的疏通以提高针刺疗效。

心痛，"刺九节"主张上下求之，可视作寻找敏感点治疗，对临床很有指导意义。

颇痛与现代下颌功能紊乱综合征相似，可采用放血疗法，按压人迎穴，或取足阳明经穴治疗，可供临床参考。

气逆上、腹痛诸证，亦皆邪气逆于足阳明经，治亦循经取治。

用导引法治疗痿厥，目前鲜见报道。本篇提出治呃三法均非针灸疗法，然方法简单实用，对于治疗功能性呃逆，确有良效。但若是在各种急慢性疾病过程中出现的呃逆，则多为病势转向严重的预兆，必须用药物治疗。

复习思考题

1. 归纳杂病的治疗特点。
2. 痿厥的治疗方法是什么？

十二、周痹第二十七

本篇主要讨论了周痹与众痹的区别，并介绍了周痹的病因、病机、病位、症状特点和诊疗方法等内容，故以"周痹"名篇。

（一）学术思想

1. 论周痹的发病与治疗 周痹为风寒湿邪侵入肌表腠理，渐入分肉，化津液为涎沫，挤压肌肤筋脉而导致气血痹阻不通。疼痛随脉上下，此起彼伏。治疗上，按疼痛游走情况，遵循“急则治其标，缓则治其本”的原则，提出了先阻后除的祛邪思路。

2. 强调周痹与众痹的鉴别 众痹与周痹均有全身游走性疼痛这一症状，当属痹证中的“行痹”范畴。但众痹以时发时止、左右交替发作为特点，属证候较轻的普通痹证；周痹则随脉上下移动，以热则痛解、痛解则厥为特点，发病部位广泛，真气不能周流，属于证候较重的痹证。

3. 明确痹证的诊断与治疗 不论何种痹证，均以明确诊断为前提。临证需四诊合参，尤其强调经络辨证，分清经络虚实、气血阻滞情况。治疗上，以温经通络、行气活血、驱除邪气为主，可根据不同的病情使用不同的方法。

（二）文选

【原文】

黄帝問於岐伯曰：周痹之在身也，上下移徙[1]隨脉，其上下左右相應，間不容空[2]，願聞此痛，在血脉之中邪[3]？將在分肉之間[4]乎？何以致是？其痛之移也，間不及下鍼，其慉痛[5]之時，不及定治[6]，而痛已止矣。何道使然？願聞其故。岐伯答曰：此衆痹也，非周痹也。黄帝曰：願聞衆痹。岐伯對曰：此各在其處，更發更止，更居更起[7]，以右應左，以左應右[8]，非能周[9]也，更發更休也。黄帝曰：善。刺之奈何？岐伯對曰：刺此者，痛雖已止，必刺其處[10]，勿令復起。

【提要】

本段论述众痹的证候与针刺治疗方法。

【注释】

[1] 移徙（xǐ 洗）：移动。指病邪在经脉中移动。《广韵·支韵》：“移，徙也。”

[2] 间（jiàn 见）不容空：间为空隙。空同“孔”，孔穴。指邪窜全身，连小空隙也在所难免，形容疼痛集中在一起。《汉书·鲍宣传》颜注：“空，孔也。”

[3] 邪：通“耶”，语气助词，表示疑问。

[4] 将在分肉之间：将，还是。《类经》：“肉有分理，故曰分肉。”分理为纹理，分肉即肌肉。

[5] 慉痛：慉，《针灸甲乙经》《太素·痹论》并作“蓄”，互通。慉，积聚之意。慉痛，积聚而痛，形容疼痛集中在一处。《灵枢识》注：“盖慉痛谓聚痛也。”

[6] 不及定治：来不及决定治疗，说明发作快，自动缓解也快。

[7] 更居更起：更，再、复、又之意。《太素·痹论》注：“居起，动静也。”

[8] 以右应左，以左应右：应，应和。指症状左右先后相应。《灵枢集注》张志聪注：“邪隘于大络，与经脉缪处也……左盛则右病，右盛则左病也。”

[9] 非能周：指病邪局限在一处，不是全身性的。

[10] 必刺其处：《太素·痹论》注：“众痹在身，所居不移。但痛有休发，故其痛虽止，必须刺其痛休之处□令不起也。”

【按语】

原文前半段所述症状，实际上既涉及众痹，也包括周痹，为两者的共同点。首句用周痹设问，以众痹回答，意在提示临床上注意鉴别这两种痹证。

众痹有三大特点：一是痛无定处，或上或下，或左或右，会互相转移；二是局部疼痛，不是周身而痛，再小之处也在所难免；三是不论疼痛或聚痛，发作快，转移快，自动缓解也快，其时间短促，甚至来不及针刺。黄帝误以为“周痹”，岐伯加以纠正为“众痹”。在治疗上，以针刺疼痛原发部位为主，即使该处痛已停止，也应根据疼痛时发时止的特点再刺之，以防止其邪气流窜、疼痛复发。张介宾有言：“必刺其本，谓刺其原痛之处也。治从其本，故可勿令复起。”此为治本之法。具体操作，可参考《素问·调经论》《素问·缪刺论》中关于巨刺、缪刺的经文。

【原文】

帝曰：善。願聞周痹何如？岐伯對曰：周痹者，在於血脉之中，隨脉以上，隨脉以下，不能左右[1]，各當其所。黄帝曰：刺之奈何？岐伯對曰：痛從上下者，先刺其下以過[2]之，後刺其上以脱[3]之；痛從下上者，先刺其上以過之，後刺其下以脱之。黄帝曰：善。此痛安生？何因而有名？岐伯對曰：風寒濕氣，客於外分肉之間[4]，迫切而爲沫[5]，沫得寒則聚，聚則排分肉而分裂[6]也，分裂則痛，痛则神歸之，神歸之則熱[7]，熱則痛解，痛解則厥[8]，厥則他痹[9]發，發則如是。帝曰：善。余已得其意矣。此内不在藏，而外未發於皮，獨居分肉之間，眞氣不能周[10]，故命曰周痹。

【提要】

本段提出了周痹的病因、病机、证候与针刺治疗。

【注释】

[1] 不能左右：指不像众痹那样病痛可以左右移易。《灵枢集注》张志聪注：“周痹在于血脉之中，随脉气上下，而不能左之右而右之左也。”

[2] 过：《太素·痹论》作“遏”，义长。有遏止、消除之意。

[3] 脱：祛除，根除。《类经·疾病类·周痹众痹之刺》注：“脱者，拔绝之谓。”

[4] 外分肉之间：外，指肌表。指从肌表到分肉之间。《类经·疾病类·周痹众痹之刺》注：“邪气客于肌表，渐入分肉之间。”

[5] 迫切而为沫：迫切，压迫，挤压。沫，津液聚集而成的病理分泌物。句意为：压迫肌肉而形成病理分泌物。

[6] 聚则排分肉而分裂：《类经·疾病类·周痹众痹之刺》注：“沫得寒则聚而不散，故排裂肉理为痛。”

[7] 痛则神归之，神归之则热：神，心神活动。归，聚结，汇集。本句指心神集中于病痛处，心神能够驾驭人的阳气，所以归集的地方会使病痛处发热而散寒。《灵枢注证发微》注：“痛则心专在痛处，而神亦归之，神归即气归也，所以痛处作热。”

[8] 痛解则厥：厥，气血逆乱。因周痹邪有游走之特性，一处的疼痛暂时缓解了，他处又产生厥乱。《类经·疾病类·周痹众痹之刺》注：“热则寒散而痛暂解，然其逆气仍在。故痛虽解而厥未除，则别有所聚。”

[9] 他痹：其他部位痹阻不通。

[10] 真气不能周：周，周流。《类经·疾病类·周痹众痹之刺》注：“真气不能周，即气闭不行也。”因痹阻使真气不能周流全身。

【按语】

痹证是由风寒湿杂合而致，但由于三者偏胜偏衰的不同，临床表现的症状有行痹、痛痹和着痹之异。若素体阳盛，邪郁化热，则成热痹。更由于感邪部位的深浅不同，可分为皮痹、肌痹、筋痹、脉痹、骨痹和五脏痹、肠痹、胞痹等。至于周痹、众痹，则是因邪犯之处和其症不同而分，当属于行痹之类。张介宾谓：“风者，善行而数变，故为行痹。凡走注历节疼痛之类皆是也。”

《灵枢·周痹》进一步揭示了痹痛的病机不仅为经络气机受阻不通，且由于局部组织受压（汁沫积聚）而引起，这对于指导治疗有重要意义。周痹的特点是：症状上以痛为主，但发有定处，并以此起彼伏为特点，疼痛可随着经脉上下蔓延，甚至全身。周痹的针刺治疗，如疼痛先上而后下者，可先针刺下部腧穴，然后再刺上部的腧穴。正如《素问·标本病传论》指出的："病发而不足，标而本之，先治其标，后治其本。"先治其标，以祛病邪，然后再治其本以除病源。取穴有主次，施术有先后。痛从上下者，是上为本而下为标，故先刺其下直折病势，后刺其上以泄脱其邪而遏其路，防其复发。杨上善曰："刺周痹之法，观痹从上自下，当先刺向下之前，使其不得进而下也，然后刺其痹后，使气泄脱也，下上者准前可知也。"

在发病上，周痹与众痹既有共同点，又有区别。众痹以时发时止、左右交替发作为主；周痹则随脉上下移动，以热则痛解、痛解则厥为特点。针刺治疗时，众痹刺疼痛的原发部位，周痹则先刺疼痛的蔓延部位，后刺疼痛的原发部位。

【原文】

故刺痹者，必先切循其下之六經[1]，視其虛實，及大絡之血結[2]而不通，及虛而脉陷空[3]者而調之，熨[4]而通之。其瘛堅[5]，轉引而行之[6]。黄帝曰：善，余已得其意矣，亦得其事也。九者，經巽之理[7]，十二經脉陰陽之病也。

【提要】

一般痹证的诊断、辨证及治疗方法。

【注释】

[1] 切循其下之六经：《针灸甲乙经》作"其上下之大经"，与下"大络"相对应，当从。切，切压。切循，顺经络切压。

[2] 血结：血脉结而不通，如结节或条索。《灵枢集注》："大络之血，结而不通。"

[3] 脉陷空：络脉气虚，下陷于内。《灵枢集注》张志聪注："虚而脉陷空者，络气虚而陷于内也。"

[4] 熨：温熨法。以药物炒热，布包，热熨患处，或用药汁以棉布浸渍，热熨之，借药性及温暖作用，使气血疏通，散寒止痛。《灵枢集注》张志聪注："启其陷下之气通于外也。"

[5] 瘛（chì 炽）坚：瘛，筋脉痉挛。坚，坚聚。《素问·玉机真脏论》："病筋脉相引而急，病名曰瘛。"《灵枢集注》张志聪注："坚者，络结而掣疭坚实。"

[6] 转引而行之：转引痹阻之气，使之畅行。《类经·疾病类·周痹众痹之刺》注："当针引其气而行之也。"

[7] 九者，经巽（xùn 逊）之理：九，指九针。经，经脉。巽，顺应。意为九针能疏通经气，顺应经脉之理。

【按语】

本段强调痹证的诊断要循经切诊，察其虚实，并根据不同病情而提出不同治法，即所谓"实则泄之""虚则补之""菀陈则除之""陷下则灸之""坚转引而行之"。张介宾说："大络之血结者，宜泻之；虚而脉陷空者，宜补之；寒凝而气不周者，宜熨而通之；其坚转者，急转筋之谓，当针引其气而行之也。"治疗手段仍以针灸、药熨、按摩、锻炼等为主。

复习思考题

1. 如何区别周痹与众痹？

2. 周痹是如何发病的？

十三、口问第二十八*

本篇主要讲述了十二种奇邪上走空窍所产生的欠、哕、唏、振寒、噫等十二类病症的病因病机及针刺治疗等。因为古典医籍中有关奇邪为病的记载较少，是岐伯从他老师口中问来的，属口传心授而得，故以“口问”名篇。

（一）学术思想

1. 运用阴阳理论解释病因病机 强调在对发病机理的理解过程中不要忽视中医学之阴阳为核心的整体观念。并结合对欠、哕等病症的病机解释来示范具体应用方法，包括“阳主上，阴主下”“阴盛则瞑，阳盛则寤”等。

2. 寤寐与卫气运行相关 论述卫气的昼夜循行规律以及与阴阳气运行、人的正常寤寐节律之间的关联。

3. 奇邪及其发病 奇邪之病既非外感风寒，又非内伤七情，乃头面孔窍正气不足而病邪上走所致，与寻常有异，故称这些病为奇邪。

（二）文选

【原文】

黄帝曰：人之欠[1]者，何氣使然？岐伯答曰：衛氣晝日行於陽，夜半則行於陰。陰者主夜，夜者卧。陽者主上，陰者主下[2]。故陰氣積於下，陽氣未盡，陽引而上，陰引而下[3]，陰陽相引，故數欠[4]。陽氣盡，陰氣盛，則目瞑[5]，陰氣盡而陽氣盛，則寤[6]矣。瀉足少陰，補足太陽[7]。黄帝曰：人之噦者，何氣使然？岐伯曰：穀入於胃，胃氣上注於肺，今有故寒氣[8]與新穀氣[9]，俱還入於胃，新故相亂，眞邪相攻，氣並相逆，復出於胃[10]，故爲噦，補手太陰，瀉足少陰[11]。黄帝曰：人之唏[12]者，何氣使然？岐伯曰：此陰氣盛而陽氣虚，陰氣疾而陽氣徐，陰氣盛而陽氣絕，故爲唏。補足太陽，瀉足少陰。黄帝曰：人之振寒者，何氣使然？岐伯曰：寒氣客於皮膚，陰氣盛，陽氣虚，故爲振寒寒慄。補諸陽[13]。黄帝曰：人之噫者，何氣使然？岐伯曰：寒氣客於胃，厥逆從下上散，復出於胃，故爲噫[14]。補足太陰陽明[15]。

【提要】

论述欠、寤寐失常、哕、振寒、噫的形成原因、机理与针灸方法。

【注释】

［1］欠：呵欠。

［2］阳者主上，阴者主下：阳升而阴降，故阳主上而阴主下。

［3］阳引而上，阴引而下：阳主升，引气向上；阴主降，引气向下。《灵枢集注》张志聪注：“阳欲引而上，阴欲引而下。”

［4］数欠：频频呵欠。

［5］瞑：睡眠。

［6］寤（wù 悟）：睡醒。

［7］泻足少阴，补足太阳：呵欠者宜泻肾经之穴，补膀胱经之穴。《灵枢集注》张志聪注：“补足太阳以助阳引而上，泻足少阴以引阴气而下。”《类经·疾病类·口问十二邪之刺》注：“卫气之行于阳者自足太阳始，行于阴者自足少阴始，阴盛阳衰，所以为欠。故当泻少阴之照海，阴所出也；补太阳之申脉，阳所出也。”

［8］故寒气：故，久、旧。指原有的寒气。《灵枢注证发微》注：“今有寒气之故者在于胃中，而又有谷气

之新者以入于胃。”

[9] 新谷气：新入的饮食精微。

[10] 气并相逆，复出于胃：故寒气和新谷气相冲激而相逆，复从胃上出而入胸膈，而为哕，成为呃逆。

[11] 补手太阴，泻足少阴：补肺经之穴，泻肾经之穴。《类经·疾病类·口问十二邪之刺》注：“寒气自下而升，逆则为哕。故当补肺于上以壮其气，泻肾于下以引其寒。盖寒从水化，哕之标在胃，哕之本在肾也。”

[12] 唏（xī 稀）：哀叹。《方言·第一》：“唏，痛也，凡哀而不泣曰唏。”

[13] 补诸阳：补手足三阳经（足太阳经）。《灵枢集注》张志聪注：“诸阳者，三阳也。”《类经》张介宾曰：“补诸阳者，凡手足三阳之原、合及阳跷等穴皆可酌而用之。”“悲忧之气生于阴惨，故为阴盛阳虚之候。”

[14] 噫：嗳气。《古今医统》：“《黄帝内经》名噫气，俗作嗳气，今从之，即饱食有声出是也。”

[15] 补足太阴阳明：补足太阴脾经、足阳明胃经之穴。

【按语】

《黄帝内经》中对一些生理机能的解释以及部分病症病因病机的论述，与我们现在的认识有所不同。对于这个问题，在学习古典著作时应该注意区别可能存在的种种原因。人的认识能力和对事物本质的把握能力从总体上讲，是随着时代发展而变化或者进步的。因此，对于经典理论中我们尚不能完全理解或者不能完全认同的部分，既不要牵强附会，亦不可轻率否定。

例如本节欠与寤寐的原文，张介宾曾指出：“人欲卧未卧之际，欠必先之者，正以阳气将入阴分”。而以此说法解释昼寝人与夜寤人的卫气在阴阳分的运行方式，就会与本篇原文相矛盾。正如后世诸家所言：经虽有言，但不无疑义。

对于“人之欠”“人之唏”皆属“阴气盛而阳气虚”证，均用补足太阳、泻足少阴的方法，体现了病虽不同，但证相同治亦同的辨证论治精神。再从“人之振寒”属阴气盛、阳气虚，治当“补诸阳”等经文，似可总结出一定的用穴规律。对于阳气虚者，一般取相应的阳经穴，使用补法以补阳，相应的阴经穴，用泻法以泻阴寒之气。

复习思考题

1. 本篇对营气、卫气运行的论述与你以往的理解有无异同?
2. 试述欠、寤寐失常、哕、唏、振寒、噫的针灸治法。

十四、五乱第三十四

本篇论述了气乱于心、肺、肠胃、臂胫、头的病症表现以及针灸治疗方法，故以“五乱”名篇。

（一）学术思想

1. 人体脏腑经络与外界环境相顺应　在“天人相参”整体观念的大框架中，经脉的阴阳气血与五脏五行和四时季节气候存在着极为密切的相关性，因此五行失序，四时逆乱而导致疾病时，就会形成营卫逆行、清浊相干、气机紊乱、阴阳相悖的病机变化。因而人体生命活动过程与外界环境相适应的基本原则是：相顺则治，相逆则乱。并且，十二经脉之气应顺应十二月及其春夏秋冬四时之变。

2. 五乱的形成原因　指明阴阳不相和，营卫不相随，导致清气在阴，浊气在阳，是大悗、霍乱等五乱病症发生的根本病机所在。

3. 导气针法　本篇在讲到治疗乱气相逆所致疾病时，于补法、泻法之外，另立“导气法”，

其“徐入徐出”“补泻无形”用于“非有余不足”的情况，为当今临床“平补平泻”手法的渊源。

（二）文选

【原文】

黃帝曰：經脉十二者，别爲五行，分爲四時[1]，何失而亂[2]，何得而治？岐伯曰：五行有序，四時有分，相顺則治，相逆則亂。黃帝曰：何謂相順[3]？岐伯曰：經脉十二者，以應十二月。十二月者，分爲四時。四時者，春秋冬夏，其氣各異，營衛相隨[4]，陰陽已和，清濁不相干[5]，如是則順之而治。黃帝曰：何謂逆而亂？岐伯曰：清氣在陰，濁氣在陽[6]，營氣順脉，衛氣逆行[7]，清濁相干[8]，亂於胸中，是謂大悗[9]。故氣亂於心，則煩心密嘿[10]，俛首靜伏；亂於肺，則俛仰喘喝，接[11]手以呼；亂於腸胃，則爲霍亂[12]；亂於臂脛，則爲四厥[13]；亂於頭，則爲厥逆，頭重眩仆。

【提要】

本段强调人体脏腑经络与外界环境相顺应的原则和五乱的形成原因，并具体说明阴阳、营卫、清浊混淆形成五乱的病症表现。

【注释】

[1] 别为五行，分为四时：指十二经脉可按四时五行（木火土金水）的配属，构成其内在联系。别为五行，分为四时，谓十二经脉属络于脏腑，各合于五行而应于四时。

[2] 何失而乱：乱，扰乱不和。意即怎样才能算失调呢?

[3] 相顺：《针灸甲乙经》下有“而治”二字，律以上下文，当从。

[4] 营卫相随：谓十二经脉之营卫气血与四时季节气候的寒热温凉变化相适应。

[5] 干：触犯、冒犯。

[6] 清气在阴，浊气在阳：《太素・营卫气行》注：“清气在于脉内，为营为阴也；浊气在于脉外，为卫为阳也。”《灵枢・阴阳清浊》曰：“受谷者浊，受气者清，清者注阴，浊者注阳。”此当是言其常也。

[7] 营气顺脉，卫气逆行：《太素・营卫气行》注：“营卫气顺逆十二经而行也。卫之悍气，上至于目，循足太阳至足指，为顺行；其悍气散者，复从目，循手太阳向手指，是为逆行也。此其常也。”又《灵枢・胀论》云：“营气循脉，卫气逆为脉胀。”则知此处乃言其病。

[8] 清浊相干：依上文岐黄问答之例，此下似当有“如是则逆之而乱”，以应上“逆而乱”之问，疑脱简。

[9] 大悗：张志聪曰：“悗音闷。”《说文・心部》：“闷，懑也。”又“懑、烦也”。

[10] 密嘿：《管子・大匡》：“密，静也。”嘿，《针灸甲乙经》作“默”，互通。密嘿，沉默安静。

[11] 接：《针灸甲乙经》作“按”。

[12] 霍乱：病名。《太素・营卫气行》注：“霍乱，卒吐利也。”

[13] 四厥：即四肢痿痹，一说为四肢发凉。

【按语】

本段具体说明阴阳、营卫、清浊混淆形成五乱的病症表现。十二经气血外应十二月及其春夏秋冬四时之气而变动，相顺则治，相逆则乱。营气顺脉，卫气逆行是五乱发生的原因。

【原文】

黃帝曰：五亂者，刺之有道乎[1]？岐伯曰：有道以来，有道以去[2]，審知其道，是謂身寶[3]。黃帝曰：善。願聞其道。岐伯曰：氣在於心者，取之手少陰、心主之輸[4]；氣在於肺者，取之手太陰滎，足少陰輸[5]；氣在於腸胃者，取之足太陰[6]、陽明，不下者，取之三里；氣在於頭者，取之天柱、大杼，不知，取足太陽滎、輸[7]；氣在於臂足，取之先去血脉，後取其陽

明、少陽之榮輸[8]。

【提要】

本段论述五乱为病的具体选穴和刺法。

【注释】

[1] 刺之有道乎：道，规律，规则。谓针刺治病，有一定的规律可依吗？

[2] 有道以来，有道以去：《灵枢集注》："有道以来者，谓相干之乱气。有道以来，必有道以去。"指疾病的发生有一定的规律，疾病的祛除也有一定的规律。

[3] 身宝：养生之宝。《灵枢注证发微》注："审知其道而善去之，斯谓养身之宝。"

[4] 手少阴、心主之输：即神门与大陵穴。

[5] 手太阴荥，足少阴输：即鱼际与太溪穴。《太素・营卫气行》注："手太阴荥，肺之本腧；足少阴输乃是肾脉，以其肾脉上入于肺，上下气通，故上取太阴荥，下取足少阴输。"

[6] 足太阴：此处不言穴者，依上下文例，当是荥穴或输穴，即大都或太白穴。

[7] 足太阳荥、输：即通谷与束骨穴。

[8] 阳明、少阳之荥输：《类经・针刺类・五乱之刺》注："在手者取手，在足者取足，手阳明之荥、输，二间、三间也；手少阳之荥、输，液门、中渚也；足阳明之荥、输，内庭、陷谷也；足少阳之荥、输，侠溪、临泣也。"

【按语】

本段指出刺五乱的选穴规律：多取用荥、输穴。乱于心则取心经输穴神门、心包经输穴大陵；乱于肺，取肺经荥穴鱼际，肾经输穴太溪；乱于肠胃，取脾胃两经，不效，加刺足三里；乱于头，取膀胱经天柱、大杼，不效加刺荥穴通谷，输穴束骨；乱于手臂，除局部放血外，取大肠荥穴二间，输穴三间，三焦经荥穴液门、输穴中渚；病在足者，取胃经荥、输穴内庭、陷谷，胆经荥、输穴侠溪、足临泣。这在临床上仍具指导意义。

又杨上善注"气在于心者……"言："气在于心，取手少阴经者，《上经》云：心不受邪，今气在心，若为不受邪也？若言在心之包络，即应唯疗手心主之经，何为心病二经俱疗？故知心者亦受邪也。"可参照。

【原文】

黄帝曰：補瀉奈何？岐伯曰：徐入徐出，謂之導氣。補瀉無形[1]，謂之同精[2]。是非有餘不足也，亂氣之相逆也。黄帝曰：允乎哉道[3]，明乎哉論，請著之玉版，命曰治亂也。

【提要】

本段论述五乱的针刺手法。

【注释】

[1] 补泻无形：《针灸甲乙经校注》注："详'补之无形'者，无补泻之行也。"谓无明显的偏补偏泻手法，而作均匀的捻转提插，或根本不作手法，得气后便留针。

[2] 同精：《说文通训定声・鼎部》："精，假借为情。"这里是指补泻没有固定形式，应以符合病情为要。

[3] 允乎哉道：允，公平，得当。道，方法。指得当的治疗方法。

【按语】

本段对于五乱等不是因有余不足，而是因乱气相逆引起的疾病采用"导气"的针刺方法。其要点是"徐入徐出"，看不出是补法还是泻法，即所谓"补泻无形"，这样才能保养精气，使厥逆之气复常。当今临床上医者采用"平补平泻"，即做均匀的捻转提插，或根本不作手法，得气后便留针，可视为渊源于此。

复习思考题

1. 试述气乱于心、肺、肠胃、臂胫、头的针灸治疗方法。
2. 如何理解“徐入徐出，谓之导气。补泻无形，谓之同精”？

十五、胀论第三十五*

本篇主要论述胀病的病因、病机、分类、诊断及治疗原则。由于本篇专论胀病，故以“胀论”名篇。

（一）学术思想

1. 胀病的病因病机 大多是由寒气逆上，正邪相攻，营卫之气不能正常运行所致。

2. 胀病的分类 根据被累及的部位及所出现的兼症，胀病共分为脉胀、肤胀、脏腑胀三类。

3. 胀病的治疗原则 先用泻法祛除病邪，然后根据病变所在和证候虚实进行调治。

（二）文选

【原文】

黄帝曰：願聞脹形[1]。岐伯曰：夫心脹者，煩心短氣，臥不安。肺脹者，虚滿而喘咳。肝脹者，脅下滿而痛引小腹。脾脹者，善噦，四肢煩悗，體重不能勝衣[2]，臥不安。腎脹者，腹滿引背央央然[3]，腰髀[4]痛。六府脹：胃脹者，腹滿，胃脘痛，鼻聞焦臭[5]，妨於食，大便難。大腸脹者，腸鳴而痛濯濯，冬日重感於寒，則飧泄不化。小腸脹者，少腹䐜脹，引腰而痛。膀胱脹者，少腹滿而氣癃[6]。三焦脹者，氣滿於皮膚中，輕輕然而不堅[7]。膽脹者，脅下痛脹，口中苦，善太息。凡此諸脹者，其道在一[8]，明知逆順，鍼數不失[9]。瀉虚補實，神去其室[10]，致邪失正[11]，眞不可定[12]，麤之所敗，謂之夭命。補虚瀉實，神歸其室，久塞其空[13]，謂之良工。

【提要】

本段论述脏腑胀病的证候及其针刺治疗原则。

【注释】

[1] 胀形：胀病的证候。

[2] 体重不能胜衣：形容肌胀身重，穿衣困难，连衣物的重量都难以承受。

[3] 央央然：困倦痛苦的样子。《甲乙》作“怏怏然”。《类经·疾病类·脏腑诸胀》注：“央央然，困苦貌。”

[4] 髀：指股骨上段，包括髋关节部。

[5] 鼻闻焦臭：焦臭，指消化不良而出现的嗳腐、泛酸之味。鼻闻焦臭，指患者自觉鼻中可闻到嗳腐、泛酸的宿食气味。杨上善曰：“香为脾臭，焦为心臭，今脾胃之病闻焦臭者，以其子病，思闻母气故也。”

[6] 气癃：指因膀胱气机闭阻导致的小便不通。《类经·疾病类·脏腑诸胀》注：“气癃，膀胱气闭，小水不通也。”

[7] 轻轻然而不坚：形容空虚而不坚实的样子。轻，《太素·胀论》注：“实而不坚也。”

[8] 其道在一：不同脏腑胀病的针灸治疗原则是一致的。《类经·疾病类·脏腑诸胀》注：“胀有虚实，而当补当泻，其道唯一，无二歧也。”

[9] 针数不失：数，指技术。即采用适宜的针灸治疗技术。《灵枢集注》注：“针数不失者，随近远之一下

三下也。”

[10] 神去其室：神，精神气血。室，内守之处。指针治如误用虚虚实实，可导致神气离开其内守之处。

[11] 致邪失正：致邪，招致邪气深入；失正，正气耗散。《太素·胀论》注：“得于邪气，失其四时正气。”

[12] 真不可定：真，真气。意指真气不能安宁于内而充养全身。

[13] 久塞其空：意为逐步地充实其不足之处。《灵枢集注》注：“塞其空者，外无使经脉肤腠疏空，内使脏腑之神气充足。”

【按语】

本段阐述脏腑胀病的证治。五脏六腑胀各有其不同的证候，如心胀多有烦躁、失眠等神志症状，肺胀则以喘咳等气机障碍为主症，肝胀以胁部闷痛、牵引小腹为主症，脾胀以肢体沉重、肌肤肿胀为主症，肾胀则以水泛停蓄等为主症。六腑之胀亦然，病候与每一腑的生理功能密切相关。同时强调了脏腑胀病的针灸治疗原则为“补虚泻实”。

复习思考题

论述脏腑胀病的证治。

十六、逆顺肥瘦第三十八*

逆顺，一指经脉走向和气血往来之逆顺；另一指遵守针刺法则为顺，违背针刺法则为逆。肥瘦，指形体的胖瘦，亦泛指体质而言。本篇主要论述了不同体质应有不同刺法（即因人制宜）的针刺原则，并论述了脉之逆顺，故以“逆顺肥瘦”名篇。

（一）学术思想

1. 提出针刺必守法则 要提高针刺的疗效，必须掌握针刺的法则。如能遵循针刺法则去治病，则可起到桴鼓之效，即使是顽疾也可治之。反之，则疗效差矣。本篇原文中指出：“知用此者，固自然之物，易用之教，逆顺之常也。”

2. 主张针刺宜因势利导 因势利导是中医治疗的一个突出特点。本篇原文指出由于人身“气之滑涩，血之清浊，行之逆顺”不同，故在施针时必须顺其自然，因势利导，才能达到事半功倍之效。

3. 强调刺法应因人而异 因人之形质各异，有“白黑肥瘦小长”之区别，气道之滑涩、血液之清浊、肌肉之厚薄的不同，故在刺法上也应各有度数，因人而刺。

4. 阐明“脉行之逆顺”的规律 原文中指出十二经脉的循行流注规律为“手之三阴从脏走手，手之三阳从手走头，足之三阳从头走足，足之三阴从足走腹”，并提出冲脉下行“渗灌三阴”“与少阴并行”等循行特点。

（二）文选

【原文】

黄帝曰：願聞人之白黑肥瘦小長[1]，各有數[2]乎？岐伯曰：年質壯大，血氣充盈，膚革堅固，因加以邪，刺此者，深而留之，此肥人也。廣肩腋項，肉薄厚皮而黑色，唇臨臨然[3]，其血黑以濁，其氣濇以遲，其爲人也，貪於取與[4]，刺此者，深而留之，多益其數也。

黄帝曰：刺瘦人奈何？岐伯曰：瘦人者，皮薄色少[5]，肉廉廉然[6]，薄唇輕言，其血清氣滑，易脱於氣，易損於血，刺此者，淺而疾之。

黄帝曰：刺常人奈何？岐伯曰：視其白黑[7]，各爲調之，其端正敦厚者，其血氣和調，刺此者，無失常數[8]也。

黄帝曰：刺壯士眞骨者奈何？岐伯曰：刺壯士眞骨，堅肉緩節監監然[9]，此人重則氣濇血濁，刺此者，深而留之，多益其數；勁[10]則氣滑血清，刺此者，淺而疾之。

黄帝曰：刺嬰兒奈何？岐伯曰：嬰兒者，其肉脆血少氣弱，刺此者，以豪鍼，淺刺而疾發鍼，日再[11]可也。

【提要】

本段强调针灸治疗应根据患者的不同体质状态采取不同的方法。

【注释】

[1] 人之白黑肥瘦小长：《太素·刺法》注："白黑，色异也；肥瘦，形异也；少长，强弱异也。"

[2] 数：规律。

[3] 唇临临然：嘴唇肥厚之貌。临，《广雅·释诂》曰："大也。"引申有厚义。

[4] 贪于取与：取与，偏正词，指贪于取。

[5] 色少：面色苍白。《史记·曹相国世家》："少者，不足之词。"

[6] 肉廉廉然：形容消瘦骨立，如见棱见角。

[7] 视其白黑：《类经·针刺类·肥瘦婴壮逆顺之刺》注："视其白黑者，白色多清，宜同瘦人；黑色多浊，宜同肥人，而调其数也。"

[8] 无失常数：《太素·刺法》注："常，谓平和不肥瘦人。刺之，依于深浅常数，不深之不浅之也。"

[9] 监监然：《灵枢注证发微》注："监监然，其势难动。"《灵枢集注》张志聪注："监监者，卓立而不倚也。"此当言坚强卓立貌。

[10] 劲：《类经·针刺类·肥瘦婴壮逆顺之刺》注："劲急宜发者。"

[11] 日再：每日两次。

【按语】

本文中所讲到的"瘦人""常人""壮士真骨者""婴儿"的气血刚柔清浊和病变发生的易感倾向，在《灵枢·寿夭刚柔》《灵枢·阴阳二十五人》等篇中也有所论及。人类的体质差异与疾病发生和临床治疗有着极为重要的内在关联。任何以治疗人的疾病和维护人的健康为宗旨的医学体系都不能回避这一点，否则这种体系就将是不完整的。这也是中医学"人与天地相参"观念亘古不衰的理性光芒。当然，我们所面临的现实和严峻考验是，在当前的针灸以及中医临床实践中能否重视并贯彻这一传统，真正从理论上继承和弘扬这种体系优势。

复习思考题

不同体质的患者针刺要求有什么不同？

十七、血络论第三十九*

本篇论述了八种可能出现于刺络放血过程中的现象，并且从经脉气血盛衰的角度对所述现象进行解释，故以"血络论"名篇。本篇篇幅短小，所论内容较难与现代临床治疗和研究相比照，读者往往难解其意。但是，本篇通过对针刺在血络之"奇邪"为病的几种具体表现的分析，表述了《黄帝内经》时代医师对"经络"概念及其理论内涵的理解。最后，本篇末选部分提出了"肉着"（滞针）的原因。

（一）学术思想

1. 提出“邪气在络”理论 本篇指出“奇邪不在经”的病变机理为邪在血络。邪气伤人不仅会直接影响到脏腑经脉，也可以随着经脉运行而伏匿于络脉。这种观点说明《黄帝内经》时代对经脉“流行不止，环周不休”的循行规律认识并不是单向的。奇邪不在经而在络，并非意味着疾病就一定轻浅。

2. 提出临床适用的刺络疗法 之所以刺络，是基于奇邪在络的理论，目的是要调整经脉中运行的气血营卫相互关系以及发病机体的阴阳盛衰。

3. 运用经脉气血盛衰理论指导临床 本篇分析并说明为了祛除在血络之邪气，进行“刺血络”治疗时可能出现的八种针刺异常反应的形成机理，再一次强调“用针之要，谨在调气”“定其血气，各守其乡”等针刺治疗原则。

4. 望诊在针刺中的应用 指出血脉在体表走行部分盛衰变化的观察要领。

（二）文选

【原文】

黄帝曰：願聞其奇邪[1]而不在經者。岐伯曰：血絡[2]是也。黄帝曰：刺血絡而仆[3]者何也？血出而射者何也？血少[4]黑而濁者何也？血出清而半爲汁者何也？發鍼[5]而腫者何也？血出若多若少，而面色蒼蒼者何也？發鍼而面色不變，而煩悗者何也？多出血[6]而不動搖者何也？願聞其故。岐伯曰：脉氣盛而血虚者，刺之則脱氣，脱氣則仆。血氣俱盛而陰氣多者[7]，其血滑[8]，刺之則射。陽氣畜積，久留而不瀉者，其血黑以濁，故不能射。新飲而液滲於絡，而未合和於血也，故血出而汁别焉；其不新飲者，身中有水，久則爲腫。陰氣積於陽，其氣因於絡[9]，故刺之血未出而氣先行，故腫。陰陽之氣，其新相得而未和合[10]，因而瀉之，則陰陽俱脱，表裏相離[11]，故脱色而蒼蒼然。刺之血出多，色不變而煩悗者，刺絡而虚經，虚經之屬於陰者陰脱，故煩悗。陰陽相得而合爲痹[12]者，此爲内溢於經，外注於絡，如是者，陰陽俱有餘，雖多出血，而弗能虚也。

黄帝曰：相之奈何？岐伯曰：血脉者，盛[13]堅横以赤，上下無常處，小者如鍼，大者如筋[14]，則[15]而瀉之萬全也。故無失數矣，失數而反，各如其度[16]。

【提要】

本段提出“奇邪不在经”、血气郁滞于络的治疗原则为刺络，同时分析并说明“刺血络”治疗时可能出现的八种现象的形成机理，并且提出观察血脉盛衰变化以及补泻治疗之要领。

【注释】

［1］奇邪：《太素·量络刺》注：“邪在血络奇络之中，故曰奇邪也。”

［2］血络：指见于肌表的络脉。《灵枢集注》张志聪注：“血络者，外之络脉、孙络，见于皮肤之间，血气有所留积，则失其外内出入之机。”

［3］仆：前倒为仆，此指晕倒。

［4］少：《针灸甲乙经》《太素·量络刺》并作“出”。

［5］发针：即出针。

［6］多出血：《针灸甲乙经》作“血出多”，律以前文例，当从。

［7］阴气多者：《灵枢·阴阳清浊》：“夫阴清而阳浊……清者其气滑，浊者其气涩。”则此“阴气多者”与下文“其血清”正相符。《灵枢集注》张志聪注：“经脉为阴，皮肤为阳，俱盛者，经藏内外之血气俱盛也，如脉中

阴气多者，其血滑，故刺之则射。”

[8] 血滑：血行滑利充实。

[9] 其气因于络：《灵枢注证发微》注：“阴气积于阳分，其气聚于血络之中。”

[10] 其新相得而未和合：《类经·针刺类·血络之刺其应有异》注：“言血气初调，营卫甫定也，当此之时，根本未固。”

[11] 表里相离：《素问·阴阳应象大论》云：“阳在外，阴之使也；阴在内，阳之守也。”内外表里相离，阴阳不和，气血不荣于面，故见面色无华而苍苍然。

[12] 阴阳相得而合为痹：《太素·量络刺》注：“阴阳相共，受邪为痹。”《类经·针刺类·血络之刺其应有异》注：“阴阳相得，言表里之邪相合也。”《素问集注》朱济公注：“阴阳相得而合为痹，与上文之阴阳相得同义，盖阴阳和合而流行则调，阴阳相得而留滞则痹。”

[13] 血脉者，盛：《太素·量络刺》作“血脉盛者”，《针灸甲乙经》作“血脉盛”，俱可从。

[14] 箸（zhù 祝）：筷子。此指血络如筷子大小突起的样子。

[15] 则：《针灸甲乙经》作“刺”。

[16] 失数而反，各如其度：《太素·量络刺》注：“数，理也。若失理而反取者，各如前之度。”《类经·针刺类·血络之刺其应有异》注：“若失其数而反其法，则为仆为脱为虚为肿等证，各如刺度以相应也。”

【按语】

阅读本篇可以了解到：《黄帝内经》时代运用刺络治疗已经比较普遍，所以能够经过大量临床观察总结出刺络放血过程中出现的“仆”“血出而射”“血出清而半为汁”“发针而肿”等八种现象。

本篇要点在于作者从当时对经脉气血盛衰认识的角度，通过对针刺“奇邪”为病时出现的八种现象分析，认为“络脉”之所以在刺络治疗时会出清浊不同的血与清汁等，是因为侵入络脉中的奇邪、患者的体质强弱状态、发病当时的经脉气血虚实盛衰变化三者相互作用而导致的。由此可见，《黄帝内经》时代医师对经脉运行“有形之血”和“无形之气”的理念是融会贯通的；对于虚人刺络放血造成昏厥的原因分析也很深入；并且出于对中医气化理论的理解，从血液稀释与饮水的关系来考虑“血出而汁别”的成因。另外，刺络泻邪放血过多，没有结合患者体质状态，所谓“犯虚虚实实之戒”，就会造成患者阴阳相脱。因为经脉络脉是相互交通的，经络中运行的气血是流动互补的，“刺络而虚经”将会进一步导致经脉气血运行紊乱，阴阳盛衰。

最后，本篇还强调了“血脉者，盛坚横以赤”的辨识血络盛衰方法。由此不难理解，古典经络学说是不排斥经络形态描述的，他们所言“经络”何指，应该引发我们进一步深入的思考。

复习思考题

1. 结合本节内容，谈谈你对经络学说的认识和理解。
2. 你是否赞同本节中“刺络而虚经”的说法？为什么？
3. 怎样理解刺络放血时出现的“仆”“血出而射”“血出清而半为汁”“发针而肿”等现象。

十八、论痛第五十三

本篇重点讨论不同体质的人对针灸耐痛程度各异的问题，故以“论痛”名篇。

（一）学术思想

1. 体质与疼痛耐受性的关系 不同体质的个体，对疼痛的耐受力亦不同。体质强者，对疼痛

的耐受力强，反之则弱。

2. 体质与针灸治疗刺激量的关系 不同体质的个体，对针灸刺激量的适应程度也有不同。体质强者适应性强，可予以强刺激；体弱者适应性差，故只能予以弱刺激。因此，临床上应根据体质强弱决定针灸刺激量的大小。

3. 体质与疾病转归的关系 不同体质的个体，对病邪的反应亦不同，进而影响疾病的转归。

4. 体质与药物耐受性的关系 不同体质的个体，对药物的耐受性不同。体质强壮的人，对药物的耐受性强；体质弱者，对药物的耐受性差。

（二）文选

【原文】

黄帝問於少俞曰：筋骨之強弱，肌肉之堅脆[1]，皮膚之厚薄，腠理之疏密各不同，其於鍼石火焫之痛何如？腸胃之厚薄堅脆亦不等，其於毒藥[2]何如？願盡聞之。少俞曰：人之骨強筋弱肉緩[3]皮膚厚者耐痛，其於鍼石之痛，火焫亦然。

黄帝曰：其耐火焫者[4]，何以知之？少俞答曰：加以黑色而美骨[5]者，耐火焫。黄帝曰：其不耐鍼石之痛者，何以知之？少俞曰：堅肉薄皮者，不耐鍼石之痛，於火焫亦然。

黄帝曰：人之病，或同時而傷，或易已[6]，或難已，其故何如？少俞曰：同時而傷，其身多熱者[7]易已，多寒[8]者難已。

黄帝曰：人之勝毒[9]，何以知之？少俞曰：胃厚、色黑、大骨及肥者，皆勝毒，故其瘦而薄胃[10]者，皆不勝毒也。

【提要】

本段讨论人体对针灸耐痛与耐药的问题，并指出疾病的预后与病证属性有密切关系。

【注释】

[1] 坚脆：坚实有力和脆弱无力。

[2] 毒药：泛指一切药物。

[3] 筋弱肉缓：筋脉柔和，肌肉舒缓。

[4] 火焫（ruò）：焫，烧的意思。这里指艾灸。

[5] 美骨：骨骼发育坚固完美。《类经·藏象类·耐痛耐毒强弱不同》注："美骨者，骨强之谓。"

[6] 易已：指疾病容易痊愈。

[7] 多热：指病在肌表阳分，表现有热象。《灵枢注证发微》注："盖多热则邪犹在表。"

[8] 多寒：指病邪入里，表现有寒象。《灵枢注证发微》注："多寒则邪入于里。"

[9] 胜毒：指对药物的耐受性。

[10] 瘦而薄胃：身体瘦而胃弱，意指气血不足。《类经·藏象类·耐痛耐毒强弱不同》注："其肉瘦而胃薄者，气血本属不足，安能胜毒药也。"

【按语】

本篇讨论不同体质对针、灸、药耐受力的差异。有"耐痛""耐火焫""不耐针石""胜毒"等不同的情况。耐痛是指对针刺、艾灸所致疼痛的耐受力。耐痛的大小取决于患者的体质，凡"骨强""筋弱""肉缓""皮肤厚""色黑而美骨"等体格强壮者，耐痛、耐针石、耐火焫；而"坚肉""薄皮"及身体瘦弱者，则不耐针石、火焫。胜毒是指对药物毒副作用的耐受力，凡"胃厚、色黑、大骨及肥者"，耐受性好，"瘦而胃薄者"，则耐受性较差。

文中还指出，不同体质的人即使感受了同一种疾病，其预后也不一样。如"其身多热者易

已，多寒者难已”。不同体质的人对针灸、药物所产生的效果及其预后转归不同，提示我们临床上应根据患者的体质制定相应的治疗方法。

复习思考题

1. 不同体质的个体对针灸的耐痛程度有何差异？
2. 临床上应如何根据患者体质确定个性化的治疗方案？

十九、逆顺第五十五

本篇主要论述气行逆顺、脉象盛衰及针刺之逆顺，故以“逆顺”名篇。

（一）学术思想

1. 针刺时机之逆顺　文中强调针刺治疗疾病要根据病势，选择适当的时机。尤其是邪气方盛之际，要避其锐气，伺机施治。如“无迎逢逢之气，无击堂堂之阵”，“无刺熇熇之热，无刺漉漉之汗，无刺浑浑之脉，无刺病与脉相逆者”，“方其盛也，勿敢毁伤，刺其已衰，事必大昌”等。总之，当用针时不用针为逆，不失时机用针为顺。

2. 针刺手法之逆顺　气运行之逆顺和脉之盛衰可作为针刺补泻手法的依据。如实证用补法则为逆，用泻法则为顺。故辨气之逆顺和脉之盛衰是正确使用针刺手法的前提条件。

3. 不治已病，治未病　《黄帝内经》历来认为防重于治。“不治已病”的提出，其意在于强调治未病，即“未病先防”。但如果疾病已经发生，则应积极治疗，预防疾病发展传变，即“既病防变”。

（二）文选

【原文】

黄帝問於伯高曰：余聞氣有逆順[1]，脉有盛衰[2]，刺有大約[3]，可得聞乎？伯高曰：氣之逆順者，所以應天地、陰陽、四時、五行也；脉之盛衰者，所以候血氣之虛實有餘不足。刺之大約者，必明知病之可刺，與其未可刺，與其已不可刺[4]也。黄帝曰：候之奈何？伯高曰：兵法曰：無迎逢逢之氣，無擊堂堂之陣[5]。刺法曰：無刺熇熇[6]之熱，無刺漉漉[7]之汗，無刺渾渾[8]之脉，無刺病與脉相逆者。黄帝曰：候其可刺奈何？伯高曰：上工，刺其未生者也，其次刺其未盛者也，其次刺其已衰者也。下工，刺其方襲者也，與其形之盛者也，與其病之與脉相逆者也。故曰：方其盛也，勿敢毁傷[9]，刺其已衰，事必大昌[10]。故曰：上工治未病，不治已病。此之謂也。

【提要】

本篇重点讨论了针刺的逆顺，包括两个方面：一是刺法的逆顺，二是针刺时机的逆顺。

【注释】

[1] 气有逆顺：即气之运行有逆顺之别。张志聪：“气有逆顺者，谓经脉外内之气交相逆顺而行。所以应天地阴阳四时五行之升降出入。”

[2] 脉有盛衰：即脉有实脉、虚脉之别。张景岳曰：“脉之盛衰者，以有力无力言，故可以候血气之虚实。”

[3] 大约：约，法也。意指主要的法则。

[4] 已不可刺：已，不久，后来。“已不可刺”即不可再刺。一说病情危重，针不可以治。张景岳曰：“与其已不可刺者，言败坏无及也。如《本神》篇所谓五者已伤，针不可以治之也。”

[5] 无迎逢（péng 蓬）逢之气，无击堂堂之阵：逢逢，鼓声，形容兵势急疾而盛的样子。杨上善："兵气盛也。"堂堂，形容兵势阵容盛大。《孙子兵法·军争》杜佑注："堂堂者，盛大之貌也。"全句意指对邪气方盛之病要避其锐气。

[6] 熇（hè 贺）熇：熇，《说文解字》："火热也。"形容火热炽盛。

[7] 漉漉：漉，水慢慢地渗出。形容汗出甚多。

[8] 浑浑：浑，水不清。形容脉搏纷乱不清。

[9] 方其盛也，勿敢毁伤：指邪正斗争激烈，病势盛时，不可以针刺，刺之则毁伤正气。张景岳曰："盛邪当泻，何惧毁伤，正恐邪之所凑，其气必虚，攻邪未去，正气先夺耳。故曰方其盛也，勿敢毁伤。"

[10] 刺其已衰，事必大昌：即待邪气稍退，病势稍衰，正气待复时进行针刺治疗，因势利导，乘势驱邪，则治疗必定成功。张景岳曰："病既已衰，可无刺矣，不知邪气似平，病根方固，乘势拔之，易为力也。故曰刺其已衰，事必大昌。"

【按语】

本篇主要论述人体之气运行有逆顺，针刺治病亦有逆顺。就人体经脉之气与自然之气的逆顺而言，有适应与不适应之意。而针刺的逆顺则包括针刺时机之逆顺和针刺手法之逆顺两方面，并强调治未病的重要性。文中提出了如下针刺治疗原则：

一是必明病之可刺与未可刺。文中曰："刺之大约者，必明知病之可刺与其未可刺，与其已不可刺也。"疾病可针刺与否主要是由经脉之气和证候的虚实决定。因人体之气的运行是与自然界阴阳、四时、五行的变化规律相适应的，且切脉可辨病证之虚实，故针刺时需考虑四时之气对疾病的影响，同时重视脉诊。

二是掌握针刺治疗时机的逆顺。选择适当的针刺时机，以避其锐气，方可获得良好的疗效。原文虽提出在高热、大汗、脉浑、脉证相逆等情况下不可针刺，但临床上对此不可拘泥，应根据病情之标本缓急恰当处理，不要一概消极等待。同时，在危重症面前，除了针刺疗法外，必须采取综合治疗措施，才不至于贻误治疗时机。

三是掌握刺法之逆顺。针刺之逆顺包括针刺时机之逆顺和刺法之逆顺。如实证用补法则为逆，用泻法则为顺。故辨气之逆顺和脉之盛衰是正确使用针刺补泻手法的前提条件。

四是强调治未病。治未病包括未病先防和既病防变两方面。《黄帝内经》历来认为防重于治。"上工治未病，不治已病"的提出，为后世未病先防、既病防变的防重于治思想提供了依据。

复习思考题

1. 如何掌握针刺治疗的时机？
2. 如何理解"不治已病治未病"？

二十、行针第六十七

本篇主要论述由于人的体质不同，在进行针刺治疗时会出现六种不同的反应。强调对待不同患者，必须结合具体体质状态制定针灸处方，并以"重阳之人"为例，对发生不同反应的原因和机理做了比较深刻的探讨。

（一）学术思想

1. 指出影响针灸疗效的因素　本文强调，针灸治疗作用的高下有无，与针刺时能否形成"神动""气行"有直接的因果关系。

2. 体质差异影响针感　“百姓之血气，各不同形”，由于人的体质有差别，因此在接受针刺治疗时会产生不同反应，临证时必须加以详审。

3. 个性特征与体质特征的关系　以重阳之人为例，说明人的个性特征与体质特征是有相关性的，并且与患病和接受针刺治疗时的反应状态也是关联的。这是以中医学整体观念始终如一地指导针灸临证的又一典型例证。

（二）文选

【原文】

黄帝問於岐伯曰：余聞九鍼於夫子，而行之於百姓，百姓之血氣，各不同形，或神動而氣先鍼行，或氣與鍼相逢，或鍼已出氣獨行，或數刺乃知，或發鍼[1]而氣逆，或數刺病益劇。凡此六者，各不同形，願聞其方。

岐伯曰：重陽之人，其神易動，其氣易往也。黄帝曰：何謂重陽之人？岐伯曰：重陽之人，熇熇高高[2]，言語善疾[3]，舉足善高，心肺之藏氣有餘，陽氣滑盛而揚[4]，故神動而氣先行。

黄帝曰：重陽之人，而神不先行者何也？岐伯曰：此人頗有陰者也。黄帝曰：何以知其頗有陰[5]也？岐伯曰：多陽者多喜，多陰者多怒，數怒者易解[6]，故曰頗有陰，其陰陽之離合難[7]，故其神不能先行也。

黄帝曰：其氣與鍼相逢奈何？岐伯曰：陰陽和調，而血氣淖澤[8]滑利，故鍼入而氣出疾而相逢也。

黄帝曰：鍼已出而氣獨行者，何氣使然？岐伯曰：其陰氣多而陽氣少，陰氣沉而陽氣浮者內藏，故鍼已出，氣乃隨其後，故獨行也。

黄帝曰：數刺乃知，何氣使然？岐伯曰：此人之多陰而少陽，其氣沉而氣往難，故數刺乃知也。

黄帝曰：鍼入而氣逆者，何氣使然？岐伯曰：其氣逆，與其數刺病益甚者，非陰陽之氣，浮沉之勢[9]也。此皆麤之所敗，上之所失，其形氣無過焉。

【提要】

针刺的四种得气感应和两种不良反应。

【注释】

［1］发针：下针也，下文相对应处言“针入”可证。

［2］熇（hè 贺）熇高高：熇熇，火势炽盛的样子。高高，不卑不亢的样子。《灵枢注证发微》注：“熇熇而有炎上之势，高高而无卑屈之心。”

［3］言语善疾：言语急骤。

［4］扬：振扬张大。

［5］颇有阴：阴之甚也。

［6］数怒者易解：解，通“懈”。此指频怒者其气易懈也。

［7］阴阳之离合难：《类经·针刺类·行针血气六不同》注：“阳中有阴，未免阳为阴累，故其离合难而神不能先行也。”

［8］淖（nào 闹）泽：湿润。《素问·经络论》王冰注：“淖，湿也；泽，润液也。”

［9］阴阳之气，浮沉之势：二句为互文，义与前文之“阴气沉而阳气浮”同。

【按语】

本篇在分析进行针刺操作可能出现的几种反应时，完全运用阴阳理论加以解释，这对于我们在针灸临床中坚持以中医整体观念和辨证论治原则为指导，重视患者身心状态及个性化治疗有极大启示。

由于强调上述原则对确定针灸治疗的刺激强度、时间，疗程和预测疾病的预后有指导意义，强调对待不同患者，必须结合具体体质状态制定针灸处方，因此，本篇的现实意义不可忽视。

复习思考题

1. 如何理解“神动而气先针行”？
2. “百姓之血气，各不同形”，对针灸临床操作有什么指导意义？
3. “粗之所败，上之所失”，在本节中指的是什么？

二十一、邪客第七十一*

本篇主要论述了邪气侵袭人体，在不同部位所产生的不同病症及祛除邪气的方法，故以“邪客”为篇名。

（一）学术思想

1. 治不寐须补阴泻阳　邪气侵袭人体而出现不寐，主要是阴阳失衡导致，与卫气的运行密切相关。人体在正常情况下，宗气、营气和卫气皆有赖水谷之气而化生。宗气积于胸中，贯穿心脉，行呼吸。营气分布于脉中，化生为血，外注四肢，内养五脏六腑。卫气则为剽悍之气，分布于四肢分肉皮肤之间，濡养不休，其循行特点是昼行于阳，夜行于阴。如果人体受外邪侵袭而致功能异常，卫气被拒于外，夜不能行于阴，则阴阳失调而出现不寐，即文中所说“卫气独卫其外，行于阳……不得入于阴，阴虚，故目不瞑”。因此，治疗不寐应针灸和中药结合，“补其不足，泻其有余。调其虚实，以通其道而去其邪”，即补阴之不足，泻阳之有余，调其虚实，通利经脉，祛除邪气。

2. 天人相应　古人在观察自然界事物变化规律的基础上，通过取类比象来认识人和自然的关系，“天人相应”是中医学认识人体生理、病理等的一个主要指导思想。由于古代自然科学条件的限制，古人为了生存，自觉或不自觉地适应自然界的变化。在此过程中，古人获得了认识世界、适应世界和一定程度上驾驭世界的能力。因此，古人对自身的认识同样采用了这种方法。如文中出现的“天圆地方，人头圆足方以应之。天有日月，人有两目……地有四时不生草，人有无子”，就是通过与自然界特点的一一对应，将人的身体及生理、病理特点加以说明。虽然其中有一些牵强附会的地方，但“天人相应”突出地表现出整体观念的特色，具有丰富的科学内涵，一直指导着中医学的发展。

3. 认清经脉是针灸治疗的前提　经络是针灸学的核心概念，作为人体重要的组织结构，对于人体生命活动至关重要，也是针灸治疗的前提。要认清经络本末，首先要了解经络循行的曲折出入。文中以手太阴和手心主二经为例，说明经脉的曲折出入及徐、疾、别、离，指出“其余脉出入屈折，其行之徐疾，皆如手少阴心主之脉行也”。在此基础上诊查经气流注的虚实徐疾，从而明确诊断，为针刺取穴打下基础。

4. 手少阴之脉无腧穴　为何手少阴经没有腧穴？古人认为，心在人体中的地位至高无上，是“大主”，是维持人体正常生理功能的主宰，在人体生命活动中有独一无二的作用，古人将其比拟为一国之君，不能受邪，否则容易损人性命，即“（邪）容（疑为‘客’之误）之则心伤，心

伤则神去，神去则死矣”。凡心受邪，皆由心包代受之，因为心包为心外围之护卫。因此，治心病取心包经穴即可。但心的本脏不受邪并不表明心经不受邪，如影响到心经，即“外经病而脏不病”，则“独取其经于掌后兑骨之端”即可。

5. 持针纵舍 针刺治疗前，须以脉诊为主的诊断方法来判断针刺的时机以及禁忌证。具体来讲，要先知道十二经脉循行的终始，从皮肤的寒热、脉象的虚实和两目的颜色来判断病情的轻重及预后凶吉，确定用针的时机和方法；进行针刺治疗时，必须端正审慎，心神安静，察明血气的虚实，再运用疾徐补泻等手法，使邪气溃散，真气恢复。针刺时需双手配合，左手分开皮肤肌肉，右手轻微用力，慢慢地端正进针，使神气不散，邪气得去。还要注意诊查两肘、两腋、两髀和两腘这“八虚”，取相应部位的经穴，来治疗由于五脏邪气流注而出现的关节拘挛等病症。

现节选该篇中以手太阴、心主之脉为例说明经脉循行的屈折出入，少阴无腧的原因及持针纵舍的原文。

（二）文选

【原文】

黄帝問於岐伯曰：余願聞持鍼之數[1]，內[2]鍼之理，縱舍[3]之意，扞皮[4]開腠理，奈何？脉之屈折[5]出入之處，焉至而出，焉至而止，焉至而徐，焉至而疾[6]，焉至而入？六腑之輸於身者，余願盡聞。少序别離之處[7]，離而入陰，别而入陽[8]，此何道而從行？願盡聞其方。岐伯曰：帝之所問，鍼道畢矣。黄帝曰：願卒聞之。岐伯曰：手太陰之脉，出於大指之端，內屈，循白肉際，至本節之後太淵[9]，留以澹[10]，外屈，上於本節[11]下，內屈，與諸陰絡會於鱼際，數脉並注[12]，其氣滑利，伏行壅骨[13]之下，外屈，出於寸口而行，上至於肘內廉，入於大筋之下，內屈，上行臑陰，入腋下，內屈走肺。此顺行逆數之屈折也[14]。心主之脉，出於中指之端，內屈，循中指內廉，以上留於掌中，伏行兩骨之間，外屈，出兩筋之間，骨肉之際，其氣滑利，上二寸，外屈，出行兩筋之間，上至肘內廉，入於小筋之下，留兩骨之會上，入於胸中，內絡於心脉[15]。

【提要】

本段以手太阴和心主之脉为例，说明脉行之屈折和徐疾情况。

【注释】

[1] 数：音义同“术”。此指持针之术。

[2] 内：音义同“纳”。指进针。

[3] 纵舍：此即下文之“持针纵舍”。历代医家对此有不同解释。《灵枢集注》张志聪注：“纵舍者，迎随也。”《灵枢注证发微》注：“或纵针而不必持，或舍针而不复用。”《类经·针刺类·持针纵舍屈折少阴无俞》注：“纵言纵缓，舍言弗用也。”即缓用针或不用针。

[4] 扞（gǎn）皮：扞，同“擀”。指用手使皮肤伸展，浅刺皮层以开泻腠理而不伤肉。

[5] 脉之屈折：即经脉循行的屈折情况。

[6] 焉至而徐，焉至而疾：此指脉气运行的徐疾，非指徐疾补泻。

[7] 少序别离之处：少序，《太素》作“其序”。指经脉循行时的次序和相互别离的地方。

[8] 离而入阴，别而入阳：阴阳经的离合状况。《太素·脉行同异》注：“问阴阳二脉离合之处也。”

[9] 至本节之后太渊：太渊位置在鱼际之上，而后又言会于鱼际，此或指脉行回还。

[10] 留以澹：留，通“流”“溜”。澹，动也。留以澹，是说脉气流行而有波动感。《类经·针刺类·持针

纵舍曲折少阴无俞》注："澹，水摇貌。脉至太渊而动，故曰留以澹也。"

[11] 本节：本，根也。本节，即根节，又指手足指（趾）和掌相连的关节。此指大拇指的最后一个关节。

[12] 数脉并注：此指手太阴、手少阴、手心主诸脉皆流注于鱼际之处。

[13] 壅骨：指第一掌骨。《太素·脉行同异》注："壅骨，谓手鱼骨也。"沈彤《释骨》："手大指本节后起骨曰壅骨。"

[14] 此顺行逆数之屈折也：即手太阴经脉逆行循行的屈折情况。《太素·脉行同异》注："手太阴一经之中，上下常行，名之为顺，数其屈折，从手向身，故曰逆数也。"

[15] 心脉：脉，《针灸甲乙经》作"胞"，即心包。

【按语】

本段以手太阴、手心主之脉为例，说明脉行的屈折情况。杨上善注："举手太阴、心主二经，余之十经顺行逆数，例皆同也。"

关于经脉的循行，在《灵枢·经脉》中有详细论述，然而，本篇中所举二经，与《经脉》篇的手太阴、心主之脉的循行路线，除走向不同外，在部位方面还有许多不同之处。张介宾注："按本篇与十二经之屈折，独言手太阴、心主二经者，盖欲引证下文少阴无腧之义，故单以膈上二经为言耳。诸经屈折详义，已具《经脉》《本输》等篇，故此不必再详也。"但是，若对照《本输》等篇的内容就可以发现，《本输》主要是说明十二经脉在肘膝以下之出、溜、注、行、入，以表达经气在不同部位的流注情况，并未提及经脉循行的屈折，与本篇所指二经唯一相同的一点就是在循行方向上是一致的。故本篇所举二经，与《灵枢·本输》所言亦非一事。又本篇与马王堆汉墓出土帛书中《足臂十一脉灸经》所描述的循行方向虽然相同，但循行部位也不尽相同。另外，《黄帝内经》宗此循行方向的尚有根溜注入、标本、根结等。可见，《黄帝内经》中关于经脉循行也有多种观点和流派。

【原文】

黄帝曰：手少陰之脉獨無腧[1]，何也[2]？岐伯曰：少陰，心脉也。心者，五藏六府之大主也[3]，精神之所舍也，其藏堅固，邪弗能容[4]也。容之則心傷，心傷則神去，神去則死矣。故諸邪之在於心者，皆在于心之包絡。包絡者，心主之脉也，故獨無腧焉[5]。黄帝曰：少陰獨無腧者，不病乎？岐伯曰：其外經病[6]而藏不病，故獨取其經於掌後鋭骨之端[7]。

【提要】

本段说明手少阴独无腧的原因。

【注释】

[1] 独无腧：腧，指五输穴。十二经脉本应各有特定的五输穴，但据《灵枢·本输》记载，心经的五输穴实际上是心包经之所属，所以说手少阴心经独无腧。

[2] 何也：《脉经》卷六第三其下有"心为帝王"四字，《甲乙》卷三第二十六、《千金》卷十三并有"为帝王"三字。

[3] 五脏六腑之大主也：大主，君王也。此指心为五脏六腑的主宰。《素问·灵兰秘典论》曰："心者，君主之官也。"

[4] 容：《太素》及《脉经》均写作"客"，又据本篇名"邪客"及论邪客的内容，可证"容"误。下同。

[5] 独无腧焉：此指心经不必有治心病之腧。《灵枢注证发微》注："此承上文而明手少阴心经不必有治病之腧也。腧者，穴也。前《本输》篇止言心出于中冲云云，而不言心经者，岂心经独无治病之输乎？非谓心经无输穴也……故凡诸邪之在心者，皆不在心，而在于心之包络。包络者，遂得以同心主之脉，而即以心主称之也，故治病者，亦治心包之穴而已，独不取于心者有以哉。"

［6］外经病：指心经循行于心外部位的病证。《灵枢注证发微》注："心经之病，在于外经，凡经脉之行于外者偶病耳。心之内脏则不容病者也。"

［7］掌后锐骨之端：此指神门穴。

【按语】

本段主要指出手少阴心经不必有治疗心脏病的腧穴。心为君主之官，不能受邪。否则，易伤人性命。凡心受邪，皆由心包代之，因为心包为心之外围。因此，不需要有治疗心病的腧穴，选心包经穴即可。《类经·针灸类·持针纵舍屈折少阴无俞》注："故凡诸邪之在心者，皆在心外之外包络耳。然心为君主之官，而包络亦心所主，故称为心主。凡治病者，但凡包络之腧，即所以治心也。"《灵枢·本输》所论述的五输穴（含原穴）中，心的本输也是以心主之脉言之。本文与《灵枢·本输》应同属《黄帝内经》中十一脉的学术体系，与马王堆汉墓出土的《阴阳十一脉灸经》和《足臂十一脉灸经》是同源。《灵枢·经脉》等篇则是十二脉体系。

心经腧穴可不可以治心脏病，在《黄帝内经》中有不同看法。《灵枢·五邪》中论述邪客于心时，不但有自己的病症，而且还可以调其输，即"邪在心，则病心痛喜悲，时眩仆，视有余不足，而调之其输也。"《素问·刺热》中论述心热病时也说"刺手少阴、太阳"。

《黄帝内经》中对于心能否受邪也有肯定和否定两种观点。出现这些差异，应属于不同学术源流之故。

【原文】

黄帝曰：持鍼縱舍奈何？岐伯曰：必先明知十二經脉之本末[1]，皮膚之寒熱[2]，脉之盛衰滑濇[3]。其脉滑而盛者，病日進；虛而細者，久以持[4]；大以濇者，爲痛痹[5]；陰陽如一[6]者，病難治。其本末尚熱者，病尚在；其熱已衰者，其病亦去矣。持其尺[7]，察其肉之堅脆、大小、滑濇、寒温、燥濕。因視目之五色，以知五藏而決死生。視其血脉，察其色，以知其寒熱痛痹[8]。黄帝曰：持鍼縱舍，余未得其意也。岐伯曰：持鍼之道，欲端以正，安以静[9]。先知虛實，而行疾徐。左手執骨，右手循之，無與肉果[10]。瀉欲端以正，補必閉膚[11]。輔鍼導氣[12]，邪得淫泆[13]，眞氣得居。

【提要】

本段阐明持针纵舍的含义。

【注释】

［1］本末：某经脉的起始点及经过之处为本，结束之处为末。《太素·刺法》注："起处为本，出处为末。"

［2］皮肤之寒热：皮肤之寒热温凉。《太素·刺法》注："皮肤热即血气通，寒即脉气壅也。"

［3］滑涩：泛指偏盛偏衰或滑或涩等各种脉象。《太素》曰："阳气盛而微热，谓之滑也；多血少气微寒，谓之涩。"

［4］久以持：久病者所具有的脉象，指病持久难愈。

［5］大以涩者，为痛痹：《太素·刺法》注："多气少血为大，多血少气为涩，故为痛痹也。"

［6］阴阳如一：内外同病。阴指内部脏器，阳指皮肤表面。《灵枢集注》注："谓皮肤筋骨之深浅皆病。"指脉象难以明辨。《太素·刺法》注："阴阳之脉不可辨，故如一也。"如此则寒热难辨，虚实夹杂，正邪交织，故其病难治。

［7］持其尺：即持其尺肤以察病。《太素·刺法》注："持尺皮肤，决死生也。"

［8］察其色，以知其寒热痛痹：根据皮肤色泽变化以测知寒热痛痹。《素问·皮部论》："其色多青则痛，多黑则痹，黄色则热，多白则寒，五色皆见，则寒热也。"

［9］安以静：此指针刺时要专心致志，以安其神，即治神。《太素·刺法》注："以志不乱，故安静也。"

[10] 无与肉果：果，通“裹”。《说文·衣部》：“裹，缠也。”此指不可与肌肉裹缠，以免滞针。

[11] 闭肤：即按闭针孔。

[12] 辅针导气：辅助行针的手法，以导引其气。《类经·针刺类·持针纵舍屈折少阴无俞》注：“以手辅针，导引其气。”

[13] 邪得淫泆：《针灸甲乙经》作“邪不得淫泆”。淫泆，水满而泛滥外溢之意。此指针刺治疗后邪气得以消散祛除。

【按语】

本段经文讨论“持针纵舍”。单从文字理解，“纵言从缓，舍言弗用”，即有些情况下，要缓一步使用针灸或不要使用针灸。如《灵枢·终始》“少气者，脉口、人迎俱少而不称尺寸也。如是者，则阴阳俱不足，补阳则阴竭，泻阴则阳脱。如是者，可将以甘药，不可饮以至剂。如是者，弗灸，不已者因而泻之，则五脏气坏矣”，说明古代在针刺前诊人迎和寸口脉时，发现仅在关部能触摸到细微的脉，而寸部和关部不能触及者，可以诊断为阴阳俱大虚的“少气”，如是者，不能使用针灸，只能以甘药和之。这说明古代针刺也有禁忌证，也说明针刺需要一定的气血基础，若虚到“脉俱少而不称尺寸”时，则不能用针灸，只能用甘缓的药物慢慢调补再图之。《灵枢·九针十二原》提出“凡将用针，必先诊脉，视气之剧易，乃可以治也”，说明古人先进行脉诊，判断气血的变化，再决定是否使用针灸。

本篇是在《灵枢·终始》基础上进行了进一步讨论。首先，决定用针的先决条件是明确诊断，即必须先明晓十二经脉的循行、皮肤的寒热、脉的盛衰滑涩。明确经脉的循行是为了确定疾病的部位；了解皮肤的寒热及脉的盛衰滑涩，是为了判明疾病的性质，因为针刺治病有它的适应证。其次，在明确了疾病情况后，要根据疾病的虚实施以不同的针刺补泻手法，即经文中强调的“先知虚实，而行疾徐”。具体操作时，医者须端正态度，平心静气，左右两手（押手与刺手）要紧密配合，左手把握骨骼的部位，右手循按取穴，避免出现滞针。泻法要直刺，补法要闭针孔，运用辅助手法使针处肌肉放松或减轻疼痛，引导正气，最终使邪气消散，真气内守。

复习思考题

1. 手太阴与手心主二脉的循行特点是什么？
2. 为何手少阴独无腧？手少阴脉有病当如何治疗？
3. 如何理解“持针纵舍”？对临床有什么启示？

二十二、官能第七十三*

本篇着重论述了针灸理论和临床的主旨问题，是《灵枢》中代表性篇章之一。文中一再明确指出“得其人乃传”“医非人皆可为”，即选拔、培养针灸人才，必须要根据各人不同的能力层次、性格和特长，分别传授不同的技术，委以不同的工作，做到知人善任，才能扬长避短，人尽其才。官，任也，能，技能也，即任其所能，故以“官能”名篇。

（一）学术思想

1. 用针之道，医理为先 习医用针者必须通晓形与气的关系，认清人体的经脉逆顺，气血多少，出入流注交会等；辨明疾病的阴阳表里，虚实寒热，左右上下等；把握五输穴的特点和阴阳五行、四时八风、五脏六腑等理论；掌握九针的不同性能并可正确运用。此即经文明确指出的“用针之理，必知形气之所在……阴阳表里，血气多少，行之逆顺”“知补虚泻实”“审于本末，

察其寒热”“知官九针”等，以做到因病施针，万刺不殆。

2. 针刺治疗须重诊法　针刺治疗必须掌握面部色诊和皮肤的触诊。根据皮部理论和经络分布，五脏六腑在面部各有分部，其病在面部一定部位反映为颜色的变化，故望面色可诊察五脏六腑的病变。“五脏六腑……合于明堂，各处色部”，络脉分布于皮肤各部，故有十二皮部以候外。各部皮肤的寒温滑涩，反映了所属经络的病理变化，故经文指出：“审皮肤之寒温滑涩，知其所苦。”

3. 针所不为，灸之所宜　本篇经文对大热、大寒、阴阳虚、气虚等病证提出了以灸法为主的疗法，具有较大的临床实用价值。如“大热在上，推而下之”“大寒在外，留而补之”“上气不足，推而扬之”“阴阳皆虚，火自当之”等，临床上应灵活运用，不能有所偏废。

4. 针刺“必知天忌”　本篇经文强调针灸治疗须通天时、地理知识，明确提出“必知天忌”的法则。脏腑经脉气血阴阳的活动及病理变化与天时、地理关系密切。原文指出：“用针之服，必有法则，上视天光，下司八正……审于虚实，无犯其邪，是得天之露，迁岁之虚，救而不胜，反受其殃，故曰必知天忌，乃言针意。”人体营卫气血的运行受四时寒温的影响，针刺当有所宜忌。如《素问・八正神明论》云：“天温日明，则人血淖液而卫气浮，故血易泄，气易行；天寒日阴，则人血凝泣而卫气沉。”所以“天寒无刺”“天温无疑”。《素问・六节藏象论》也指出：“不知年之所加，气之盛衰……不可以为工矣。”知天忌，是针灸治疗的一个重要法则。

5. 用针要“救其萌芽”　无论外邪入侵或病从内生，疾病的发展有由表传里、由浅入深的发展规律。医术高明的“上工”，善于在病发之初，于病之“有形无形”之中，诊察并预见疾病的发展，而做到早期治疗，即文中所述“正邪之中人也，微见于色”“是故上工之取气，乃救其萌芽”。这是“治未病”这一《黄帝内经》最重要的论治思想在针灸学中的重要体现。

6.“泻必用员，补必用方”　本篇经文所谓“泻必用员”是指针刺泻邪须圆活流利，逼近病所而捻转针身，进针快，出针慢，使邪气外出；进针迎着经脉循行的方向，出针摇大针孔，使邪气快速外散。“补必用方”则指手法须从容和缓，左右手配合循按，轻轻捻转，徐徐刺入，术者静气凝神，气至后少留针，快出针且闭针孔。此即徐疾补泻法、开合补泻法。

本文节选了用针之理、必知形气、察色部和审皮肤有关原文进行阐述。

（二）文选

【原文】

用鍼之理，必知形氣之所在，左右上下，陰陽表裏，血氣多少[1]，行之逆順[2]，出入之合[3]，謀伐有過[4]。知解結[5]，知補虚瀉實。上下氣門[6]，明通於四海[7]。審其所在，寒熱淋露[8]，以輸異處[9]，審於調氣，明於經隧，左右肢絡[10]，盡知其會。寒與熱爭，能合而調之，虚與實鄰，知決而通之[11]，左右不調，把而行之[12]，明於逆順，乃知可治，陰陽不奇，故知起時[13]。審於本末，察其寒熱，得邪所在，萬刺不殆。知官九鍼[14]，刺道畢矣。

【提要】

本段经文论述用针之道。指出针刺治疗必须详察人体气血的多少，经脉的逆顺走向，明辨病证的阴阳表里寒热虚实，明确病因、病位。还要掌握九针的功用，正确施行补泻。最终做到辨病选针，辨证施针，真正掌握针灸的精髓。

【注释】

[1] 血气多少：指十二经脉的血气有多有少。《素问・血气形志》：“太阳常多血少气，少阴常少血多气，阳明常多气多血。”

[2] 行之逆顺：指十二经脉顺行和逆行的走向。如手三阳从手走头，足三阳从头走足等为顺，反之为逆。《类经·针刺类·九针推论》注："阴气从足上行，至头而下行循臂，阳气从手上行，至头而下行至足。故阳病者，上行极而下，下行极而上，反者皆谓之逆。"

[3] 出入之合：经气由里达外为出，由表至里为入。合，会合之处。《灵枢注证发微》注："自表而之里为入，自里而之表为出。"

[4] 谋伐有过：伐，讨伐，在此为攻治之意。过，过失，在此指病邪。《灵枢注证发微》注："即其犯病而为有过者，则谋伐之。"

[5] 解结：结，经气为邪所阻滞，结聚不通。解结，即疏通郁结，调达经气。《灵枢·刺节真邪》："一经上实下虚而不通者，此必有横络盛加于大经，令之不通，视而泻之，此所谓解结也。"

[6] 上下气门：指周身经脉之气穴。

[7] 四海：指人身四海，膻中为气海、冲为血海、胃为水谷之海、脑为髓海。

[8] 寒热淋露：此指久病。《灵枢注证发微》注："盖淋露与淋沥同义，谓如淋下露滴，病经久不止。"张景岳注："故因淋雨，或因露风而为寒热。"

[9] 以输异处：输，输注；异处，不同的部位。指病邪侵袭气血输注之处，部位各不相同。

[10] 左右肢络：肢，同"支"。即左右散在的支别络脉。《类经·针刺类·九针推论》注："经隧支别及各经脉会之义。"

[11] 虚与实邻，知决而通之：虚证和实证的表现有近似之处，可根据经脉的盛衰情况来疏通其经脉。《内经章句》："此谓虚实疑似之证，当决其是非也。"

[12] 把而行之：持左右阴阳而调其不和，施以缪刺之法。《太素·知官能》："把，持也。人身左右脉不调者，可持左右寸口人迎，诊而行之，了知气之逆顺，乃可疗之。"《类经·针刺类·九针推论》注："邪客大络者，左注右，右注左，把而行之，即缪刺也。"

[13] 阴阳不奇（yǐ 倚），故知起时：奇，通"倚"。起，病愈。即阴阳调和，不偏倚，则病愈有期。

[14] 知官九针：官，任也。指熟知九针之所宜。

【按语】

本段经文论述了针刺治疗应掌握人体经脉气血的运行规律、经络穴位的分布和特点，详察疾病的阴阳表里虚实寒热的变化，精通九针之所宜，正确运用补虚泻实、决壅通滞的手法。临床上须认真遵循，才能做到"万刺不殆"。

【原文】

各處色部[1]，五藏六府，察其所痛，左右上下[2]，知其寒温，何經所在，審皮膚之寒温滑濇[3]，知其所苦，膈有上下，知其氣所在[4]。

【提要】

论述察面色、触肌肤的意义。

【注释】

[1] 各处色部：色，面部之五色。部，指脏腑病变反映于面部的处所。《灵枢·五色》："五色之见也，各出其色部。"

[2] 左右上下：面部左右上下所显现的颜色。《灵枢·五色》："五色各见其部，察其浮沉，以知浅深……视色上下，以知病处。"

[3] 皮肤之寒温滑涩：触诊皮肤之不同感觉，反映不同病证。《类经·针刺类·九针推论》注："寒者多阴，温者多阳，滑者多实，涩者多虚。"

[4] 膈有上下，知其气所在：人体之气主要集于膈上膈下。《类经·针刺类·九针推论》注："膈之上，膻

中也，为上气海，心肺所居。膈之下，肝脾肾所居，丹田为下气海也。”本句所指气是病气，《灵枢注证发微》注：“膈有上下……必知其病气之所在。”

【按语】

本段论述察面部的各种颜色可以判断病在何脏腑，触诊皮肤可了解病证的阴阳虚实。

复习思考题

1. 怎样理解“用针之理”的内容？
2. 如何理解面部望色？

二十三、刺节真邪第七十五*

本篇论述针刺“五节”（振埃、发蒙、去爪、彻衣、解惑）、刺五邪（持痈、容大、狭小、寒、热）、解结、推引等的方法和作用，以及真气与邪气的关系等，取“刺节”和“真邪”两个主要内容，以“刺节真邪”名篇。

（一）学术思想

1. 刺五节 本篇论述了刺五节的适应证和针刺方法。振埃法，主治阳气大逆、胸满肩息、气逆喘喝坐伏、病恶埃烟等；刺外经，取天容、廉泉穴，血变而止。发蒙法，主治耳无所闻，目无所见，刺腑俞，必于日中刺听宫穴，中其眸子；刺时以手坚按其两鼻窍，而疾偃其声。去爪法，主治由于饮食不节，喜怒不时，津液内溢，乃下流于睾，血道不通，日大不休，俯仰不便，趋翔不能等；刺关节肢络，用铍针、砭石刺之。彻衣法，主治阳气有余、阴气不足的热证，热如怀炭，外畏绵帛，不可近身，又不可近席，腠理闭塞无汗，舌焦唇槁，皮肤干燥，咽干，饮食不辨滋味等；取天府、大杼、中膂穴以去其热，补手足太阴以去其汗。解惑法，主治中风血脉偏虚，半身不遂，不知东南西北，时常反覆颠倒等；治宜泻其有余，补其不足。

2. 刺五邪 刺痈邪法，不宜在痈邪旺盛时泻其锐势，而应用托、温、艾灸等方法使其毒化成脓，再泻其脓。刺大邪法，用锋针迅速刺入病所，取诸阳分肉间。刺小邪法，视虚实，在分肉间针刺。刺热邪法，针刺摇大针孔，使热邪得散。刺寒邪法，徐来徐往，闭合针孔。

3. 解结法 一是用于治厥，先温熨调络，在掌、腋、肘、脚、项、背等处施之，然后视病情“脉淖泽者刺而平之，坚紧者破而散之”。二是对于“一经上实下虚而不通者”，用针刺泻法或“菀陈则除之”的刺血疗法。

4. 推引法 上寒下热者，刺足太阳项部穴位，久留针，刺后熨项与肩胛，此谓推而上之。上热下寒者，取虚脉陷下的经络刺之，此谓引而下之。大热遍身，狂，妄见妄闻妄言者，取足阳明及大络，虚者补之，实者泻之。另使患者偃卧，医者站在患者的头前，用两手指挟按其颈动脉，久持之，卷而切，推下至缺盆中，反复多次，此谓推而散之。

5. 真气、正气、邪气及其关系 “真气者，所受于天，与水谷并而充身者也。”可见真气有自己的来源与功能。“正气者，正风也，从一方来，非实风，又非虚风也。”“其中人也浅，合而自去，其气来柔弱，不能胜真气，故自去。”“邪气者，虚风之贼伤人也，其中人也深，不能自去。”经文指明，正不胜邪，经脉受病，可产生疼痛、痈、骨疽、肉疽等十五个病证，并分析了其病因病机。虚邪中人，有由表及里、由浅入深的传变规律。

现节选其中解结刺法的部分经文。

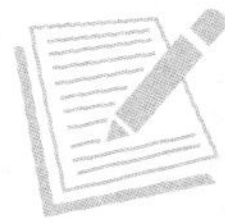

（二）文选

【原文】

用鍼者，必先察其經絡之實虛，切而循之，按而彈之[1]，视其應動者[2]，乃後取之而下之。六經[3]調者，謂之不病，雖病，謂之自已[4]也。一經上實下虛而不通者，此必有横絡盛加於大經[5]，令之不通，視而瀉之，此所謂解結[6]也。

【提要】

论述辨经脉虚实和解结法的应用。

【注释】

[1] 按而弹之：用手指按压和弹动经脉。

[2] 视其应动者：应动，经气应手而动。《类经·针刺类·解结推引》注："视其气之应手而动者，其微其甚，则虚实可知，然后用法取之，而气自下矣。"

[3] 六经：指手足三阴三阳经脉。

[4] 自已：已，停止、完毕，在此为"愈"之意。自已，指疾病自愈。

[5] 横络盛加于大经：横络，指病变的充盈的络脉。加，通"架"，引申为挡住、壅滞。大经，即十二正经。指病变的络脉壅滞于经脉的循行路线之上。

[6] 解结：解，解除，消除。结，结聚的病变经脉、组织等。指解除结聚，使经气通畅。

【按语】

本段论述解结法的应用原则和方法。针刺解结时，必须先辨别经络的虚实情况，具体可通过按、切、弹、压等方法来感应经气，诊查到应指而动的部位来针刺。解结法具体应用于一经出现上实下虚的情况，认为是瘀滞的络脉横加于经脉之上，使经气运行受阻，气血不通，应采用针刺泻法来治疗。

复习思考题

1. 本篇提出辨别经脉虚实的方法如何？
2. "解结"法应用的原则和具体方法是什么？

第三节 《素问》文选

一、宝命全形论第二十五*

宝，珍惜之意。全，保全之意。宝命全形，即珍惜生命，保全形体。本篇通过"人以天地之气生，四时之法成"的论述，说明人的生命来源于自然，也受着自然界规律的制约，要尽终天年，健康长寿，必须适应自然界的阴阳消长规律，调养心神。在防病治病时，也必须注意自然界的阴阳变化，采取相应的治疗方法，方能保全形体，健康长寿，故以"宝命全形"名篇。

（一）学术思想

1. 人与自然相应 "天地合气，命之曰人。"人类生命来源于天地自然，必须受自然界规律的制约，即所谓"人以天地之气生，四时之法成"。要保全形体，必须"能应四时""知万物""知十二节之理"，从而采取正确的养生防病治病方法。否则，病著于身而"莫知其情"，会使病情加重，甚至发展到脏腑败坏、针药不可治的程度。

2. 五行相胜为万物规律 “木得金而伐，火得水而灭，土得木而达，金得火而缺，水得土而绝，万物尽然，不可胜竭。”万物之间，存在着相互制约、相互促进的关系。这里论述的是五行相克（制约）的关系。“木得金而伐”，金克木也；“火得水而灭”，水克火也；“土得木而达”，木克土也；“金得火而缺”，火克金也；“水得土而绝”，土克水也。五行生克规律是古人从自然万物之间的复杂关系中总结出来的。

3. 针刺治病的五个基本法则 一是“治神”，医者治病要精神专一，神无营于众物。二是“知养身”，人们要懂得养生防病的道理，掌握养生防病的方法。三是“知毒药为真”，治病用药，要掌握药物的性能和功用，方不误治。四是“制砭石小大”，针石大小要与病情相符，医者要因病而制其形。五是“知腑脏血气之诊”，要正确诊断脏腑、经络、气血的情况，方可治疗。只有懂得这五个基本法则，才能取得如响应声、如影随形的效果。

4. 针刺治病贵在守神 一是精神专一，能够从复杂的证候、脉象中抓住主要的脉证，辨别脏腑的虚实和经脉气血的变化，心中明了，方可施针救人。二是要掌握熟练的针刺技术和技巧。虚者用补法，实者用泻法。针刺时有“伏如横弩，起如发机”之势，“经气已至，慎守勿失”，还要注意针刺的深浅远近适宜。施针时要“如临深渊，手如握虎，神无营于众物”，即精神高度集中，一丝不苟。

现节选该篇中关于养生防病法则和针刺治疗要领的原文。

（二）文选

【原文】

故鍼有懸布天下[1]者五，黔首共餘食[2]，莫知之也。一曰治神[3]，二曰知養身[4]，三曰知毒藥爲眞[5]，四曰制砭石小大[6]，五曰知府藏血氣之診。五法俱立，各有所先。今末世[7]之刺也，虚者實之，滿者泄之，此皆衆工所共知也。若夫法天則地，隨應而動[8]，和之者若響，隨之者若影[9]，道無鬼神，獨來獨往[10]。

【提要】

论述针刺治病的五个基本法则。

【注释】

［1］悬布天下：悬，吊挂。布，宣布。即将针法公布天下。

［2］黔首共余食：黔首，战国及秦代对民众的称谓。《类经·针刺类·宝命全形必先治神五虚勿近五实勿远》注：“黔首，黎民也。共，皆也。余食，犹食之弃余，皆不相顾也。”

［3］治神：治，调也。神，一指医者精神专一，一指病者的精神状态。《类经·针刺类·宝命全形必先治神五虚勿近五实勿远》注：“医必以神，乃见无形。病必以神，血气乃行。故针以治神为首务。”

［4］知养身：懂得养生的道理。《类经·针刺类·宝命全形必先治神五虚勿近五实勿远》注：“不知养身，置针于无用之地，针家不可不知。”《灵枢·终始》云：“新刺勿内，已刺勿醉，已刺勿劳，已刺勿饱，已刺勿饥，已刺勿渴。”

［5］知毒药为真：真，正，即正确。谓掌握药物的性味和功用。《素问集注》张志聪注：“毒药，所以攻邪者也，如知之不真，用之不当，则反伤其正气矣。”

［6］砭石小大：砭石有大小不等，以适应不同病证。《类经·针刺类·宝命全形必先治神五虚勿近五实勿远》注：“古者以砭石为针，用为外治之法。自黄帝始，造九针以代石，故不曰九针而曰砭石。然制有小大，必随病所宜，各适其用也。”

［7］末世：近代、近世。

［8］法天则地，随应而动：针刺治病要按照天地阴阳的规律，随机应变。

［9］和之者若响，随之者若影：按照阴阳变化而施针术，则能取得如响应声、如影随形的效果。

［10］道无鬼神，独来独往：针灸治病的道理是客观存在的，并不存在鬼神的问题，若能掌握其规律，就能运用自如，得心应手。《类经·针刺类·宝命全形必先治神五虚勿近五实勿远》注："所谓神者，神在吾道，无谓鬼神。既无鬼神，则其来其往，独惟我耳。"

【按语】

本段论述针刺治病的五个基本法则，包括治神及掌握养生、药物功效、针具大小和脏腑经脉气血之虚实等。只有掌握这些法则，再根据天地阴阳的变化而随机应变，灵活运用针刺方法，才能取得满意的疗效。

【原文】

帝曰：願聞其道。岐伯曰：凡刺之眞[1]，必先治神，五藏已定，九候[2]已備，後乃存鍼。衆脉不見，衆凶弗聞[3]，外内相得，無以形先[4]，可玩往來[5]，乃施於人。人有虛實，五虛勿近，五實勿遠[6]，至其當發，間不容瞚[7]。手動若務[8]，鍼耀而匀[9]，靜意視義[10]，觀適之變[11]，是謂冥冥[12]，莫知其形，見其烏烏，見其稷稷[13]，從見其飛，不知其誰[14]，伏如横弩，起如發機[15]。

帝曰：何如而虛？何如而實？岐伯曰：刺實者須其虛，刺虛者須其實，經氣已至，愼守勿失，深淺在志，遠近若一[16]，如臨深淵，手如握虎，神無營於衆物[17]。

【提要】

论述针刺的要领和补泻原则。

【注释】

［1］刺之真：针刺的要领。《素问》吴崑注："真，要也。"

［2］九候：三部九候脉象。

［3］众脉不见，众凶弗闻：众，多也。凶，险证。《针灸甲乙经》"不""弗"作"所"，与上下文义较合。《类经·针刺类·宝命全形必先治神五虚勿近五实勿远》注："众脉众凶，言其多也。泛求其多，则不得其要。"

［4］外内相得，无以形先：脉证是否相符，形气是否相合，不能仅从外形上观察。《类经·针刺类·宝命全形必先治神五虚勿近五实勿远》注："必因脉以合外，因证以合内，表里相参，庶乎无失，是外内相得也。不察其迹而察其所以迹，是无以形先也。"

［5］可玩往来：玩，精熟。《素问》吴崑注："往谓病源，来谓病变，言精熟往时之病源及将来之变病，乃可施针于人。"

［6］五虚勿近，五实勿远：《素问·玉机真脏论》云："脉盛，皮热，腹胀，前后不通，闷瞀，此谓五实。脉细，皮寒，气少，泄利前后，饮食不入，此谓五虚。"张景岳认为："虚病不利于针，故五虚勿近。实邪最所当用，故五实勿远。"意指五虚不可草率针刺，而五实则不能轻易放弃针刺。

［7］间不容瞚：瞚，通"瞬"，一眨眼。指不可瞬息延误。《太素·知针石》注："至其气至机发，不容于眴目也，容于眴目即失机，不得虚实之中。"

［8］手动若务：运针时，精神要专一。《类经·针刺类·宝命全形必先治神五虚勿近五实勿远》注："动，用针也。务，专其务而心无二也。"

［9］针耀而匀：针要洁净，手法要从容均匀。《类经·针刺类·宝命全形必先治神五虚勿近五实勿远》注："耀，精洁也。匀，举措从容也。"

［10］静意视义：义，通"仪"，即仪容。针刺时要注意观察患者的仪容神色变化。

[11] 观适之变：即观察针入后气至的情况。《素问集注》注："适，至也。观己之意，视针之义，以观气至之变。"

[12] 冥冥：无影无形。《类经·针刺类·宝命全形必先治神五虚勿近五实勿远》注："冥冥，幽隐也。莫知其形，言血气之变不形于外，惟明者能察有于无，即所谓观于冥冥焉。"

[13] 见其乌乌，见其稷稷：乌乌，云集貌。稷稷，繁茂貌。气至如鸟一样云集，气盛如稷一样繁茂。《类经·针刺类·宝命全形必先治神五虚勿近五实勿远》注："乌乌，言气至如鸟之集也。稷稷，言气盛如稷之繁也。"

[14] 从见其飞，不知其谁：经气往来就如鸟在飞翔，无从捕捉它的形迹。《素问注证发微》注："但见其气往来如鸟之飞，并不知谁为之主而然也。"

[15] 伏如横弩，起如发机：横弩，横弓待发。发机，发动弓上之机括。指留针候气时，如横弩之待发，气应时，则当迅速出针。《黄帝内经素问》王冰注："血气之未应针，则伏如横弩之安静；其应针也，则起如机发之迅疾。"

[16] 深浅在志，远近若一：无论针刺的深浅，也不管取穴的远近，必须得气。《黄帝内经素问》王冰注："所针经脉，虽深浅不同，然其补泻，皆如一俞之专意。"

[17] 神无营于众物：指针刺时要精神专一，不为外物所扰。《素问·针解》："神无营于众物者，静志观病人，无左右视也。"

【按语】

本段提出针刺治病的要领在于"必先治神"。强调医者必须精神专一，"神无营于众物"，常持谨慎之心，关注患者的精神状态，在众多复杂的证候中，抓住主要脉症，审其虚实，施以针刺治疗。治疗过程中要密切注意针刺后气至的时机，"经气已至，慎守勿失"，"至其当发，间不容瞚"。选择针刺手法时，不仅虚者实之，实者虚之，还应根据疾病的部位浅深，掌握针刺的浅深程度和气至的远近时机。

复习思考题

1. 本篇所论针刺治病的基本法则有哪些？
2. 如何理解"凡刺之真，必先治神"？
3. 结合经文谈谈对于实证和虚证如何进行针刺治疗。

二、八正神明论第二十六*

八正，指一年中的八个节气，即春分、秋分、夏至、冬至、立春、立夏、立秋和立冬。神明，吴崑注："谓日之寒温，月之盈虚，时之浮沉，皆神明之所宰。"本篇论述了四时八正的各种变化对人体经脉气血盛衰的影响以及与针刺补泻的关系，故以"八正神明"名篇。

（一）学术思想

1. 针刺治疗应"法天则地" 法天则地的原理是基于对"天人相参"理论的理解。针刺治疗时不仅必须掌握病情和治法，而且应该重视与当时季节、气候、患者身体状况以及精神状态的关系。气候温暖，天空晴朗，人体血行通畅，卫气浮于体表；气候寒冷，天空阴沉，人体血行不畅，卫气趋于体内。月初之时，人体气血开始旺盛；月圆之时，人体气血最盛；月末之时，经络气血空虚。所以，要"因天时而调血气"，并且"天寒无刺，天温无疑，月生无泻，月满无补，月郭空无治"，否则，会导致脏虚、重实、乱经等严重后果。

2. 强调早期诊治的重要性 邪气中人，初始之时，极微极轻，“莫知其情，莫见其形”。技术高明的医生能在病初之时予以诊断治疗，如“上工救其萌芽，必先见三部九候之气，尽调不败而救之”，而技术低劣的医生，“救其已成，救其已败”。

3.“泻必用方”“补必用员” 本篇强调针刺补泻要遵循“泻必用方”“补必用员”的要领。方、圆，非针具之形状。方，指在气方盛、月方满、日方温、身方定、息方吸时进针，方吸时转针，方呼时慢出针，这就是“泻必用方”。员，即圆活，使气流行，指针刺引动经气至病所，候其吸气时内推其针以补之，此所谓“补必用员”。

4. 知“天忌”，避“虚邪” 对四时八正之虚邪，要“避之勿犯”。若“以身之虚，而逢天之虚”，则可造成病邪侵入骨髓，损伤五脏。所以，“天忌不可不知也”。医生应结合四时气候变化的规律来观察疾病，进而治疗疾病。

（二）文选

【原文】

黄帝問曰：用鍼之服[1]，必有法則焉，今何法何則？岐伯对曰：法天則地，合以天光[2]。帝曰：願卒聞之。岐伯曰：凡刺之法，必候日月星辰，四時八正[3]之氣，氣定乃刺之[4]。是故天温日明，則人血淖液[5]，而衛氣浮，故血易瀉，氣易行。天寒日陰，則人血凝泣[6]，而衛氣沉。月始生，則血氣始精[7]，衛氣始行。月郭滿[8]，則血氣實，肌肉堅。月郭空，則肌肉减，經絡虚，衛氣去[9]，形獨居。是以因天時而調血氣也。是以天寒無刺，天温無疑。月生無瀉，月滿無補，月郭空無治，是謂得時而調之。因天之序，盛虚之時，移光定位，正立而待之[10]。故曰：月生而瀉，是謂藏虚[11]；月滿而補，血氣揚溢[12]，絡有留血，命曰重實[13]；月郭空而治，是謂亂經[14]。陰陽相錯，眞邪不别，沉以留止，外虚内亂，淫邪乃起[15]。

【提要】

本段论述日月星辰的运行、四时八正之气的变化对人体经脉气血的影响以及与针刺手法的关系。

【注释】

[1] 服：《黄帝内经素问》王冰注：“服，事也。”此指针刺技术。

[2] 合以天光：《类经·针刺类·八正神明泻方补员》注：“天之明在日月，是谓天光。”即合于日月星辰之运行规律。

[3] 八正：指立春、立夏、立秋、立冬、春分、秋分、夏至、冬至八个节气。《素问注证发微》注：“八正者，八节之正气也。四立二分二至曰八正。”

[4] 气定乃刺之：即根据八正之气而行刺法。《黄帝内经素问》注：“谓八节之风气静定，乃可以刺经脉、调虚实也。”

[5] 淖（nào 闹）液：应作淖泽，濡润之意。

[6] 泣：通“涩”。

[7] 精：运行流利。《类经·针刺类·八正神明泻方补员》注：“精，正也，流利也。”

[8] 月郭满：郭，通“廓”。即月亮正圆。

[9] 卫气去：即卫气虚。《太素·天忌》注：“经脉之内，阴气随月皆虚；经络之外，卫之阳气亦随月虚，故称为去，非无卫气也。”

[10] 移光定位，正立而待之：指古代天文学家用圭表测量日影之长短，以定时序的方法。《素问经注节解》注：“光，日光也。日随时而移，气随日而至。春夏日行南陆，秋冬日转北陆，春夏之日长，秋冬之日短。位，

气之所在也……言用针者，当随日之长短而定其气之所在，肃容静气，以持针而刺之。”

［11］月生而泻，是谓脏虚：月生之时，脏腑气血始旺，若用泻法，则使脏腑虚弱。《太素·天忌》注：“月生，脏之血气精微，故谓之重虚也。”

［12］扬溢：充满盈盛。

［13］重实：即实其实。《素问注证发微》注：“苟月满而补，则血气扬溢，络有留血，是谓脏气重实也。”

［14］乱经：经气紊乱。

［15］淫邪乃起：病邪乘虚而入则发病。《素问集注》张志聪注：“用针之要，在于知调阴阳。月郭空，则阴阳荣卫皆虚，正不胜邪，则邪留不去，而正气反错乱矣。”

【按语】

本段论述日月星辰的运行、四时八正之气的变化以及月之盈亏对人体气血盛衰、卫气沉浮的影响。进一步阐明针刺治病要结合自然界阴阳变化，提出“因天时而调血气”的针刺理论和临床操作要领。指出若违背自然规律，将会导致脏虚、重实和经气紊乱，变证丛生。这对后世按时取穴法有一定的影响。

【原文】

帝曰：余聞補瀉，未得其意。岐伯曰：瀉必用方[1]。方者，以氣方盛也，以月方滿也，以日方溫也，以身方定也，以息方吸而內鍼，乃復候其方吸而轉鍼，乃復候其方呼而徐引鍼[2]，故曰瀉必用方，其氣而行焉。補必用員[3]。員者行也，行者移也[4]，刺必中其榮[5]，復以吸排鍼也[6]。故員與方，非鍼[7]也。故養神者，必知形之肥瘦，榮衛血氣之盛衰。血氣者，人之神[8]，不可不謹養。

【提要】

本段论述了“补必用员”“泻必用方”的针刺补泻方法。

【注释】

［1］泻必用方：泻法必在气正盛之时。《类经·针刺类·八正神明泻方补员》注：“方，正也，当其正盛正满之谓也。”

［2］引针：即出针。

［3］补必用员：补法必使经气流通。《类经·针刺类·八正神明泻方补员》注：“员，员活也。”《素问集注》张志聪注：“员活其气之周行于外内也。”

［4］行者移也：运行经气，移至病所。《黄帝内经素问》王冰注：“行，谓宣不行之气，令必宣行。移，谓移未复之脉，俾其平复。”

［5］刺必中其荣：荣，通“营”，指营分。即深刺至营分。

［6］复以吸排针也：一说在吸气时出针。《类经·针刺类·八正神明泻方补员》注：“排，除去也，即候吸引针之谓。”一说在吸气时推进其针。《素问集注》张志聪注：“排，推也。候其吸而推运其针也。盖泻者，候其呼出而徐引针以泻之。”

［7］非针：并非指针具形状。

［8］血气者，人之神：气血是神的物质基础。《类经·针刺类·八正神明泻方补员》注：“形者，神之体；神者，形之用。无神则形不可活，无形则神无以生。故形之肥瘦，营卫血气之盛衰，皆人神之所赖也。”

【按语】

本段提出“泻必用方”“补必用员”的补泻要领，主要是依据气血的盛衰、呼吸之气的出入而决定进针或出针，为针刺补泻法奠定了理论基础。

《灵枢·官能》所提“泻必用员”“补必用方”，与本篇不同。“泻必用员”，指快进针慢出针，

逆而刺之，转针，摇大针孔，使邪气外出。“补必用方”，指外引其皮，左手引其枢，右手推其肤，微旋徐推，出针后闭合针孔。《灵枢·官能》里“泻必用员”“补必用方”指的是针刺具体方法，而本篇所论“泻必用方”“补必用员”是指运用补泻法的时机，二者不可混为一谈。

复习思考题

1. 天气寒温对人体经脉气血有何影响？针刺治疗时应注意什么？
2. 月廓盈亏对人体经脉气血有何影响？如果不能因天时而调气血，会出现什么后果？
3. 如何理解本篇所述“泻必用方”“补必用员”？

三、离合真邪论第二十七*

真，指人体的正气；邪，指邪气。合，指外来邪气和人体正气结合在一起，或是邪气停留在人体某一部位；离，指邪气尚未与正气结合，或是用针刺手法使已经结合的正气和邪气分离。本篇论述了邪气入于血脉之中，与真气有离有合的情形、诊候、针刺治疗原则与方法，故以“离合真邪”名篇。

（一）学术思想

1. 邪气外侵，虚实内生，治法有异 人患疾病，有从内而生，有从外而生。从内而生者，多与荣卫倾移有关，其虚实的产生也是荣卫倾移的结果。前人采用的一般针刺治疗措施，多是针对从内而生的疾病而言，“非邪气从外入于经也”。而人感受外邪后，就如同自然界河水常因气候变换而有不同情形，经脉的血气情形也不一样，即“寒则血凝泣，暑则气淖泽”。正是因为病从外生的机理和从内而生的机理不同，其治疗亦不同。

2. 据真邪离合变化决定治疗措施 外邪入侵，在不同阶段有不同的变化。因此，治疗时应有所差异。初期，在未与真气相合的情况下，其表现如同自然界的河水受风一样，行无常处，在阴在阳，不可为度。对于此类情况，首先要运用三部九候诊法，诊察疾病所在，治疗要求“卒然逢之，早遏其路”。同时，由于外邪从络入经，常在血脉之中，因此治疗要刺出其血。

当病邪迁延，与正气结合在一起时，患者的表现也不会像初起时一样，此时已产生虚实变化。对此，仍然要求通过三部九候诊法来进行诊断。但此时要求辨明的除了疾病部位外，还有虚实。治疗时要根据虚实情况选择相应的补泻方法，即“审扪循三部九候之盛虚而调之”。本篇中所论述的补泻方法似应针对此情况。除此以外，还要了解四时五行的相胜情况，避免犯虚虚实实之戒。

3. 借机之势，顺势而治 由于外邪入侵极易传变，故对于此类病邪的遏制时机选择也是十分重要的。时机得当，其取效非常容易，即“知其可取如发机”，否则，只会伤正。治疗的时机要求在邪气初起时，即“方其来也，必按而止之，止而取之”。“其来不可逢”“其往不可追”，明确表明不要在邪气正盛或邪气已传变时泻邪。

现节选篇中关于邪气侵入人体后未与真气合的诊候、泻邪时机、方法及邪与真气相合后的诊查法、治疗法的原文。

（二）文选

【原文】

余願聞邪氣之在經也，其病人何如？取之奈何？岐伯對曰：夫聖人之起度數[1]，必應於天地，故天有宿度[2]，地有經水[3]，人有經脉。天地温和，則經水安靜；天寒地凍，則經水凝泣；天暑地熱，則經水沸溢；卒風暴起，則經水波涌而隴起[4]。夫邪之入於脉也，寒則血凝泣，暑則氣淖澤，虚邪因而入客，亦如經水之得風也，經之動脉，其至也亦時隴起，其行於脉中循循然[5]，其至寸口中手也，時大時小，大則邪至，小則平，其行無常處。在陰與陽，不可爲度，從而察之，三部九候[6]，卒然逢之，早遏其路[7]。

【提要】

本段以自然界气候变化对江河水流的影响，说明不同性质的病邪侵犯人体经脉后引起气血运行失常的病变亦有所不同，并论述了真邪未合时的诊治原则。

【注释】

［1］度数：此指法则。《太素·真邪补泻》注："起于人身法度，以应天地也。"

［2］宿度：按星宿的位置划周天为三百六十五度，谓之"宿度"。《黄帝内经素问》王冰注："宿，谓二十八宿。度，谓天之三百六十五度也。"二十八宿为古代天文学星座的名词，在东西南北四方的主要星座是七曜星：东方为角、亢、氐、房、心、尾、箕，北方为斗、牛、女、虚、危、室、壁，西方为奎、娄、胃、昴、毕、觜、参，南方为井、鬼、柳、星、张、翼、轸。二十八宿为天体运行环周之处，天体又分三百六十五度，以此来测量日月运行。

［3］经水：指自然界的水流。《素问》吴崑注："谓泾、渭、湖、沔、江、淮、汝、漯、漳、济、河、海也，以其内合经脉，故名经水。"

［4］陇起：陇，同"垄""垅"。形容经水如波涌腾起，如丘垄状。

［5］循循然：循经脉顺序而行。《黄帝内经素问》王冰注："循循然，顺动貌。言随顺经脉之动息，因循呼吸之往来，但形状或异耳。"

［6］三部九候：古代的一种遍身诊脉方法，将人体划分为上、中、下三部，每部又各有天、地、人三候，分别诊察人体相应部位的疾病。

［7］卒然逢之，早遏其路：一旦发现病邪所在位置，就应立即阻断病邪深入的道路。《黄帝内经素问》王冰注："逢，谓逢遇；遏，谓遏绝。三部之中，九候之位，卒然逢遇，当按而止之，即而泻之，径路既绝，则大邪之气无能为也。"

【按语】

本段讨论邪气侵入人体未与真气相合时的诊候及治疗原则。在"天人相参"思想指导下，首先，以自然界气候变化对水流的影响类比邪气侵入人体后经脉气血的变化情况，指出邪气未与真气结合前，在体内的传变与风吹水面所起波澜一样，变化莫测，因此，诊断要用三部九候之法。其次，强调要及时治疗，遏止邪气进一步传变。

【原文】

吸則内鍼[1]，無令氣忤[2]，靜以久留，無令邪布，吸則轉鍼，以得氣爲故，候呼引鍼，呼盡乃去，大氣[3]皆出，故命曰瀉。

帝曰：不足者補之奈何？岐伯曰：必先捫而循之[4]，切而散之[5]，推而按之[6]，彈而怒之[7]，抓而下之[8]，通而取之[9]，外引其門，以閉其神[10]。呼盡内鍼，靜以久留，以氣至爲故，如待所貴，不知日暮[11]，其氣以至，適而自護[12]，候吸引鍼[13]，氣不得出，各在其處，推闔其門，令神氣存，大氣[14]留止，故命曰補。

【提要】

本段主要论述了呼吸补泻的操作步骤和方法。

【注释】

［1］吸则内针：吸气时进针。

［2］气忤：忤，违逆也。《类经·针刺类·经脉应天地呼吸分补泻》注："言呼吸补泻之法也。吸则内针，泻其实也。盖吸则气至而盛，迎而夺之，其气可泄。所谓刺实者，刺其来也。去其逆气，故令无忤。"

［3］大气：此指邪气。

［4］扪而循之：《类经·针刺类·经脉应天地呼吸分补泻》注："以手扪摸其处，欲令血气温舒也。"

［5］切而散之：《类经·针刺类·经脉应天地呼吸分补泻》注："以指切捺其穴，欲其气之行散也。"

［6］推而按之：《类经·针刺类·经脉应天地呼吸分补泻》注："以指揉按其肌肤，欲针道之流利也。"

［7］弹而怒之：怒，怒起状。《类经·针刺类·经脉应天地呼吸分补泻》注："以指弹其穴，欲其意有所注则气必随之，故脉络满如怒起也。"

［8］抓而下之：《类经·针刺类·经脉应天地呼吸分补泻》注："抓，爪同。以左手爪甲掐其正穴，而右手方下针也。"

［9］通而取之：即脉气流通后，针去其邪。《类经·针刺类·经脉应天地呼吸分补泻》注："下针之后，必候气通，以取其疾。"

［10］外引其门，以闭其神：门，针孔。神，经气。指出针后急按闭针孔，不使经气外泄。《太素·真邪补泻》注："疾出针已，引皮闭门，使神气不出。"

［11］如待所贵，不知日暮：候气如待贵客，忘记时间，以得气为目的。《太素·真邪补泻》注："伺气如待情之所贵之者，以得为期。"

［12］适而自护：指经气已至，慎守勿失。《黄帝内经素问》王冰注："适，谓调适也。护，慎守也。言气已平调则当慎守，勿令改变，使疾更生也。"

［13］候吸引针：待吸气时出针。

［14］大气：即正气。《黄帝内经素问》王冰注："然此大气，谓大经之气，流行荣卫者。"

【按语】

本段所论补泻以呼吸补泻为主，结合其他手法进行操作。临床上，在吸气时和呼气时给予同样的刺激，对人体某些功能的影响不一样，由此可证，古人提出呼吸补泻是非常有道理的。另外，本段经文提到了许多针刺辅助手法，这些手法虽然是出现在补法操作中，但对于泻法的操作同样适用，如扪而循之、切而散之、推而按之等。

【原文】

帝曰：候氣[1]奈何？岐伯曰：夫邪去絡入於經也，舍於血脉之中，其寒溫未相得[2]，如涌波之起也，時來時去，故不常在。故曰：方其來也[3]，必按而止之，止而取之，無逢其衝而瀉之[4]。眞氣者，經氣也，經氣太虛，故曰其來不可逢[5]，此之謂也。故曰候邪不審，大氣已過[6]，瀉之則眞氣脱，脱則不復，邪氣復至，而病益蓄，故曰其往不可追[7]，此之謂也。不可挂以髮[8]者，待邪之至時而發鍼瀉矣。若先若後者，血氣已盡，其病不可下[9]，故曰知其可取如發機[10]，不知其取如扣椎[11]，故曰知機道者不可挂以髮，不知機者扣之不發，此之謂也。

【提要】

本段论真邪未合时针刺泻邪的时机及机理。

【注释】

［1］候气：气，此指邪气。《类经·针刺类·候气察三部九候》注："此欲候其邪气也，非针下气至之谓。"

［2］寒温未相得：寒温之邪未与正气相合。《太素·真邪补泻》注："邪之寒温，未与正气相得。"

［3］方其来也：方，正也。此指邪气初来而未盛。《素问注证发微》注："卒然逢遇，知其邪之来也者，犹

未盛也，故曰方其来也。”

［4］无逢其冲而泻之：指不要在邪气最盛时用泻法。《素问集注》张志聪注：“冲者，邪盛而隆起之时也。兵法曰：‘无迎逢逢之气，无击堂堂之阵。’”《素问直解》注：“邪气冲突，宜避其锐。”

［5］其来不可逢：邪气来势凶猛时不可用泻法。

［6］大气已过：指大邪之气已去。

［7］其往不可追：即邪气已去，不可再用泻法。《素问集注》张志聪注：“故曰其往不可追，谓邪气已过，不可泻也。盖言邪气方来不可逢迎，邪气已过不可追迫，待邪之至，及时而发针，不可差迟于毫发之间。”

［8］不可挂以发：即要掌握时间，当机立断，毫不迟疑。

［9］病不可下：即病不愈。《素问直解》注：“下，犹退也。”

［10］发机：机，弩机。拨动弩机。

［11］扣椎：椎，木椎。《类经·针刺类·候气察三部九候》注：“椎，木椎也。知而取之，必随拨而应，如发机之易，不知而攻之，则顽钝莫入，如扣椎之难也。”

【按语】

本段讨论泻邪的时机及机理。邪气入经未与真合，其变化十分迅速，因此针刺治疗时要求掌握时机。其时机，既非邪盛时，也非邪气已去时，而是在邪气初来时，即前文“卒然逢之”之时。否则，错失泻邪时机，只会徒伤正气。之所以强调泻邪的时机，是因为邪气未与真合，行无常处，如不及时泻邪，则邪气又会传至其他地方。应该注意的是，《灵枢·小针解》中的“其来不可逢，其往不可追”与本篇意思不同，指的是邪气盛不可用补法，正气衰不可用泻法。

【原文】

帝曰：補瀉奈何？岐伯曰：此攻邪也，疾出以去盛血，而復其眞氣，此邪新客，溶溶未有定處[1]也，推之則前，引之則止，逆而刺之，温血[2]也。刺出其血，其病立已。

【提要】

泻邪的具体方法。

【注释】

［1］溶溶未有定处：此指邪气初侵入经脉，流动尚无定处。《类经·针刺类·候气察三部九候》注：“溶溶，流动貌。邪之新客于人者，其浅在络，未有定处。”

［2］温血：指有邪气的血。《素问》吴崑注：“温血，毒血也。”此指泻邪要在邪气初来之时，用泻血的方法治疗。

【按语】

本段讨论泻邪的具体方法，针对的是邪气未与真合的情形，承上文泻邪时机而来。之所以采用去盛血的办法，主要是因为前文明确指出“邪去络入于经也，舍于血脉之中”。

【原文】

帝曰：善。然眞邪以合，波隴不起，候之奈何？岐伯曰：審捫循三部九候之盛虚而調之，察其左右上下相失及相減者[1]，審其病藏以期之[2]。不知三部者，陰陽不别，天地不分。地以候地，天以候天，人以候人[3]，調之中府[4]，以定三部。故曰：刺不知三部九候病脉之處，雖有大過且至，工不能禁也。誅罰無過[5]，命曰大惑[6]，反亂大經，眞不可復[7]，用實爲虚，以邪爲眞，用鍼無義[8]，反爲氣賊，奪人正氣，以從爲逆，榮衛散亂，眞氣已失，邪獨内著，絶人長命，予人夭殃，不知三部九候，故不能久長。因不知合之四時五行，因加相勝[9]，釋邪攻正，絶人長命。邪之新客來也，未有定處，推之則前，引之則止，逢而瀉之，其病立已。

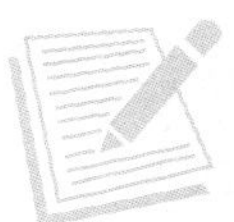

【提要】

本段论真邪相合的诊查方法及不明三部九候可致各种针害。

【注释】

[1] 察其……相减者：要仔细审察左右上下三部九候之脉有无不相称或减弱的情况。《类经·针刺类·候气察三部九候》注："相失者，如七诊之类，失其常体，不相应也。相减者，形气虚脱也。"

[2] 审其病脏以期之：即审察病在何脏，待其气至之时而刺之。《黄帝内经素问》王冰注："气之在阴，则候其气于阴分而刺之，气之在阳，则候其气之在阳分而刺之，是谓逢时。"

[3] 地以候地……人以候人：即上部之脉以候人之上部，中部之脉以候人之中部，下部之脉以候人之下部。《太素·真邪补泻》注："足厥阴天，足少阴地，足太阴人，以候肝、肾、脾三种地也。手太阴天，手阳明地，手少阴人，以候肺、胸、心三种人也。两额动脉之天，两颊动脉之地，耳前动脉之人，以候头角、口齿、耳目三种天也。"

[4] 调之中府：《素问》吴崑注："中府，胃也。土主中宫，故曰中府。调之中府者，言三部九候皆以冲和胃气调息之。"

[5] 诛罚无过：指不辨虚实而妄施泻法，反伤正气。《类经·针刺类·候气察三部九候》注："不知邪正虚实，而妄施攻击，是谓诛伐无过。"

[6] 大惑：无实证而攻，尚不知错，令人迷惑。《太素·真邪补泻》注："诛罚生人，不知无过，称曰大惑。"

[7] 反乱大经，真不可复：经气逆乱，伤人正气。《太素·真邪补泻》注："乱经损真，罪之一也。"

[8] 用针无义：用针不知用针之理。《太素·真邪补泻》注："义，理也。用针不知正理。"

[9] 因加相胜：此指若不知四时五行相胜之理，因有所加，则犯实实之戒。

【按语】

本段讨论真邪相合的诊查方法及误针导致的后果。要明确真邪相合与未合，必须运用三部九候诊法，根据病邪所在的脏腑及虚实情况进行治疗。否则，用实为虚，以邪为真，只会夺人正气。本篇论述辨明真邪相合与未合，关键是为了强调针刺必须明确诊断的重要性，强调在疾病的不同阶段，其治疗方法是不一样的。实际上，根据疾病不同阶段选用不同的治疗方法，一直是《黄帝内经》所强调的。

复习思考题

1. 如何理解本篇所述"其来不可逢""其往不可追"？
2. 呼吸补泻的操作方法是什么？
3. 真邪未合时的表现是什么？应如何治疗？
4. 结合本篇谈一谈明确诊断的重要性。

四、刺热篇第三十二*

本篇主要论述五脏热病的症状和针刺方法，故以"刺热"名篇。

（一）学术思想

1. 阐述五脏热病，分析轻重转归 本篇详论肝、心、脾、肺、肾五脏热病时出现的诸多症状，特别是共有症状身热，以及各脏在邪热交争时出现的症状，尤其强调了五脏热病的诊断依据。并且，重点分析了五脏热病的轻重转归规律，应用五行生克理论推测疾病的转化。根据本脏五行属性与所遇旺衰之日，可测知五脏热病的转归。甲乙日属木则肝气旺，丙丁日属火则心气旺，戊己日属土则脾气旺，庚辛日属金则肺气旺，壬癸日属水则肾气旺。五脏热病遇此旺日，加之恰当治疗，正气胜邪，则大汗出而愈。另外，庚辛日属金，肝之所畏；壬癸日属水，心之所畏；甲乙日属木，脾之所畏；丙丁日属火，肺之所畏；戊己日属土，肾之所畏。五脏热病，遇此所畏之日则病情加重。若病重而正气逆乱，则死于所畏之日。将五脏热病的预后转归与时间相联系，体现了“天人相参”和时间医学的思想，值得进一步探讨。

2. 五脏热病色诊与早期治疗 本篇突出“治未病”的防治原则，提出“病虽未发，见赤色者刺之，名曰治未病”，还提出如何望颜面各部先出现的赤色，以测知某脏将出现热病。“肝热病者，左颊先赤；心热病者，颜先赤；脾热病者，鼻先赤；肺热病者，右颊先赤；肾热病者，颐先赤”：为“治未病”提供了诊断依据。进而又提出：“热病从部所起者，至期而已；其刺之反者，三周而已；重逆则死。诸当汗者，至其所胜日汗大出也。”这说明适时而恰当的治疗，热病就会痊愈；反之，病程势必延长。如果一误再误，还会导致患者死亡。

3. 针刺重选经穴，护理以寒胜热 针刺治疗五脏热病时，应注重选用本经经穴，配以相表里经的经穴。对于其他各经出现的热病症状，可恰当地选择本经和相关经穴针刺，并提出应用“热病五十九刺”来治疗热病。督脉背腰部诸穴也可有效地治疗五脏热病。“热病气穴：三椎下间主胸中热，四椎下间主膈中热，五椎下间主肝热，六椎下间主脾热，七椎下间主肾热。荣在骶也。项上三椎陷者中也。”在论述肺热病的针刺治法时指出：“刺手太阴、阳明，出血如大豆，立已。”具体提出针刺“出血”即刺络放血治疗热病的观点，为后世针刺出血治疗热病提供了理论依据。另外，特别强调对热病患者的生活护理：“诸治热病，以饮之寒水乃刺之，必寒衣之，居止寒处，身寒而止也。”这样配合以寒胜热的护理，是治愈热病的有效措施。

现节选论五脏热病症状和刺法的原文。

（二）文选

【原文】

肝熱病者，小便先黄，腹痛多卧，身熱[1]。熱争[2]則狂言及驚[3]，脅滿痛，手足躁，不得安卧。庚辛甚，甲乙大汗，氣逆則庚辛死[4]，刺足厥陰少陽[5]。其逆則頭痛員員[6]，脉引衝頭也。

心熱病者，先不樂，數日乃熱，熱争則卒心痛[7]，煩悶善嘔，頭痛面赤，無汗。壬癸甚，丙丁大汗，氣逆則壬癸死，刺手少陰太陽。

脾熱病者，先頭重頰痛，煩心顔青[8]，欲嘔身熱。熱争則腰痛不可用俛仰[9]，腹滿泄，兩頷痛[10]。甲乙甚，戊己大汗，氣逆則甲乙死，刺足太陰陽明。

肺熱病者，先淅然厥，起毫毛[11]，恶風寒，舌上黄，身熱。熱争則喘咳，痛走胸膺背，不得大息，頭痛不堪[12]，汗出而寒。丙丁甚，庚辛大汗，氣逆則丙丁死，刺手太陰陽明，出血如大豆，立已。

腎熱病者，先腰痛骭痠，苦渴數飲[13]，身熱，熱争則項痛而强，骭寒且痠，足下熱，不欲言，其逆則項痛員員，澹澹然[14]。戊己甚，壬癸大汗，氣逆則戊己死，刺足少陰太陽。諸汗者，至其所勝日汗出[15]也。

【提要】

本选段论述五脏热病的临床表现、发展变化、病情预后和针刺治疗方法。

【注释】

［1］小便先黄……身热：《素问》吴崑注："肝脉环阴器，故小便黄。抵少腹，故腹痛。肝主筋，筋痿故多卧。病基于热，故病身热。"

［2］热争：即热邪与正气相争。《素问》吴崑注："热甚则与脏气相薄，邪正分争。"

［3］狂言及惊：肝主惊骇，肝气乱则狂言及惊。《类经·疾病类·五脏热病刺法》注："气争于肝，则肝气乱，故狂言而惊，肝病主惊骇也。"

［4］庚辛甚……庚辛死：《素问》吴崑注："庚辛为金，克肝木也，故甚。甲乙为木，肝当王也，故大汗，汗则阴阳和矣。逆为邪胜脏，故遇庚辛死。"《素问经注节解》注："气逆非喘逆，谓病甚而气溃乱也。"由于肝气溃乱，又遇所不胜之日，庚辛属金，金克木，肝病遇庚辛日，病情加重，故死。即以五行相胜推论，余四脏仿此。

［5］刺足厥阴少阳：应刺足厥阴肝经与足少阳胆经之穴。《类经·疾病类·五脏热病刺法》注："少阳为厥阴之表，皆可泻其热邪。"

［6］员员：即眩晕之意。《素问集注》张志聪注："员员，周转也。此言肝脏之热发于外，而与形热相应。热甚而上逆于头，故头痛而员转也。"

［7］热争则卒心痛：《类经·疾病类·五脏热病刺法》注："热与心气分争，故卒然心痛而烦闷。"《太素·五脏热病》注："手少阴脉起于心中，挟咽，系目系；手太阳至目内外眦，故热甚，心痛烦惋。"

［8］头重颊痛，烦心颜青：《素问》吴崑注："脾胃相为脏腑表里也。阳明脉循发际至额颅，故头痛。其脉循颊车，故颊痛。脾脉注心中，故烦心。颜青者，脾病而肝乘之，故见青色。"

［9］热争则腰痛不可用俛仰：明抄本无"用"字。《类经·疾病类·五脏热病刺法》注："腰者，肾之府，热争于脾，则土邪乘肾，必注于腰，故为腰痛不可俯仰。"

［10］腹满泄，两颔痛：《素问》吴崑注："脾胃主腹，故满而泄，胃脉循颐后下廉出大迎，故两颔痛。"

［11］先淅然厥，起毫毛：淅然，恶寒貌。肺脏发生热病，先感体表淅然畏寒，毫毛竖起。《素问集注》张志聪注："皮毛者，肺之合，脏气热于内，故淅然寒栗于外而恶风寒，盖热盛则寒也。"又《太素》"淅然"后无"厥"字，诸家亦无注，疑衍文。

［12］不得大息，头痛不堪：不能大而深长地呼吸，头痛得很厉害。《素问》吴崑注："热争则肺为热扰，为喘咳，肺气失其治节，故痛走胸膺背，不得太息也。"《素问集注》张志聪注："手阳明之脉，上循于头，故头痛不堪。"

［13］先腰痛骭痠，苦渴数饮：先觉腰痛和小腿发酸，口渴得厉害。《素问集注》张志聪注："肾者，腰之府，故先腰痛。肾主骨，故痠。肾为水脏，津液不能上资，故苦渴数饮也。"

［14］澹澹然：水摇动貌。此指心中悸动不宁的样子。

［15］至其所胜日汗出：《黄帝内经素问》王冰注："气王日为所胜，王则胜邪，故各当其王日汗。"即五脏各自当旺之时，正气胜则却邪，当汗出而愈。

【按语】

本段论述了五脏热病的症状、预后和针刺治疗方法，指出五脏热病的发病规律。邪热首先侵犯经络，而后传入五脏，最后因病重而导致正气逆乱，可分为"先病""热争""气逆"三个阶段。根据五行生克规律推测预后，以其所生而愈，以其所不胜而甚。治疗采用了表里两经并刺的方法以泻其热邪。本篇强调了人体周期性节律变化，应该进一步深入研究。

【原文】

諸治熱病，以飲之寒水乃刺之，必寒衣之，居止寒處，身寒而止[1]也。

熱病先胸脅痛，手足躁，刺足少陽，補足太陰[2]，病甚者爲五十九刺[3]。熱病始手臂痛者，刺手陽明太陰而汗出止[4]。熱病始於頭首者，刺項太陽而汗出止[5]。熱病始於足脛者，刺足陽明而汗出止[6]。熱病先身重骨痛，耳聾好瞑，刺足少陰，病甚爲五十九刺。熱病先眩冒而熱，胸脅滿，刺足少陰少陽[7]。

【提要】

本篇论述热病的护理方法及根据热病的先发症状采用相应刺法。

【注释】

［1］以饮之寒水……身寒而止：要患者饮清凉饮料，穿衣单薄，身居凉处，经针刺治疗后热易退。《类经·疾病类·五脏热病刺法》注："先饮寒水而后刺，欲其阴气自内达表，而热泄于外也，故必寒衣寒处，皆欲其避温就凉耳。"

［2］刺足少阳，补足太阴：泻少阳以退热，补太阴以济阴。《素问》吴崑注："足少阳之脉，下胸中，循胁里，故胸胁痛责之少阳，从而刺之，以泻其实者，宜也。足太阴脾主四肢，脾土不足，而少阳甲木乘之，则风淫末疾，而手足躁动，从而补之，以济其虚者，亦宜也。"

［3］五十九刺：指治热病的五十九个穴位。参见《灵枢·热病》及《素问·水热穴论》。

［4］刺手阳明太阴而汗出止：《太素·五脏热病》注："手阳明行于手表，太阴行在手里，故手臂痛，刺此阴阳表里二脉取汗也。"

［5］刺项太阳而汗出止：《素问集注》张志聪注："始于头首者，太阳之为病也。刺项者，刺风池、风府也。太阳为诸阳主气，其脉连于风府，故刺之而汗出乃止。"

［6］刺足阳明而汗出止：《素问直解》注："足阳明之脉，循胫下足，故热病始于足胫者，当刺阳明而汗出止。"《类经·疾病类·五脏热病刺法》注："按《寒热病》篇曰：足阳明可汗出，当是内庭、陷谷二穴。"

［7］热病……刺足少阴少阳：《素问》吴崑注："目前黑谓之眩，目如蒙谓之冒。少阴肾主骨，骨之精为瞳子。少阴热，故令眩冒。又少阳之脉起于目锐眦，循胁里，故热病先眩冒而热。胸胁满者，取足少阴少阳而刺之。"

【按语】

本段论述了两个内容：一是热病的护理方法。凡治热病，先让患者喝清凉饮料，再行针刺，并且要穿衣单薄，居处凉爽，可促使热退身凉而痊愈。这与现代医学对发热患者的物理降温法是一致的。二是热病始发部位和症状不同，取穴方法也不同。热病先出现胸胁痛、手臂痛、体重、头目眩晕等不同部位的症状，可根据部位所属经脉及其主症分经选穴论治。病情严重时，可选用热病五十九穴进行治疗。

【原文】

熱病氣穴：三椎下間主胸中熱，四椎下間主鬲中熱[1]，五椎下間主肝熱，六椎下間主脾熱，七椎下間主腎熱。榮在骶[2]也，項上三椎，陷者中[3]也。頰下逆顴爲大瘕[4]，下牙車爲腹滿[5]，顴後爲脅痛[6]，頰上者鬲上[7]也。

【提要】

本段论述治疗热病在督脉脊椎间的取穴方法和诊断胸腹疾病的面部色诊法。

【注释】

［1］胸中热、鬲中热：分别指肺热和心热的病症。《素问集注》张志聪注："胸中膈上，乃心肺之宫城，主胸中热者，泻肺热也，膈中热者，泻心热也。"

［2］荣在骶：骶，脊骨尽处。营分热应取骶之长强穴。《类经·疾病类·五脏热病刺法》注："荣，阴气也。骶，尾骶也，即督脉之长强穴……盖既取阳邪于上，仍当补阴于下，故曰荣在骶也。"

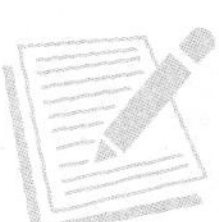

［3］项上三椎，陷者中：此指取脊柱穴位的方法。《类经·疾病类·五脏热病刺法》注："此取脊椎之大法也。项上三椎者，乃项骨三节，非脊椎也。三椎之下陷者中，方是第一节，穴名大椎。由此而下数之，则诸椎循

次可得也。"

［4］颊下逆颧为大瘕：大瘕，指大瘕泄，为泄泻的一种。《素问集注》张志聪注："颊下为颐，如颊下之色上逆于颧，是肾热乘肝，当为大瘕泄。"

［5］下牙车为腹满：牙车，即颊车。下颊车指赤色下行至颊车。《素问集注》张志聪注："如下于牙车，是肾热乘胃，当主腹满。"

［6］颧后为胁痛：指赤色逆行于颧骨之后。《素问集注》张志聪注："逆于颧后，是热邪乘胆，当为胁痛。"

［7］颊上者鬲上：指赤色见于颊上。《素问集注》张志聪注："如逆于颊上者，是在膈上心肺之分也。"

【按语】

本段论述了热病的取穴方法，以及从面部色诊辨胸腹疾病。脊柱取穴治疗内脏疾病确有一定的疗效，值得在临床中验证运用。

复习思考题

1. 从五行相胜论述五脏热病的预后。
2. 热病始发部位不同，取穴有何规律？

五、刺腰痛篇第四十一*

本篇讨论了各种腰痛的针刺方法，提示临证时当根据症状，辨别病变的经脉，依经脉取穴针刺，故以"刺腰痛"名篇。

（一）学术思想

1. 察腰痛兼证，辨经脉所属　本篇较全面地论述了足太阳、少阳、阳明、少阴、厥阴等正经与任、督、带、阳维等奇经以及足太阳之分支、足少阴之支脉、足少阳太阴之别络等不同经络受病后，出现腰痛的特点。在诊断和治疗腰痛病时，必须详辨病因，审明病位，查清病源，确定何经腰痛，明确主症及相伴症状等。腰为肾之府，且与多条经脉联系密切，故凡内伤肾气，或邪入经络，均可引起腰痛，但因受邪的经脉不同，兼证亦各不相同。

2. 按经取穴，刺法多样　腰痛的针刺治疗，要在充分诊断的基础上，因证分经，按经取穴。文中提出了治疗腰痛的基本原则。在具体治疗中提出了许多治腰痛的穴位、针刺次数、针刺出血与否，以及左取右、右取左的针刺方法。

现节选腰痛辨证及刺法部分原文。

（二）文选

【原文】

腰痛俠脊而痛至頭几几然[1]，目䀮䀮欲僵仆，刺足太陽郄中出血。腰痛上寒，刺足太陽、陽明[2]。上熱，刺足厥陰[3]。不可以俛仰，刺足少陽[4]。中熱而喘，刺足少陰[5]，刺郄中出血。腰痛，上寒不可顧，刺足陽明。上熱，刺足太陰[6]，中熱而喘，刺足少陰。大便難，刺足少陰。少腹滿，刺足厥陰[7]。如折不可以俛仰，不可舉，刺足太陽[8]。引脊內廉，刺足少陰[9]。腰痛引少腹控眇[10]，不可以仰，刺腰尻交者[11]，兩髁胂上[12]，以月生死爲痏數[13]，發鍼立已，左取右，右取左。

【提要】

根据腰痛的伴随症状选取经脉和操作方法。

【注释】

［1］几（shū 书）几然：即项背牵强不柔。《素问集注》张志聪注："几几，短羽之鸟，背强欲舒之象。"

［2］刺足太阳、阳明：《素问》吴崑注："腰痛而皮肤上寒，是为寒包热，宜泻其表，故刺足太阳、阳明。"

［3］刺足厥阴：《素问》吴崑注："腰痛而皮肤上热，是为热实而达于表，宜泻其里，故刺足厥阴。"《类经·针刺类·刺腰痛》注："热刺厥阴，去阴中之风热也。"可互参。

［4］刺足少阳：《类经·针刺类·刺腰痛》注："少阳脉行身之两侧，故俯仰不利者当刺之。"

［5］刺足少阴：《类经·针刺类·刺腰痛》注："少阴主水，水病无以制火，故中热。少阴之脉，贯肝膈，入肺中，故喘，当刺足之少阴，涌泉、大钟悉主之。"

［6］腰痛……刺足太阴：《类经·针刺类·刺腰痛》注："足阳明之脉挟喉咙，上络头项，足太阴合于阳明，上行结于咽，故皆不可左右顾。王氏曰：上寒，阴市主之。不可顾，三里主之。上热，地机主之。"

［7］少腹满，刺足厥阴：《素问》吴崑注："厥阴肝脉抵少腹，是以取之。"

［8］如折……刺足太阳：《素问》吴崑注："如折，腰痛也。不可以俯仰，颈痛也。不可举，委中痛也。皆足太阳之所过，故取之。"《黄帝内经素问》王冰注："如折，束骨主之。不可以俯仰，京骨、昆仑悉主之。不可举，申脉、仆参悉主之。"

［9］引脊内廉，刺足少阴：《类经·针刺类·刺腰痛》注："脊之内廉，肾脉之所行也，故当刺足少阴。"《黄帝内经素问》王冰注："复溜主之。"

［10］控眇（miǎo 秒）：《类经·针刺类·刺腰痛》注："控，引也。眇，季胁下空软处也。"

［11］腰尻交者：《黄帝内经素问》王冰注："腰尻交者，谓髁下尻骨两傍四骨空，左右八穴，俗呼此骨为八髎骨也。此腰痛取腰髁下第四髎，即下髎穴也。足太阴、厥阴、少阳三脉，左右交结于中，故曰腰尻交者也。"

［12］两髁胂（shèn 慎）上：髁，骨头上的突起。《素问集注》张志聪注："胂即两髁骨上陇起肉也。"

［13］以月生死为痏数：即依月亮的圆缺变化计算针刺的针数。《黄帝内经素问》王冰注："月初向圆为月生，月半向空为月死，死月刺少，生月刺多。"

【按语】

不仅肾虚可致腰痛，经脉气血病变亦可引起腰痛。本段对腰痛及其兼证进行了分经辨证，并提出调节不同经脉的取穴和针刺方法。

复习思考题

腰痛的针刺治疗特点是什么？

六、奇病论第四十七*

本篇论述了喑、息积、伏梁、疹筋、脾瘅、胆瘅等病症，因所论均异于常病，故以"奇病"名篇。

（一）学术思想

1. 体现因病、因人而异原则 本篇论述了10种奇病的病因病机与治疗，因有别于一般疾病，故治疗亦奇亦异。如治疗"息积"不用常规针刺、艾灸疗法，而以导引法疏通气血为主要手段；又"子喑"一病无需治疗，待分娩后可自愈。体现出因病因人灵活变通的治疗原则。

2. 脏腑俞募阴阳相引治疗法 本节"胆瘅"一病"治之以胆募、俞"，是"从阴引阳，从阳引阴"治法最具代表意义的例证，也是《黄帝内经》"协调阴阳"理论在临证应用的最好注脚。

（二）文选

【原文】

帝曰：有病口苦，取陽陵泉。口苦者病名爲何？何以得之？岐伯曰：病名曰膽癉[1]。夫肝者，中之將也，取決于膽[2]，咽爲之使[3]。此人者，數謀慮不決，故膽虚氣上溢，而口爲之苦。治之以膽募、俞[4]。

【提要】

本段论胆瘅的机理与证治。

【注释】

[1] 胆瘅：病名，热邪犯胆，胆气上逆而发为口苦的病症。《黄帝内经素问》王冰注："亦为热也，胆汁味苦，故口苦。"马莳注："此病乃胆气之热也。"

[2] 肝者，中之将也，取决于胆：《素问·灵兰秘典论》："肝者，将军之官，谋虑出焉。胆者，中正之官，决断出焉。"《类经·疾病类·脾瘅胆瘅》注："夫谋虑在肝，无胆不断，故肝为中之将，而取决于胆也。"

[3] 咽为之使：使，役使。意指咽受肝的役使支配。《类经·疾病类·脾瘅胆瘅》注："足少阳之脉上挟咽，足厥阴之脉循喉咙后，上入颃颡，是肝胆之脉皆会于咽，故咽为之使。"

[4] 胆募、俞：分别指胆经的日月穴和膀胱经的胆俞穴。

【按语】

胆瘅一病本属六腑病范畴，治疗原则应遵循《黄帝内经》"治脏取其原"（《灵枢·九针十二原》）"治腑取其合""治经取荥俞"（《灵枢·邪气脏腑病形》）的脏、腑、经脉取穴原则，当取胆经合穴阳陵泉。但本节"胆瘅"却是"治之以胆募、俞"。究其原因，经脉在生理上阴阳相贯，故经脉之气可由阴行阳，由阳行阴，因此病理上可阴病及阳，阳病及阴。据此阴经或五脏病变可针刺属于阳位的背俞穴，阳经或六腑病变可针刺属于阴位的募穴。正如《难经·六十七难》曰："阴病行阳，阳病行阴。故令募在阴，俞在阳。"这是对《素问·阴阳应象大论》"从阴引阳，从阳引阴"治疗原则具体应用的例证，也体现了《黄帝内经》遵法而不拘泥于法，灵活变通、丰富多变的治疗原则。

复习思考题

1. 何为胆瘅？
2. 胆瘅如何取穴治疗？为什么？

七、刺要论第五十

刺要，即针刺之要法。本篇以深浅刺为例，执简驭繁，示人针刺要法各有深浅，深浅不得，贻害无穷。

（一）学术思想

"恰至病所"为针刺深浅之要法　病变部位有阴阳、深浅、表里之不同，犹本文所言皮、脉、肉、筋、骨之分，针刺须根据具体情况而深浅有度，恰至病所，这才是真正明晰"病有浮沉，刺有浅深，各至其理，无过其道"的经旨。

（二）文选

【原文】

黃帝問曰：願聞刺要。岐伯對曰：病有浮沈，刺有淺深，各至其理，無過其道[1]，過之則內傷，不及則生外壅[2]，壅則邪從之，淺深不得，反爲大賊[3]，內動五藏，後生大病。故曰：病有在毫毛腠理[4]者，有在皮膚者，有在肌肉者，有在脉者，有在筋者，有在骨者，有在髓者。是故刺毫毛腠理無傷皮，皮傷則內動肺，肺動則秋病温瘧[5]，泝泝[6]然寒慄。刺皮無傷肉，肉傷則內動脾，脾動則七十二日四季之月，病腹脹煩，不嗜食。刺肉無傷脉，脉傷則內動心，心動則夏病心痛。刺脉無傷筋，筋傷則內動肝，肝動則春病熱而筋弛。刺筋無傷骨，骨傷則內動腎，腎動則冬病脹、腰痛。刺骨無傷髓，髓傷則銷鑠胻酸[7]，體解㑊[8]然不去矣。

【提要】

本篇强调刺循法度，无不及，无太过。

【注释】

[1] 各至其理，无过其道：理，肉分也，即皮肤肌肉的纹理。《素问直解》注："各至其理，各至皮肉脉筋骨之文理。"道，气血循行之道路。《素问直解》注："无过其道，无过其皮肉脉筋骨之道，刺中其道，毋容过也。"《类经·针刺类·刺禁》注："应浅不浅，应深不深，皆过其道也。"

[2] 不及则生外壅：《类经·针刺类·刺禁》注："过于深则伤气于内，失于浅则致气于外，故为壅肿，而邪反从之。"即病深刺浅，反生壅滞。

[3] 大贼：贼，伤害也。大贼指危害极大。《诗经·大雅·抑》："不僭不贼，鲜不为则。"《素问集注》张志聪注："不得其深浅之法，反为大害矣。皮伤则内动肺，肉伤则内动脾，后生温疟、腹胀、心痛之大病矣。"

[4] 毫毛腠理：指皮肤浅表组织。《黄帝内经素问》王冰注："毛之长者曰毫，皮之文理曰腠理，然二者皆皮之可见者也。"

[5] 肺动则秋病温疟：依五行之属，肺合皮毛，应于秋气（下文心、肝、肾亦从五行论，略），故皮伤则肺动而秋病温疟。温疟，疟病的一种，是以先热后寒、按时发作为特征的疟疾。《素问·疟论》："温疟者，得之冬中于风……故先热而后寒，名曰温疟。"

[6] 泝（sù 素）泝：《针灸甲乙经》作"淅淅"，恶寒貌，当从。

[7] 销铄胻（héng 横）酸：销铄，骨髓日渐消减枯涸。《素问》吴崑注："销铄者，骨髓日减，如五金遇火而销铄也。"胻，泛指足胫部。《灵枢·海论》："髓海不足……则胫酸。"

[8] 解㑊：懈怠困倦。《类经·针刺类·刺禁》张介宾注："解者，懈怠困弱之名，阴之虚也。"

【按语】

本篇提出"各至其理，无过其道"的针刺法则。针刺过浅于事无补，甚则反生他病；过深则旧病未去，反因针致害。本篇特举"浅病深刺"的针害为例，来说明"浅深不得，反为大贼，内动五脏，后生大病"的严重后果。说明针刺深浅总以适病为度。

复习思考题

怎样理解本篇深浅刺法强调的"病有浮沉，刺有浅深，各至其理，无过其道"，并举例说明之。

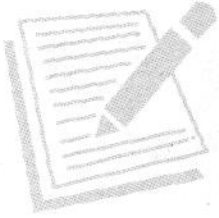

八、刺禁论第五十二

本篇主要论述针刺禁忌问题，故以"刺禁论"名篇。

（一）学术思想

本文“脏有要害，不可不察”可视作指导针刺禁忌的重要理论原则。五脏、血脉、形体诸窍是维持人体生命活动的重要组织器官，本文反复列举因“针害”损伤人体重要组织器官，甚则危及生命的实例，示人“刺避五脏”是必须遵循的治疗原则。因针而伤的医源性伤害是古人通过长期临床实践总结出的宝贵经验，不可不“禁”。

（二）文选

【原文】

黃帝問曰：願聞禁數[1]。岐伯對曰：藏有要害[2]，不可不察。肝生於左，肺藏於右，心部於表，腎治於裏[3]，脾爲之使，胃爲之市。鬲肓之上，中有父母[4]，七節之傍，中有小心[5]，從之有福，逆之有咎[6]。

【提要】

本段论述五脏固尽有部，施针不可不察。

【注释】

[1] 禁数：《素问集注》张志聪注：“数，几也。言所当禁刺之处有几也。”

[2] 脏有要害：要害，人体易致命的重要部位。《太素·知针石》注：“五脏之气所在，须知针之为害至要。”

[3] 心部于表，肾治于里：《素问注证发微》马莳注：“心属阳，居于膈上，故心部在表；肾属阴，居于膈下，故肾治于里。心为五脏部主，故称曰部；肾间动气内治，故称曰治。”《素问集注》张志聪注：“心为阳脏而主火，火性炎散，故心气分布于表；肾为阴脏而主水，水性寒凝，故肾气主治于里。”《太素·知针石》杨上善注：“心者为火在夏，居于太阳，最上，故为表。”“肾者为水在冬，居于太阴，最下，故为里也。”马氏从部位解，张氏从属性释，杨氏则二者兼而有之。三义皆通，可互参。

[4] 鬲肓之上，中有父母：鬲，通“膈”。膈肓之上有心肺。《太素·知针石》注：“心下膈上为肓，心为阳，父也，肺为阴，母也。肺主于气，心主于血，共营卫于身，故为父母也。”《类经·针刺类·刺害》张介宾从杨注：“膈，膈膜也；肓，心之下膈之上也。膈肓之上，心肺所居，心为阳中之阳，肺为阳中之阴，心主血，肺主气，营卫于身，故称父母。”

[5] 七节之傍，中有小心：小心，《针灸甲乙经》《太素》并作“志心”。《太素·知针石》注：“脊有三七二十一节，肾在下七节之傍。肾神曰志，五脏之灵皆名为神，神之所以任物，得名为心，故志心者，肾之神也。”

[6] 逆之有咎：咎，过失，引申为灾祸。马莳注：“逆其所而伤之，则有咎。”

【按语】

本篇开篇即言“脏有要害，不可不察”，提示五脏作为人体最重要的器官，在针刺时应遵循《素问·诊要经终论》中“凡刺胸腹者，必避五脏”的警示，为下文做理论铺垫。

【原文】

刺中心，一日死，其動爲噫[1]。刺中肝，五日死，其動爲語。刺中腎，六日死，其動爲嚏。刺中肺，三日死，其動爲咳。刺中脾，十日死，其動爲吞。刺中膽，一日半死，其動爲嘔。

【提要】

本段论误刺脏（腑）的严重后果。

【注释】

[1] 其动为噫:《类经·针刺类·刺害》注:"动,变动也;噫,嗳气也。"

【按语】

所谓"一日""三日"为大概的约数,只是为了说明问题,不必拘泥。《黄帝内经》经常用"死"来代称预后不良,以喻误刺五脏的严重危害性。然刺中脏(腑)分别出现的噫、语、嚏、咳、吞、呕等病变,其机理在《素问·宣明五气》篇亦有相关论述。

本节胆与五脏相提并论,是因胆为奇恒之腑,功能似脏,胆又与脏同主情志。《黄帝内经》更有"凡十一脏取决于胆"之说,由此可见《黄帝内经》对胆腑的重视程度。

【原文】

刺跗上,中大脉[1],血出不止死。刺面,中溜脉[2],不幸爲盲。刺頭,中腦户[3],入腦立死。刺舌下,中脉太過,血出不止爲喑[4]。刺足下布絡[5]中脉,血不出爲腫。刺郄[6]中大脉,令人仆,脱色。刺氣街[7]中脉,血不出爲肿鼠仆[8]。刺脊間中髓,为伛。刺乳上,中乳房,为肿根蚀[9]。刺缺盆[10]中内陷,气泄,令人喘咳逆。刺手魚腹[11]内陷,爲腫。

【提要】

本段论误刺中脉等重要组织器官的不良后果。

【注释】

[1] 刺跗上,中大脉:跗上,足背也。大脉,冲阳脉也。《素问注证发微》注:"此言中跗上而误中大脉者为死也。跗上者,足面也。刺跗上者,刺冲阳脉也。冲阳穴为胃经之原,若刺此穴者,误中大脉,以致血出不止,则胃为五脏六腑之大海,其气渐衰,必至于死也。"

[2] 溜脉:指与目相流通之脉。《类经·针刺类·刺害》注:"溜,流也。凡血脉之通于目者,皆为溜脉。"

[3] 脑户:《黄帝内经素问》王冰注:"脑户,穴名也,在枕骨上,通于脑中。然脑为髓之海,真气之所聚,针入脑则真气泄,故立死。"

[4] 喑:哑也。

[5] 布络:散络,四散分布的络脉。《素问注证发微》注:"布络者,凡足之六经,皆有络脉也。误中其脉,而血又不出,则必邪不得散而为肿矣。"

[6] 郄:指腘窝。

[7] 气街:《素问注证发微》注:"气街者,一名气冲,系足阳明胃经穴,在脐下横骨端鼠鼷上一寸。"

[8] 鼠仆:仆,《千金要方》《圣济总录》并作"鼷"。鼠鼷,指腹股沟部位。

[9] 刺乳上,中乳房,为肿根蚀:《黄帝内经素问》王冰注:"乳之上下,皆足阳明之脉也。乳房之中,乳液渗泄,胸中气血,皆外凑之,然刺中乳房,则气更交凑,故为大肿。中有脓根,内蚀肌肤,化为脓水而久不愈。"

[10] 缺盆:穴名,在肩前横骨上陷者中,即锁骨上窝。《素问集注》注:"缺盆在喉旁两横骨陷中,若缺盆然,故以为名。"《黄帝内经素问》王冰注:"五脏者,肺为之盖,缺盆为之道。肺藏气而主息,又在气为咳,刺缺盆中内陷,则肺气外泄,故令人喘咳逆也。"

[11] 手鱼腹:掌面拇指指掌关节后肌肉隆起处,因其状似鱼而得名。《素问集注》注:"鱼腹在手大指下,如鱼腹之圆壮,手太阴之鱼际穴也。"

【按语】

本段重点论述误刺"中脉"的危害。人体十二正经中阴经内属五脏,阳经内属六腑,其功能是运行气血以维系生命活动,因此是仅次于五脏的重要组织器官之一。"中大脉""中脉"轻则致肿,重则致残致死,后果相当严重。

【原文】

無刺大醉，令人氣亂[1]。無刺大怒，令人氣逆[2]。無刺大勞人[3]，無刺新飽人[4]，無刺大飢人[5]，無刺大渴人[6]，無刺大驚人[7]。

【提要】

“气定”乃为施针要法。

【注释】

[1] 无刺大醉，令人气乱:《素问注证发微》注:“大醉者，脉数过度，刺之则脉气愈乱。”《素问集注》云:“饮酒大醉，卫气先充络脉，先行皮肤，刺之则令人气乱矣。”前者从脉气释，后者从卫气解，可互参。

[2] 无刺大怒，令人气逆:《素问集注》张志聪注:“怒则气上，刺之则逆其气矣。”

[3] 无刺大劳人:《素问》吴崑注:“劳则气耗，刺之益伤其真，故在所禁。”《素问集注》张志聪注:“大劳则阳气外张，刺之则泄其气矣。”义皆通。

[4] 无刺新饱人:《类经·针刺类·刺害》注:“新饱者谷气盛满，经气未定，刺之恐其易泄。”马莳注:“新饱者气满，刺之则气不行。”《素问集注》注:“新饱者谷气盛满，营卫未舒也。”诸注各执一词，义虽皆通，然张注义长。

[5] 无刺大饥人:《类经·针刺类·刺害》注:“饥人气虚，刺则愈伤其气。”

[6] 无刺大渴人:《类经·针刺类·刺害》注:“渴者液少，刺则愈亡其阴。”

[7] 无刺大惊人:《素问》吴崑注:“惊则气乱，刺之则神荡矣，故无刺。”

【按语】

本段所论是某些特定环境下暂时不针刺的“缓针”之法，这是基于《黄帝内经》一贯主张气机平缓是施针的前提条件。如《素问·八正神明论》曰“凡刺之法，必候日月星辰四时八正之气，气定乃刺之”；与本节文义互见的《灵枢·终始》曰:“凡刺之禁：新内勿刺，新刺勿内。已醉勿刺，已刺勿醉……大惊大恐，必定其气，乃刺之。”其中“气定乃刺之”“必定其气，乃刺之”，旨在说明疾病的针刺治疗必须在人体阴阳气血、情志处于相对调和、稳定的状态下进行。

【原文】

刺陰股中大脉[1]，血出不止死。刺客主人[2]内陷中脉，爲内漏爲聾[3]。刺膝髕出液，爲跛[4]。刺臂太陰脉，出血多立死[5]。刺足少陰脉，重虚出血，爲舌難以言[6]。刺膺中陷，中肺，爲喘逆仰息。刺肘中内陷，氣歸之，爲不屈伸。刺陰股下三寸[7]内陷，令人遺溺。刺腋下脅間内陷，令人咳。刺少腹，中膀胱，溺出，令人少腹滿。刺腨腸[8]内陷爲腫。刺匡上陷骨中脉，爲漏爲盲[9]。刺關節中液出，不得屈伸。

【提要】

再举误刺中脉等的不良后果。

【注释】

[1] 刺阴股中大脉：阴股，一解大腿内侧。《类经·经络类·十二经筋结支别》注:“股之内侧曰阴股”，本文如是。一解股内侧近阴处。《灵枢·经筋》:“上循阴股”(杨上善此下注:“阴下之股为阴股也”)。《素问》吴崑注:“脾肾肝三脉皆行于阴股，刺者中之，血出不止，皆令人死。”

[2] 客主人：穴名，又名上关。足少阳胆经之穴。

[3] 为内漏为聋:《类经·针刺类·刺害》注:“脓生耳底，是为内漏，伤其经气，故致聋也。”《素问集注》注:“刺客主人太过，则误中内陷交过之脉，而为耳内漏而聋也。”

[4] 刺膝髌出液，为跛：膝髌，即膝盖骨。《类经·针刺类·刺害》注:“膝者筋之府，刺膝髌之下而出其液，则液泄筋枯，故令人跛。”

[5] 刺臂太阴脉，出血多立死:《黄帝内经素问》王冰注:“臂太阴者，肺脉也。肺者，主行荣卫阴阳，治节由之。血出多则荣卫绝，故立死也。”

[6] 刺足少阴脉……难以言:《素问直解》注:“足少阴脉，肾脉也。肾主藏精，刺足少阴脉，出血则精血皆虚，故曰重虚。重虚出血，犹言出血而重虚也。少阴之脉循喉咙，挟舌本，精血皆虚，故为舌难以言。”《类经·针刺类·刺害》注:“少阴之脉循喉咙系舌本，肾既虚而复刺出血，是重虚也，故令舌难以言。”

[7] 阴股下三寸：指足厥阴五里穴。《类经·针刺类·刺害》注:“阴股之脉，足三阴也……其在气冲下三寸者，足厥阴之五里也。”

[8] 腨肠:《素问注证发微》注:“腨肠者，足鱼腹中承筋穴，俗云脚肚，系足太阳膀胱经。内陷则气泄，故为肿。《铜人》《明堂》俱禁针。”《类经·针刺类·刺害》注:“腨肠，足肚也。肉厚气深，不易行散，故刺而内陷则为肿。”二说可互参。

[9] 刺匡上陷骨中脉，为漏为盲:《黄帝内经素问》王冰注:“匡，目眶也。骨中，谓目眶骨中也。眶骨中脉，目之系，肝之脉也。刺内陷，则眼系绝，故为目漏目盲。”

【按语】

本段所论内容与第三段大同小异，都是强调针刺宜避开重要组织器官。文辞不同，其理不二，有异曲同工之效。将繁多的误治医案翔实记载描述，为后世医者提供更直观、更全面的临证示范作用，提示医者应熟知各组织器官的解剖部位，把握进针方向和角度，规范针刺操作。

复习思考题

1. 怎样理解本篇所提出的“脏有要害，不可不察”？试举例说明。
2. 本篇“无刺大醉，令人气乱。无刺大怒，令人气逆。无刺大劳人，无刺新饱人，无刺大饥人，无刺大渴人，无刺大惊人”体现的精神实质是什么?

九、刺志论第五十三

本篇主要论虚实之要及泻实补虚之法。志，记的意思。篇内所言虚实之要及泻实补虚之法，当记之不忘，故以“刺志论”名篇。

（一）学术思想

本篇阐述气与形、谷与气、脉与血的虚实关系，并分析其常态、病态及治法等，以“虚、实”表达其中的不同情况或方法。识别、掌握这些不同情况或方法的“虚、实”，才能正确辨证和治疗。

（二）文选

【原文】

黄帝問曰：願聞虚實之要。岐伯對曰：氣實形實，氣虚形虚[1]，此其常也，反此者病。穀盛氣盛，穀虚氣虚[2]，此其常也，反此者病。脉[3]實血實，脉虚血虚，此其常也，反此者病。

帝曰：如何而反？岐伯曰：氣虚身熱[4]，此謂反也；穀入多而氣少，此謂反也；穀不入[5]而氣多，此謂反也；脉盛血少[6]，此謂反也；脉小血多[6]，此謂反也。

氣盛身寒，得之傷寒。氣虚身熱，得之傷暑。穀入多而氣少者，得之有所脱血，濕居下也。穀入少而氣多者，邪在胃及與肺[7]也。脉小血多者，飲中熱[8]也。脉大血少者，脉有風氣，水漿不入，此之謂也。

【提要】

气与形、谷与气、脉与血的“虚”“实”关系及原因。

【注释】

［1］气实形实，气虚形虚:《素问注证发微》注:“气者，人身之气也；形者，人之形体也。气实则形实，气虚则形虚，此其相称者为常，而相反则为病矣。”《素问绍识》注:“气之虚实，不啻验之于脉，亦必验之于息。”

［2］谷盛气盛，谷虚气虚:《类经》注曰:“人受气于谷，谷入于胃，以传于肺，五脏六腑皆以受气，此气生于谷也，是谓谷气。故谷气盛衰，候当相应，不应则为病矣。”谓纳谷多。

［3］脉：此指脉象。

［4］气虚身热:《针灸甲乙经》“热”下有“气盛身寒”四字，义长。

［5］不入：据上下文，似应作“入少”。

［6］血少、血多:《素问识》注:“血之多少，盖察面而知之。”

［7］邪在胃及与肺:《类经·针刺类·虚实之反者病》注:“邪在胃则不能食，故谷入少；邪在肺则息喘满，故气多。”

［8］饮中热:《素问直解》注:“夫脉小血反多者，其内必饮酒、中热之病，酒行络脉，故血多，行于外而虚于内，故脉小。”

【按语】

本段从形与气、谷与气、血与脉等相称与否来判别人体的常态、病态，以相称为常态，不相称为病态。这里的“虚、实”含义，是对机体内与外两种状态的比较，不同于病证之正虚、邪实的病变机制。实际上形气相符，谷气相合，血脉相得为常态，此类病人一般易治，因其外在表现与内在的病机是一致的。有异于一般的虚实情况，内外不一为病态，此类病人多脉证不符，较难治。提示针灸医生既要掌握一般的虚实情况，也要掌握其异常情况，才能避免虚虚实实之错。

【原文】

夫實者，氣入也；虛者，氣出也[1]；氣實者，熱也；氣虛者，寒也。入實[2]者，左手開鍼空也；入虛[2]者，左手閉鍼空也。

【提要】

病证之虚实及针刺补泻方法。

【注释】

［1］实者，气入也；虚者，气出也:《素问》吴崑注:“言实者，是邪气入而实，虚者，是正气出而虚。”就形体而言，入为增、出为减，所以气入、气出即指有余、不足。

［2］入实、入虚：谓刺实、刺虚。

【按语】

此节所论“虚”“实”与上文有区别，指病证而言，“实”为邪气有余，“虚”为正气不足。先论虚实补泻的效果，类似于后世烧山火、透天凉。再论补泻的方法，主要是以针孔的开闭而言，当补则补，当泻则泻，意在出邪气、存正气，临证当详审明辨，谨慎行事。可证古人是十分注重辨证论治的。

复习思考题

1. 本篇所论“虚”“实”有哪些含义？

2. 本篇辨别虚实的意义是什么？

3. “夫实者，气入也；虚者，气出也”是何义？

十、针解篇第五十四*

本篇主要是对用针原则、补泻方法、用针要领的解释，故以“针解篇”名篇。

（一）学术思想

1. 针刺补泻的基本原则与操作方法 针刺使用补法时，针下应该有温热的感觉，出针时快速闭合针孔；针刺使用泻法时，针下应有寒凉的感觉，出针时不闭针孔。对瘀血阻络为病的，要泻除瘀血。认为“寒温气”多少是诊断虚实的标准，也是施术指标。同时，由于九针形态不同，功能各异，所以针刺是补虚泻实的较好方法。

2. 针刺的深浅、得气与留针时间 针刺进针的深浅取决于疾病在表还是在里，应遵循病浅刺浅、病深刺深的基本原则。进针后，一旦得气要注意不要轻易改变毫针的针刺角度和深浅。关于留针时间，值得注意的是：古人没有明确提出留针时间的长短，而是从针刺效果的角度决定留针的时间，针刺施用泻法要等到针下寒时出针，针刺施用补法要等到针下热时出针。

3. 明确提出医德医风规范 医生给患者针灸施术时务必谨慎小心，甚至有“手如握虎”的感觉；强调针灸医生应该精神高度集中，静下心来观察病人，不能东张西望，更不能有私心杂念；还要注意调控患者的精神状态，使其配合医生顺利进行针灸治疗。

4. 说明九针的目的、意义及功用 九针的创立，亦效法于天地、四时、阴阳。“夫一天、二地、三人、四时、五音、六律、七星、八风、九野，身形亦应之，针各有所宜，故曰九针。”天人相参是《黄帝内经》时代人们的共识，因此，尽管只是制造普通的针灸工具，也要符合天地自然。关于九针的用途更是明确指出：“故一针皮，二针肉，三针脉，四针筋，五针骨，六针调阴阳，七针益精，八针除风，九针通九窍，除三百六十五节气，此之谓各有所主也。”

现节选有关针刺补泻方法和注意事项的部分原文。

（二）文选

【原文】

黄帝問曰：願聞九鍼之解，虚實之道。岐伯對曰：刺虚則實之者，鍼下熱也[1]，氣實乃熱也。滿而泄之者，鍼下寒也[2]，氣虚乃寒也。菀陳則除之者，出惡血也[3]。邪勝則虚之者，出鍼勿按[4]。徐而疾則實者，徐出鍼而疾按之[5]。疾而徐則虚者，疾出鍼而徐按之[6]。言實与虚者，寒温氣多少也[7]。若無若有者，疾不可知也[8]。察後與先者，知病先後也[9]。爲虚與實者，工勿失其法。若得若失者，離其法也[10]。虚實之要，九鍼最妙者，爲其各有所宜[11]也。補瀉之時者，與氣開闔相合[12]也。九鍼之名，各不同形者，鍼窮其所當補瀉[13]也。

【提要】

讨论针刺补泻原则、手法及其要领。

【注释】

[1] 刺虚则实之者，针下热也：即治虚证用补法，针下要有热的感觉。《太素·知针石》注：“刺寒虚者，得针下热，则为实和也。”

[2] 满而泄之者，针下寒也：即实证用泻法，针下有寒的感觉。《太素·知针石》注：“刺热实者，得针下寒，则为虚和也。”《类经·针刺类·用针虚实补泻》注：“针下寒者，自热而寒也，寒则邪气去，而实者虚矣，故为泻。”

[3] 菀陈则除之者，出恶血也：《黄帝内经素问》王冰注：“菀，积也。陈，久也。”“言络脉之中血积而久

者，针刺而除去之也。”

［4］邪盛则虚之者，出针勿按：《素问注证发微》注：“邪盛则虚之者，言诸经邪气之盛者，皆泻其邪，出针之时，勿按其穴，令邪气之发泄也。”指邪盛宜泻的方法。

［5］徐而疾则实者，徐出针而疾按之：《黄帝内经素问》王冰注：“徐出，谓得经气已久，乃出之。疾按，谓针出穴已，速疾按之，则真气不泄，经脉气全，故徐而疾乃实也。”指虚证用补法时，应慢慢出针，紧闭针孔，使正气不致外泄。为针刺补虚之法。

［6］疾而徐则虚者，疾出针而徐按之：《黄帝内经素问》王冰注：“疾出针，谓针入穴已，至于经脉，即疾出之。徐按，谓针出穴已，徐缓按之，则邪气得泄，精气复固，故疾而徐乃虚也。”实证用泻的方法时，应快速出针，缓慢按压针孔。为针刺泻实之法。

［7］言实与虚者，寒温气多少也：《素问集注》张志聪注：“言实与虚者，谓针下寒而气少者为虚，邪气已去也。针下热而气多者为实，正气已复也。”

［8］若无若有者，疾不可知也：指针下气至的感觉似有似无，其往来疾速，如不仔细体察，不易掌握。《素问》吴崑注：“言针下气至若有若无者，气至疾速，难于知也。”

［9］察后与先者，知病先后也：此先后，指标本而言。即审察疾病的先后过程，在于认识疾病的标本。《类经·针刺类·用针虚实补泻》注：“病有标本，先者为本，后者为标。”

［10］若得若失者，离其法也：《灵枢·小针解》：“为虚与实，若得若失者，言补者佖然若有得也，泻则怳然若有失也。”《太素·知针石》注：“失其正法，故得失难定也。”这里强调针刺补泻不能脱离大法。

［11］为其各有所宜：指九针的应用，各有其适应证。《素问》吴崑注：“泻阳气者，宜镵针；泻分气者，宜员针；致脉气者，宜鍉针；发痼疾者，宜锋针；取大脓者，宜铍针；取暴气者，宜员利针；取痛痹者，宜毫针；取远痹者，宜长针；泻机关之水者，宜大针。此其各有所宜也。”

［12］与气开阖相合：即补泻时间与气之开合要相合。《类经·针刺类·用针虚实补泻》注：“气至应时谓之开，已过未至谓之阖。补泻之时者，凡诸经脉气昼夜周行五十度，各有所至之时……故《灵枢·卫气行》曰：‘谨候其气之所在而刺之，是谓逢时。’此所谓补泻之时也。”

［13］针穷其所当补泻：指九针各有其形态，当发挥其补或泻的作用。《素问集注》张志聪注：“九针之名，有镵圆鍉锋之殊分，九针之形，有大小长短之不等，各尽其所当补泻之用而制之也。”

【按语】

本段论述了针刺补泻的原则应与经气开合相吻合。经气至为开，经气去为合。谨候其气之所在而行补泻，以调节经气方能取得疗效。但泻法要以达到针下寒，补法以达到针下热为目的。在手法上，补法宜徐出针而疾按之，泻法则宜疾出针而徐按之。这些论点对后世刺灸学的发展有着深刻的影响。如“烧山火、透天凉”的针法，即是在针下热、针下寒的基础上发展起来的。这里还提出徐疾开阖的补泻方法，开创复式补泻手法的先河。本段言实与虚者以下，《灵枢·九针十二原》作：“言实与虚，若有若无。察后与先，若存若亡。为虚与实，若得若失。”三句为对文，故“言实与虚”之虚实似承上文徐疾补泻而来，当是指针刺补泻后针下欲达之效果，实要有，虚要无。针后谷气和邪气至的情况，即或亡或存；施行补要有所得，泻要有所失。

【原文】

刺實須其虚者，留鍼陰氣隆至，乃去鍼也[1]。刺虚須其實者，陽氣隆至，鍼下熱，乃去鍼也[2]。經氣已至，慎守勿失者，勿變更也[3]。深淺在志者，知病之内外也[4]。近遠如一者，深淺其候等也[5]。如臨深淵者，不敢墮也[6]。手如握虎者，欲其壯也[7]。神無營於衆物[8]者，静志觀病人，無左右視也。義無邪下者，欲端以正也[9]。必正其神者，欲瞻病人目，制其神，令氣易行也[10]。

【提要】

论述针刺之要在于守机守神。

【注释】

[1] 阴气隆至，乃去针也:《素问》吴崑注:“隆至”下，补“针下寒”三字，与下文“针下热”相应。故“隆至”下当有“针下寒”三字。《素问集注》张志聪注:“留针所以候气也。阴气隆至，针下寒也，阳气已退，实者虚矣。”

[2] 针下热，乃去针也:《素问集注》张志聪注:“阳气隆至，针下热也，元气已复，虚者实矣。俱当候其气至，而后乃可去针。”

[3] 经气已至，慎守勿失者，勿变更也：已得气，应慎守候，不要轻易改变手法。《黄帝内经素问》王冰注:“变，谓变易。更，谓改更。皆变法也。言得气至，必宜谨守，无变其法，反招损也。”

[4] 深浅在志者，知病之内外也：即根据疾病在表或在里，决定针刺的浅深。《素问》吴崑注:“病在内，深刺之；病在外，浅刺之。知病之内外，则刺之浅深皆在志矣。”

[5] 近远如一者，深浅其候等也:《类经·针刺类·用针虚实补泻》注:“深者取气远，浅者取气近，远近虽不同，以得气为候则如一也。”即虽然深刺能调取远部的经气，浅刺仅能获取附近的经气，但是无论深刺浅刺，候气之法是一样的。

[6] 如临深渊者，不敢堕也：即强调针刺时要谨慎小心。

[7] 手如握虎者，欲其壮也:《类经·针刺类·用针虚实补泻》注:“持针如握虎，欲其坚而有力也。”

[8] 神无营于众物：神，指精神。无营于众物，即精神集中，不被周围事物分散注意力。《素问集注》张志聪注:“行针之道，贵在守神、静志以观病人，以候其气。”

[9] 义无邪下者，欲端以正也：义，通“意”。邪，不正之意。这里强调医生要心地坦荡，行为端正。

[10] 欲瞻病人目……令气易行也：要注意观察患者的眼神，控制患者的精神活动，使经气易行。《素问注证发微》注:“欲瞻病人之目，制其神气，使之专一，令病人之气易行也。”

【按语】

本段经文强调“泻实必虚，补虚必实”方可出针。要求医者谨守经气来临的时机而进行补泻，要专心致志、思想集中地去观察患者的精神状态。原文“义无邪下者”一句，王冰、吴崑等认为是指持针手法，但是，纵观原文上下句，指“须无邪念”更符合经旨，因为医德对针灸医生而言，的确是获得效果的前提。

复习思考题

1. 如何理解“言实与虚者，寒温气多少也”？
2. 如何理解“近远如一者，深浅其候等也”？
3. 针刺何如而虚，何如而实?

十一、骨空论第六十*

骨空即骨节之交会处，为腧穴之所在。本篇论及风病、腰痛、冲疝等多种不同病证及任督脉的循行与病候，同时指出了上述病证的治疗选穴。由于上述所选腧穴多在骨空处，故以“骨空论”名篇。

（一）学术思想

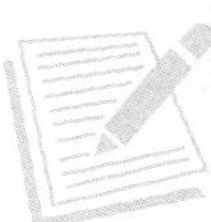

1. 风邪为病的表现及针灸取穴 外感风邪后，可出现振寒、汗出头痛、身重恶寒、颈项痛等

证候，治疗宜选风府穴，调其阴阳，不足则补，有余则泻。另外指出风府穴的定位在第一颈椎上面。同时，本篇还记载了风邪所致的其他疾病和针刺选穴。例如大风汗出灸譩譆，治疗恶风刺攒竹，及腰痛不可以转摇、鼠瘘寒热等风邪所致疾病的针灸取穴。

2. 冲脉、任脉、督脉的经脉循行和病候　冲脉发生病变则气逆上冲，腹内疼痛。任脉病变，在男子为疝气病，女子为瘕聚病。督脉的病候为脊强反折。

3. 咳喘和膝关节病的证治　对于气逆喘鸣有声的病人，治疗时取天突穴。如逆气上冲喉部，选大迎穴治疗。对于行走困难、膝关节能伸不能屈的病人，治疗时可取股部经穴；坐下而膝痛的，治疗时可取环跳穴。此外，对膝关节酸痛、膝关节内似有异物等膝关节病的治疗进行了论述。

4. 归纳水病五十七穴　治疗水病的57穴，包括：尻骨上5行，每行5穴；伏兔上2行，每行5穴；左右各1行，每行5穴；踝上各1行，每行6穴。

此外，本篇还论及治疗寒热病及犬咬伤等证的灸法。

现节选有关针刺取穴和灸法治疗寒热病、犬咬伤等的原文。

（二）文选

【原文】

黄帝問曰：余聞風者百病之始也，以鍼治之奈何？岐伯對曰：風從外入，令人振寒，汗出頭痛，身重惡寒，治在風府，調其陰陽，不足則補，有餘則瀉。

大風頸項痛[1]，刺風府，風府在上椎[2]。大風汗出[3]，灸譩譆，譩譆在背下俠脊傍三寸所，厭之，令病者呼譩譆，譩譆應手[4]。

從風憎風，刺眉頭[5]。失枕在肩上横骨間[6]，折，使榆臂，齊肘正，灸脊中[7]。䏚絡季脅，引少腹而痛脹[8]，刺譩譆。腰痛不可以轉摇，急引陰卵，刺八髎與痛上，八髎在腰尻分間[9]。鼠瘻寒熱[10]，還刺寒府，寒府在附膝外解營[11]，取膝上外者使之拜，取足心者使之跪[12]。

【提要】

讨论风病等的刺灸取穴法。

【注释】

［1］大风颈项痛：大风即风邪较甚者。《素问集注》张志聪注："夫风伤卫，卫气一日一夜大会于风府，是以大风之邪随卫气而直入于风府者，致使其头项痛也。"

［2］上椎：即第一颈椎上，指风府穴。《素问》吴崑注："言在项骨第一节，上椎也。"

［3］大风汗出：《素问集注》张志聪注："汗为阴液。大风汗出者，阳气伤而邪陷于经脉之下，故当灸之。"

［4］厌之……谚譆应手：《类经·针刺类·刺诸风》注："厌之，以指按其穴也。乃令病人呼譩譆之声，则应手而动，故即以为名。"本句论述取譩譆穴的方法，即用手指按压穴位，让病人呼"譩譆"一词，则手下有震动感觉。

［5］从风憎风，刺眉头：从，因也。憎风即恶风。指因被风邪所伤而致的恶风，刺攒竹穴。《黄帝内经素问》王冰注："谓攒竹穴也。"

［6］失枕在肩上横骨间：失枕即落枕，宜取肩上横骨间。肩上横骨间，诸家的认识不一。《素问》吴崑注："失枕者，风在颈项，颈痛不利，不能就枕也。肩上横骨者中，当是巨骨穴。"又《类经·针刺类·刺头项七窍病》注："刺在肩上横骨间，当是后肩骨上，手太阳之肩外俞也，或为足少阳之肩井穴，亦主颈项之痛。"皆可参。

［7］折……灸脊中：榆，当作"揄"。《类经·针刺类·刺头项七窍病》注："榆，当作揄，引也。谓使病者

引臂，下齐肘端以度脊中，乃其当灸之处，盖即督脉之阳关穴也。”晚清医家顾观光说：“折字绝句，痛如折也。”这里介绍灸腰阳关穴治疗腰痛如折。

［8］眇（miǎo秒）络季胁，引少腹而痛胀：即从软肋牵引少腹而痛。《素问直解》注：“肋稍曰眇，眇络，肋稍之络也。季胁，胁之尽处也。眇络季胁，经脉不和，枢转不利，致引少腹而痛胀。”

［9］八髎在腰尻分间：八髎穴在腰尻间孔隙中，即骶后孔处。

［10］鼠瘘寒热：《类经·针刺类·刺痈疽》注：“鼠瘘，瘰疬也。”寒热指症状。《病源·鼠瘘》云：“鼠瘘者，由饮食不择，虫蛆毒变化入于腑脏，稽留脉内不出，使人寒热，其根在肺，生于颈腋之间。”

［11］寒府在附膝外解营：解，指骨缝窟也。解营，即骨缝中间之穴。《类经·针刺类·刺痈疽》注：“寒府在附膝外解营，谓在膝下外辅骨之骨解间也。凡寒气自下而上者，必聚于膝，是以膝膑最寒，故名寒府……当是足少阳经之阳关穴。盖鼠瘘在颈腋之间，病由肝胆，故当取此以治之。”

［12］取膝上……使之跪：指委中和涌泉的取穴体位。《素问集注》张志聪注：“拜，揖也。取膝上外解之委中者，使之拜，则膝挺而后直，其穴易取也。跪则足折，而涌泉之穴宛在于足心之横纹间矣。”

【按语】

本段提示因风邪侵入人体轻重不同而用穴各异。如风邪从外侵入，使人洒洒恶寒，汗出头痛，体酸重怕冷，可取风府以调和气血阴阳而祛风寒；若感受风邪，卫阳不固而汗出，可灸譩譆穴，并提出取譩譆、委中、涌泉穴的方法。本段还论述了治疗落枕、腰痛的穴位及治法，临床可作参考。

【原文】

水俞五十七穴者，尻上五行，行五；伏兔上兩行，行五；左右各一行，行五；踝上各一行，行六穴[1]。髓空[2]在腦後三分，在顱際鋭骨之下，一在齗基下[3]，一在項後中復骨下[4]，一在脊骨上空，在風府上[5]。脊骨下空，在尻骨下空[6]。數髓空在面俠鼻[7]，或骨[8]空在口下當兩肩[9]。兩髆骨空，在髆中之陽[10]。臂骨空在臂陽，去踝四寸，兩骨空之間[11]。股骨上空在股陽，出上膝四寸[12]。骭骨空在輔骨之上端[13]。股際骨空在毛中動下[14]。尻骨空在髀骨之後，相去四寸[15]。扁骨有滲理湊，無髓孔，易髓無空[16]。

【提要】

阐述治疗水病的腧穴。

【注释】

［1］水俞五十七穴者……行六穴：《黄帝内经素问》王冰注：“所在刺灸分壮，具《水热穴论》中，此皆是骨空，故《气穴篇》内与此重言尔。”

［2］髓空：风府穴。

［3］一在齗（yín银）基下：齗，同“龈”。齗基指下齿缝处。《类经·经络类·骨空》注：“唇内上齿缝中曰齗交，则下齿缝中当为齗基。今曰齗基下者，乃颐下正中骨罅也。”

［4］一在项后中复骨下：《类经·经络类·骨空》注：“即大椎上骨节空也。复当作伏，盖项骨三节不甚显，故云伏骨下也。”即一孔在项后伏骨下面。项后正中，即哑门穴。

［5］一在脊骨上空，在风府上：《类经·经络类·骨空》注：“风府上，脑户也，督脉穴。”即有一穴在脊骨上孔的风府上面，为脑户穴。

［6］脊骨下空，在尻骨下空：《类经·经络类·骨空》注：“脊内之末为尻骨，尻骨下空，长强也，督脉穴。”

［7］数髓空在面侠鼻：《类经·经络类·骨空》注：“数，数处也。在面者，如足阳明之承泣、巨髎，手太阳之颧髎，足太阳之睛明，手少阳之丝竹空，足少阳之瞳子髎、听会。侠鼻者，如手阳明之迎香等处。皆在面之骨空也。”

［8］或（yù）骨：指下颌骨。沈彤《释骨》："或，即域之本字，云或骨者，以其骨在口颊下，象邦域之回蔽。"

［9］在口下当两肩：《素问》吴崑注："当两肩大迎处也。"

［10］在髆中之阳：阳指外侧。《素问》吴崑注："髆，肩膊也。膊阳，膊之外也。"《类经·经络类·骨空》注："中之阳，肩中之上髃也。即手阳明肩髃之次。"

［11］去踝四寸，两骨空之间：去踝四寸，即离腕关节上四寸，当为三阳络。《类经·经络类·骨空》注："去踝四寸两骨之间，手少阳通间之次也，亦名三阳络。"

［12］出上膝四寸：《类经·经络类·骨空》注："出上膝四寸，当足阳明伏兔、阴市之间。"

［13］骬骨空在辅骨之上端：《类经·经络类·骨空》注："骬，足胫骨也。骬骨之上为辅骨。辅骨之上端，即足阳明犊鼻之次。"

［14］股际骨空在毛中动下：即股际间骨孔在阴毛之中动脉下，当为曲骨穴。《类经·经络类·骨空》注："毛中动下，谓曲骨两旁股际，足太阴冲门动脉之下也。"又《素问注证发微》注："其股际亦有空，在毛中动脉之下，疑是任脉经曲骨穴。"可参。

［15］尻骨空在髀骨之后，相去四寸：《黄帝内经素问》王冰注："是谓尻骨八髎穴也。"

［16］扁骨……易髓无空：《黄帝内经素问》王冰注："扁骨，谓尻间扁戾骨也。其骨上有渗灌文理归凑之，无别髓孔也。易，亦也。骨有孔则髓有孔，骨若无孔，髓亦无孔也。"扁骨应包括通身之扁骨，有血脉渗灌之纵理，没有髓孔，一般亦无穴位。

【按语】

本段首先介绍了57个水穴的分布部位，但未提出具体穴名，后世注家作了列举。这57穴的分布是：尻骨上有5行，每行各5穴，计25穴；伏兔上有2行，每行各5穴，计10穴（下腹部肾经穴）；又左右各1行，每行各5穴，计10穴（应是下腹部足阳明经穴）；足内踝上各1行，每行各6穴，计12穴（内踝上肾经穴）。其次论述了头部、面部、脊柱、肩膊、股骨、胫骨、尾骨等部位的骨空所在位置。最后还指出人体扁骨有渗灌血脉的纹理而无髓空，符合实际情况。

【原文】

灸寒熱之法，先灸項大椎，以年爲壯數[1]，次灸橛骨[2]，以年爲壯數，視背俞陷者灸之[3]，舉臂肩上陷者[4]灸之，兩季脅之間[5]灸之，外踝上絶骨之端[6]灸之，足小指次指間[7]灸之，腨下陷脉[8]灸之，外踝後[9]灸之，缺盆骨上切之堅痛如筋者[10]灸之，膺中陷骨間[11]灸之，掌束骨下[12]灸之，齊下關元三寸[13]灸之，毛際動脉[14]灸之，膝下三寸分間[15]灸之，足陽明跗上動脉[16]灸之，巔上一[17]灸之，犬所嚙[18]之處灸之三壯，即以犬傷病法灸之[19]，凡當灸二十九處[20]。傷食灸之[21]，不已者，必視其經之過於陽者，數刺其俞而藥之[22]。

【提要】

论灸法的应用。

【注释】

［1］以年为壮数：壮是灸法的术语。每艾灸一炷为一壮。即依据年龄大小决定施灸的量。

［2］橛骨：即尾骶骨。《黄帝内经素问》王冰注："尾穷谓之橛骨。"

［3］背俞陷者灸之：《类经·针刺类·灸寒热》注："背俞，皆足太阳经穴。陷下之处，即经气之不足者，故当灸之。"

［4］举臂肩上陷者：《类经·针刺类·灸寒热》注："肩髃也，手阳明经穴。"

［5］两季胁之间：《黄帝内经素问》王冰注："京门穴，肾募也，在髂骨与腰中季胁本夹脊。"

［6］外踝上绝骨之端：《类经·针刺类·灸寒热》注："足少阳阳辅穴也。"

[7] 足小指次指间:《类经·针刺类·灸寒热》注:“足少阳侠溪穴也。”

[8] 腨下陷脉:《类经·针刺类·灸寒热》注:“足太阳承山穴也。”

[9] 外踝后:《类经·针刺类·灸寒热》注:“足太阳昆仑穴也。”

[10] 缺盆骨上切之坚痛如筋者:《素问》吴昆注:“此非谓穴，乃肉间结核也。”似当为缺盆穴。

[11] 膺中陷骨间:《类经·针刺类·灸寒热》注:“任脉之天突穴也。”

[12] 掌束骨下:《黄帝内经素问》王冰注:“阳池穴也。在手表腕上陷者中，手少阳脉之所过也。”

[13] 脐下关元三寸:《类经·针刺类·灸寒热》注:“任脉之关元穴在脐下三寸。”

[14] 毛际动脉:《黄帝内经素问》王冰注:“以脉动应手为处，即气街穴也。”

[15] 膝下三寸分间:《黄帝内经素问》王冰注:“三里穴也，在膝下同身寸之三寸，胫骨外廉两筋肉分间，足阳明脉之所入也。”

[16] 足阳明跗上动脉:《黄帝内经素问》王冰注:“冲阳穴也，在足跗上同身寸之五寸骨间动脉，足阳明脉之所过也。”

[17] 巅上一:《类经·针刺类·灸寒热》注:“督脉之百会穴也。”

[18] 犬所啮：啮，咬也。即犬咬伤的部位。

[19] 即以犬伤病法灸之:《黄帝内经素问》王冰注:“犬伤而发寒热者，即以犬伤法三壮灸之。”

[20] 二十九处：谓大椎一，橛骨一，背俞二，举肩上陷二，两胁之间二，绝骨二，小指次指二，腨下陷脉二，外踝二，缺盆二，膺中一，掌骨二，关元一，毛际动脉二，膝下三寸二，跗上二，巅上一。《类经·针刺类·灸寒热》注:“自犬啮之上，共计二十九处。犬伤者无定所，故不在数内。”

[21] 伤食灸之：食，通“蚀”。这里指犬伤伤口侵蚀、加重时，可用灸法治疗。

[22] 数刺其俞而药之：即多次刺其腧穴，同时配合服药。《素问》吴昆注:“刺以泻其阳，药以和其阴。”

【按语】

本段专论以艾灸调和气血，疏通经脉，达到治疗寒热病的目的，并详述所用腧穴的定位。另外值得重视的是：提出犬咬伤及伤口侵蚀恶化后可采用灸法治疗（现临床多不用针灸治疗）。结尾提醒犬咬伤及伤口侵蚀加重时，除了使用灸法外，反复多次地针刺经过伤口部位经脉的腧穴，同时配合药物治疗。

复习思考题

1. 水俞五十七穴包括哪些穴?
2. 结合经文谈谈取穴法对针刺操作的影响。

十二、水热穴论第六十一*

本篇论述了治疗水病、热病的腧穴分布及属性，对水病的产生机理进行了探讨，故以“水热穴论”名篇。

（一）学术思想

1. 水病形成的机理及肺肾二脏在其中的作用 肾是至阴之脏，属水；肺为水之上源，外合于皮毛。腹水的发生是由于肾的气化失常，关门不利，水湿积聚。风水的形成是用力汗出的时候遇到风邪，肺卫受损，汗孔骤闭，余汗未尽，向外不能泄于皮肤，滞留在六腑，流走于皮肤。

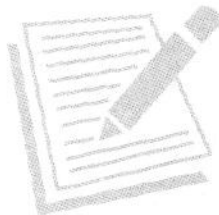

2. 论水俞五十七穴 本篇介绍了治疗水肿病 57 穴的分布及不同部位腧穴的功能特点。认为上述 57 穴是阴气汇聚的部位，也是水液出入的地方。尻上 5 行，每行有 5 个穴，这 25 穴是督脉和足太阳经所主。伏兔上各有2行，每行5穴，这20穴是肾气通行的道路。足内踝上各1行，每行6个穴，这12穴是肾脉下行的部分。

3. 论四时不同刺法　四时寒温不同，经气深浅有别，所以针刺方法也要相应调整。春天针刺要取络脉分肉，夏天取盛经分腠，秋天取经俞，冬天取井荥。

4. 论治热病五十九穴　治疗热病的59个腧穴分布规律为：头上5行，每行5穴，能泄越诸阳经上逆的热邪；胸部8穴可以泻除胸中的热邪；下肢8穴可以泻除胃中的热邪；其余8穴可以泻除四肢的热邪；五脏俞旁有5个穴，左右共10穴，可以泻除五脏的热邪。以上是古人实践所得，值得研究。

现节选治疗水病的机理及五十七穴，四时不同刺法的机理，治疗热病五十九穴等内容。

（二）文选

【原文】

帝曰：水俞五十七處[1]者，是何主也？岐伯曰：腎俞[2]五十七穴，積陰之所聚也，水所從出入也[3]。尻上五行行五者，此腎俞[4]。故水病下爲胕腫大腹，上爲喘呼，不得臥者，標本俱病[5]。故肺爲喘呼，腎爲水腫，肺爲逆不得臥，分爲相輸俱受者[6]，水氣之所留也。伏兔上各二行行五者[7]，此腎之街[8]也。三陰之所交結於脚[9]也。踝上各一行行六[10]者，此腎脉之下行也，名曰太衝[11]。凡五十七穴者，皆藏之陰絡，水之所客也[12]。

【提要】

论述治疗水病的机理及五十七穴。

【注释】

[1] 水俞五十七处：指治疗水病的五十七穴。“处”作“穴”解。与下文“肾俞五十七穴”异文同义。

[2] 肾俞：指治疗水病的俞穴，非指肾俞一穴。

[3] 积阴……出入也：指水俞五十七穴为阴气积聚之处，也是水所出入之处。《素问直解》注：“肾俞五十七穴，其穴从尻至足，在身半以下，地气所主，故曰积阴之所聚也。积阴所聚，水气从之，故水之所从以出入也。”

[4] 尻上五行行五者，此肾俞：《类经·针刺类·肾主水水俞五十七穴》注：“尻上五行者，中行督脉也。傍四行，足太阳膀胱经脉也。行五者，中行五穴：长强、腰俞、命门、悬枢、脊中也。次二行各五穴：白环俞、中膂内俞、膀胱俞、小肠俞、大肠俞也。又次二行各五穴：秩边、胞肓、志室、肓门、胃仓也。五行共二十五穴，皆在下焦而主水，故皆曰肾俞。”

[5] 标本俱病：肾主水，司气化，肺为水上之源，故肾为本，肺为标。水病上见喘呼，病在肺，下见跗肿大腹，病在肾，故为标本俱病。《太素·气穴》注：“标为肺也，本为肾也，肺为喘呼，肾为水肿，二脏共为水病，故曰俱病也。”

[6] 相输俱受者：即肺、肾二脏之气相互输应，同时受邪而发水湿留聚之病。《素问直解》高世栻注：“肾气上升，肺气下降，上下分行，相为输布。今俱受病者，乃水气之所留聚也。”《类经·针刺类·肾主水水俞五十七穴》注：“言水能分行诸气，相为输应而俱受病者，正以水气同类。水病则气应，气病则水应，留而不行，俱为病也。”

[7] 伏兔上各二行行五者：《类经·针刺类·肾主水水俞五十七穴》注：“伏兔之上即腹部也，腹部之脉，任居中行，左右各二，夹脐旁两行者，足少阴并冲脉气所发，行各五穴，则横骨、大赫、气穴、四满、中注是也。次外二行者，足阳明经所行，行各五穴，则气冲、归来、水道、大巨、外陵是也。左右共二十穴。”

[8] 肾之街：《素问》吴崑注：“街，往来道也。”即肾脉所通行之道路。指上述穴位是肾气通行的道路。

［9］三阴之所交结于脚：《说文·肉部》"脚，胫也。"即足三阴经脉交于小腿下的三阴交。

［10］踝上各一行行六：《类经·针刺类·肾主水水俞五十七穴》注："踝上各一行，独指足少阴肾经而言。行六穴，则大钟、照海、复溜、交信、筑宾、阴谷是也。"

［11］此肾脉之下行也，名曰太冲：《类经·针刺类·肾主水水俞五十七穴》注："肾之大络，并冲脉下行于足，合而盛大，故曰太冲。"

［12］皆脏之阴络，水之所客也：《素问》吴崑注："脏，肾脏。络，支络。"《素问集注》张志聪注："凡此五十七穴，皆水脏之阴络，水之所客也。客者，谓留舍于脉络之间，非入于脉中也。"

【按语】

治疗水肿病的57个腧穴，《黄帝内经》中曾反复提出，但内容相互不一。《素问·气穴论》《素问·骨空论》《灵枢·四时气》三篇中也有论述，这是古人总结实践经验所得，有待于进一步研究。关于"五十七穴"名称，诸注亦不一。据王冰、张景岳注：为背部督脉之长强、腰俞、命门、悬枢、脊中5穴，次2行各5穴，为白环俞、中膂内俞、膀胱俞、小肠俞、大肠俞及秩边、胞肓、志室、肓门、胃仓，左右20穴，腹部足少阴经的横骨、大赫、气穴、四满、中注及次2行足阳明经的气冲、归来、水道、大巨、外陵，左右共20穴，足少阴经的大钟、照海、复溜、交信、筑宾、阴谷，左右12穴，共为57穴。本段指出治水病的57穴，亦称"肾俞"，为水之所客，强调肾脏在治疗水肿病过程中的重要性。肾为水脏，内藏元气，总司人身之气化，气行则水行。同时，肺与水肿病的形成也有密切关系，故后世有"肺为水之上源"之说。因此，肾肺俱病对于水肿病的形成以及调治肾肺治疗水肿病的理论，一直在指导临床实践，并不断得到验证。

【原文】

帝曰：春取絡脉分肉何也？岐伯曰：春者木始治，肝氣始生，肝氣急，其風疾，經脉常深，其氣少，不能深入[1]，故取絡脉分肉間。帝曰：夏取盛經分腠何也？岐伯曰：夏者火始治，心氣始長，脉瘦氣弱[2]，陽氣留溢[3]，熱熏分腠，内至於經，故取盛經分腠，絶膚而病去[4]者，邪居淺也。所謂盛經者，陽脉也。帝曰：秋取經俞[5]何也？岐伯曰：秋者金始治，肺將收殺[6]，金將勝火[7]，陽氣在合，陰氣初勝，濕氣及體[8]，陰氣未盛，未能深入，故取俞以瀉陰邪，取合以虛陽邪，陽氣始衰，故取於合[9]。帝曰：冬取井滎何也？岐伯曰：冬者水始治，腎方閉[10]，陽氣衰少，陰氣堅盛，巨陽伏沈[11]，陽脉乃去，故取井以下陰逆，取滎以實陽氣[12]。故曰：冬取井滎，春不鼽衄[13]。此之謂也。

【提要】

阐述四时不同刺法的机理。

【注释】

［1］其气少，不能深入：指春天少阳之气初升，阳气尚微，故宜浅刺。《素问集注》张志聪注："其经脉之气随冬令伏藏，久深而始出，其在经之气尚少，故不能深入而取之经。"

［2］脉瘦气弱：《素问注证发微》注："脏气始长，其脉尚瘦，其气尚弱，因为心气始长，所以脉气未盛。"

［3］阳气留溢："留"《太素》《甲乙》作"流"，为同音假借。"留溢"即"充盛"之意。《类经·针刺类·四时之刺》注："夏令阳浮于外。"

［4］取盛经分腠，绝肤而病去：谓夏季针刺时不宜过深，透过皮肤即可。《素问经注节解》注："夏热气浮，邪居阳分，用针不必太深。绝肤谓绝其皮肤而病邪已去也。"

［5］经俞：《类经·针刺类·四时之刺》注："经俞者，诸经之经穴俞穴也。俞应夏，经应长夏，皆阳分之穴。"

［6］肺将收杀：《素问直解》注："收，收敛。杀，肃杀也。"

[7] 金将胜火:《黄帝内经素问》王冰注:“金王火衰,故云金将胜火。”秋季为金旺火衰之时。

[8] 湿气及体:《类经·针刺类·四时之刺》注:“阳气初衰,阴气初胜,故寒湿之气及体。”谓初秋寒湿之气胜,易侵犯人体。

[9] 取于合:合指合穴。《类经·针刺类·四时之刺》注:“阴气未深,犹在阳分,故取经俞以泻阴邪。阳气始衰,邪将收敛,故取合穴以虚阳邪也。”《素问经注节解》注:“肺以太渊为俞,以尺泽为合。”

[10] 肾方闭:《素问经注节解》注:“方闭谓初冬也。阳衰阴盛,冬至之后,一阳始生。”

[11] 巨阳伏沉:巨阳即太阳,即太阳之气潜藏于里。

[12] 取井以下阴逆,取荥以实阳气:《素问经注节解》注:“冬阴寒逆,抑之使下,冬阳气微,实之为贵。”《素问集注》张志聪注:“夫井,木也,木生于水,故取井木以下阴气,勿使其发生而上逆也。荥,火也,故取荥穴以实阳气,乃助其伏藏也。”

[13] 冬取井荥,春不鼽衄:《素问集注》张志聪注:“盖冬令闭藏,以奉春生之气,故冬取井荥,助藏太阳少阴之气,至春时阳气外出,卫固于表,不使风邪有伤肤腠络脉,故春不鼽衄,此之谓也。”

【按语】

不同季节针刺不同腧穴,体现了因时制宜、天人相应的学术观点。由于五脏之气应四时,四时阴阳有盛衰,五脏之气亦有相应的变化,气血阴阳亦有趋向于表里之异,故有春取络脉分肉,夏取盛经分腠,秋取经穴、俞穴,冬取井穴、荥穴的不同刺法,总以调和气血,气至病所为宜。

四时深浅的不同刺法,在《黄帝内经》中凡八见,包括《诊要经络论》《四时刺逆从论》《本输》《终始》《寒热病》《四时气》《顺气一日分为四时》及本篇。所论基本一致,唯有以经脉络脉定深浅,或以皮肤、分肉、骨髓分浅深,或以井、荥、俞、经、合定四时之不同,可以互参。

【原文】

帝曰:夫子言治熱病五十九俞,余論其意,未能領别其處,願聞其處,因聞其意。岐伯曰:頭上五行行五者,以越諸陽之熱逆[1]也。大杼、膺俞[2]、缺盆、背俞[3],此八者,以瀉胸中之熱[4]也。氣街、三里、巨虚上下廉,此八者,以瀉胃中之熱[5]也。雲門、髃骨[6]、委中、髓空[7],此八者,以瀉四支之熱[8]也。五藏俞傍五,此十者,以瀉五藏之熱也[9]。凡此五十九穴者,皆熱之左右也。帝曰:人傷於寒而傳爲熱,何也?岐伯曰:夫寒盛則生熱[10]也。

【提要】

论述治热病的五十九穴。

【注释】

[1] 头上五行行五者,以越诸阳之热逆:《类经·针刺类·热病五十九俞》注:“头上五行者,督脉在中,傍四行,足太阳经也。中行五穴,上星、囟会、前顶、百会、后顶也。次两傍二行各五穴,五处、承光、通天、络却、玉枕也。又次两傍二行各五穴,临泣、目窗、正营、承灵、脑空也。五行共二十五穴,俱在巅顶之上,故可散越诸阳热气之逆于上者。”

[2] 膺俞:《类经·针刺类·热病五十九俞》注:“膺俞,中府也。”《针灸甲乙经》:“中府,肺募也,一名膺中俞。”

[3] 背俞:《素问集注》张志聪注:“背俞即风门穴。”

[4] 以泻胸中之热:《太素·气穴》注:“此八穴前后近胸,故泻胸中热也。”

[5] 以泻胃中之热:《类经·针刺类·热病五十九俞》注:“此八者,俱足阳明经穴,故可泻胃中之热。”

[6] 髃骨:即肩髃穴。《黄帝内经素问》王冰注:“验今《中诰孔穴图经》,无髃骨穴,有肩髃穴,穴在肩端两骨间,手阳明跷脉之会。”

[7] 髓空:《黄帝内经素问》王冰注:“按今《中诰孔穴图经》云:腰俞穴,一名髓空,在脊中第二十一椎节

下，主汗不出，足清不仁，督脉气所发也。”

［8］以泻四肢之热也:《太素·气穴》注:“云门近肩，髃骨在肩，并向手臂也，委中在腘，髓空在腰，一名腰输，皆主于脚，故泻四支之热也。”

［9］五脏俞傍五，此十者，以泻五脏之热也:《类经·针刺类·热病五十九俞》注:“五脏俞傍五穴，肺俞之傍，魄户也；心俞之傍，神堂也；肝俞之傍，魂门也；脾俞之傍，意舍也；肾俞之傍，志室也。皆足太阳经穴。凡五脏之系，咸附于背，故此十者，可泻五脏之热。”

［10］寒盛则生热:《类经·针刺类·热病五十九俞》注:“寒邪外束，则阳气内郁，故传而为热，所以寒盛则生热也。”

【按语】

本段讨论了针刺治疗热病的59个腧穴及其治疗范围。取穴原则，或局部取穴，或循经取穴，但总以疏导气血、泻热祛邪为关键。“热病五十九穴”亦见于《热病》篇，唯所取穴位不一。《热病》篇59穴以四肢为主，盖以泻热之本。本篇则多随邪之所在，盖以泻热之标。两篇相同者仅18穴，其余皆异。正如张介宾所说:“皆热俞也，均不可废，凡刺热者，当总本二篇议，各随其宜而取用之，庶呼尽刺热之善矣。”

复习思考题

1. 除本篇外，《黄帝内经》中讨论四时不同刺法的篇章还有哪些？
2. 能泻胸中之热的腧穴有哪些？

十三、缪刺论第六十三*

本篇主要讨论缪刺法，即病在络脉则左病取右，右病取左，故以“缪刺论”名篇。

（一）学术思想

1. 外邪侵入人体的途径与奇病的产生　一般外邪侵入人体是由浅入深，逐层深入达到脏腑的。即从皮毛开始，然后孙脉、络脉、经脉，最后到脏腑。而奇病的产生是由于病邪在传变过程中出现异常，即从皮毛开始，侵入孙络后，滞留不行，闭塞不通，没有侵入经脉，流溢于大络，发生奇病。奇，异也，异于恒常。奇病，指病只在一侧之络脉，或在左，或在右。

2. 缪刺的意义及与巨刺的区别　缪刺是针对奇病的一种针刺方法，即在络脉的病，在左刺右，在右刺左。络脉有病时，其病痛的部位与经脉有病是不一样的。病邪在络脉时，病位较浅，所以缪刺是刺络；巨刺也是在左刺右，在右刺左，但巨刺是刺经。

3. 邪客于各经络脉的缪刺法　本篇论述了邪客于足少阴之络、邪客于手少阳之络、邪客于足厥阴之络、邪客于足太阳之络、邪客于手阳明之络等的病候与缪刺。经曰:“邪客于足太阳之络，令人头项肩痛，刺足小指爪甲上，与肉交合者各一痏，立已。不已，刺外踝下三痏，左取右，右取左，如食顷已。”指出邪犯足太阳之络时，先刺足小指部的至阴穴各一次，立刻就好。若不愈，改刺外踝下的金门穴，左病取右，右病取左。

现节选缪刺机理及缪刺与巨刺区别的原文。

（二）文选

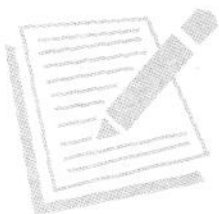

【原文】

黄帝問曰：余聞繆刺[1]，未得其意，何謂繆刺？岐伯對曰：夫邪之客於形也，必先舍於皮毛，留而不去，入舍於孫脉，留而不去，入舍於絡脉，留而不去，入舍於經脉，内連五藏，散於腸胃，陰陽俱感，五藏乃傷，此邪之從皮毛而入，極於五藏之次[2]也。如此，則治其經[3]焉。今邪客於皮毛，入舍於孫絡，留而不去，閉塞不通，不得入於經，流溢於大絡，而生奇病[4]也。夫邪客大絡者，左注右，右注左，上下左右與經相干[5]，而布於四末，其氣無常處，不入於經俞，命曰繆刺。

【提要】

论述外邪侵入人体的传变规律。

【注释】

［1］缪（miù 谬）刺：《类经・针刺类・缪刺巨刺》："缪，异也。"《素问识》注："盖左病刺右，右病刺左，交错其处，故曰缪刺。"即络脉之病，在左刺右，在右刺左，交错而针。

［2］极于五脏之次：极，至也，达到之意。次，次序、层次，即邪气从表而入，逐渐深入，最后侵犯于五脏之次序。

［3］治其经：即治其经之正治法。《类经・针刺类・缪刺巨刺》注："治经者，十二经穴之正刺也，尚非缪刺之谓。"

［4］奇病：奇可作"只"或"独"解。如《太平御览》卷七五〇引《风俗通》曰："奇，只也。"奇病指病只在一侧之络脉，或在左或在右。《素问集注》张志聪注："奇病者，谓病气在左，而证见于右，病气在右，而证见于左。"亦通。

［5］上下左右与经相干：干，干扰、干涉之意。《素问注证发微》注："其邪客大络，左注于右，右注于左，上下左右，与经虽相干，其实不得入于经。"

【按语】

本段论述病邪传变规律及缪刺的机理。病邪传变，由皮毛而孙络而大络而经而肠胃而五脏，但前提是阴阳俱感。如此至五脏者，"当刺其经"。缪刺的机理，主要是因为邪客于大络，左注右，右注左，上下左右与经相干，而布于四末，其气无常处，不入于经俞。从此可以看出，邪客于大络而未入于经，当用缪刺。

【原文】

帝曰：願聞繆刺，以左取右，以右取左，奈何？其與巨刺[1]何以别之？岐伯曰：邪客於經，左盛則右病，右盛則左病，亦有移易[2]者，左痛未已而右脉先病，如此者，必巨刺之，必中其經，非絡脉也。故絡病者，其痛與經脉繆處，故命曰繆刺[3]。

【提要】

论述缪刺与巨刺的区别。

【注释】

［1］巨刺：《素问》吴崑注："巨刺，大经之刺也。"巨刺、缪刺，其法相同，同是左取右，右取左，但刺大经者，谓之巨刺，刺大络者，谓之缪刺。

［2］移易：同义复词。《玉篇・禾部》："移，易也。"改变之意。

［3］其痛与经脉缪处，故命曰缪刺：经病与络病的疼痛部位不同。《素问直解》注："缪处，异处也。谓经脉之痛，深而在里，络脉之痛，支而横居，病在于络，左右纰缪，故命曰缪刺。"

【按语】

本段论述缪刺与巨刺的区别。二者针刺方法均是左取右，右取左，均治其先发病。不同点在于：从邪客部位看，巨刺是邪客经脉，其特点是左盛则右病，右盛则左病，即左侧邪盛而其病症表现于右，右侧亦然，或左病未已而右脉又病，右病未已而左脉又病。而缪刺为邪客于络，其特点是病邪从左注右，从右注左，与邪客于经之左侧邪盛而症显于右不同。从针刺部位看巨刺必中其经，缪刺必中其络。

【原文】

凡刺之數[1]，先視其經脉，切而從之[2]，審其虛實而調之，不調者經刺之[3]。有痛而經不病者，繆刺之[4]，因視其皮部有血絡者盡取之，此繆刺之數也。

【提要】

提出诊疗的方法是先审经脉，据虚实而调之。

【注释】

[1] 数：法也。在此指针刺的法则。

[2] 切而从之：《针灸甲乙经》作“循”，亦通。《说文·从部》：“从，随行也。”切其脉而循摩之。

[3] 不调者经刺之：《太素·量缪刺》注：“不调者，偏有虚实也。偏有虚实者，可从经穴调其气也。”《类经·针刺类·缪刺巨刺》注：“调者，如汤液导引之类皆是也。调之而不调，然后刺其经脉，是谓经刺，亦曰巨刺。”

[4] 有痛而经不病者，缪刺之：《类经·针刺类·缪刺巨刺》注：“有痛而经不病者，病在大络也，故当缪刺之。”《太素·量缪刺》注：“循经候之，不见有病，仍有痛者，此病有异处，故左痛刺右等，名曰缪刺。”

【按语】

缪刺法是根据经络有左右相交相会，左注右，右注左的循行流注原理，而采取左病刺右，右病刺左的针刺方法，以调和气血，疏导络脉。虽然缪刺法与巨刺法都是左病治右，右病治左，但缪刺是调治络脉的浅刺法，正如本文所说：“有痛而经不病者，缪刺之。”需要注意的是，缪刺的浅刺法中亦包括刺血法，如“因视其皮部有血络者尽取之，此缪刺之数也。”

复习思考题

1. 经文“邪客于经，左盛则右病，右盛则左病”说明什么？
2. 试述缪刺与巨刺的区别。

第二章
《难经》选

扫一扫，查阅本章数字资源，含PPT、音视频、图片等

第一节 《难经》的针灸学术思想

《难经》全名为《黄帝八十一难经》，是我国古代中医典籍之一。在学术上与《黄帝内经》并重，故有“内难”之称，是研习中医学的重要文献。据现存文献记载，《难经》名称首见于汉·张仲景《伤寒杂病论·序》：“撰用《素问》《九卷》《八十一难》《阴阳大论》《胎胪药录》，并平脉辨证，为《伤寒杂病论》，合十六卷。”《隋书·经籍志》载有《黄帝八十一难经》，但不著撰人。至《旧唐书·经籍志》则载为秦越人所作也。唐·杨玄操《难经集注》序中也说：“《黄帝八十一难经》者，斯乃渤海秦越人之所作也。越人受桑君之秘术，遂洞明医道，至能彻视脏腑，剖肠剔心，以其与轩辕时扁鹊相类，乃号之为扁鹊。”诸多学者对《难经》为秦越人所作持怀疑态度，而对其成书年代虽也有不同看法，但多认为在《黄帝内经》之后，东汉《伤寒杂病论》之前。

从《难经》的体例与文义分析，《难经》之“难”，有“问难”之意，即对中医理论的疑难问题，采用问答质疑的体例进行论述。而称其为“经”，与《黄帝内经》之“经”字义同。

《难经》的内容涉及阴阳五行、藏象、经络、生理、病理、诊断、治则、针灸等诸方面，内容简要，辨析精微，对中医理论发展有深远影响。针灸作为古代的主要治疗方法，在《难经》中有较多论述，八十一难中有三十二难涉及经络、腧穴、刺法、针灸治疗等内容，学术方面也有独特之处。

一、明确提出奇经八脉体系

任脉、督脉、冲脉、带脉等的循行及部分病候散见于《黄帝内经》各篇，但是“奇经八脉”一名，首见于《难经》。《难经》第一次提出奇经八脉是区别于十二经脉的一个独立的经脉体系，认为奇经八脉与十二经脉并列，共同构成经脉系统。《难经·二十七难》：“凡此八脉者，皆不拘于十二经，故曰奇经八脉也。”《难经·二十八难》《难经·二十九难》则对奇经八脉的作用、起止、分布、病候等作了重点的论述，系统化并发展了奇经八脉理论。

二、注重特定穴及其应用

《难经》注重特定穴的临床应用，阐发了特定穴的理论，首次提出八会穴，对五输穴、原穴、俞募穴的理论进行了补充和发展。

1. 首次提出“八会穴”理论 《难经·四十五难》：“腑会太仓，脏会季胁，筋会阳陵泉，髓会绝骨，血会膈俞，骨会大杼，脉会太渊，气会三焦外一筋直两乳内也（即膻中穴）。热病在内者，取其会之气穴也。”认为八会穴可调治脏、腑、气、血、筋、骨、髓、脉之病症，为针灸辨证取穴提供了经典范例。

2. 完善俞募穴理论 《难经·六十七难》的“五脏募皆在阴，而俞皆在阳”，指出了脏腑俞募穴的具体位置和阴阳属性，完善了俞募穴理论。

3. 补充原穴内容 《难经》补充了心经原穴兑骨（神门）。《难经·六十六难》曰：“少阴之原，出于兑骨”，从而使十二原穴趋于完整，并指出原穴是三焦原气留止的部位，阐明了原穴的性质与作用。

4. 注重五输穴的应用 《难经·六十四难》提出了阴阳各经五输穴的五行属性，即阴经的井荥输经合分属木火土金水，阳经的井荥输经合分属金水木火土。《难经》总结了五输穴的主病。如《难经·六十八难》曰：“井主心下满，荥主身热，输主体重节痛，经主喘咳寒热，合主逆气而泄。”扩大了五输穴的主治范围。在五输穴配五行的基础上，《难经》充分运用五行的相生相克规律，提出“虚者补其母，实者泻其子”和“子能令母实，母能令子虚”的治疗原则，并将五输穴的五行生克规律应用到“迎随补泻”“泻南补北”和“泻井刺荥”法中。如《难经·七十九难》云：“迎而夺之者，泻其子也；随而济之者，补其母也。”还举例说明：心属火，心病而泻本经输穴，输属土，则为迎而夺之的泻法；反之，如补本经的井穴，井属木，乃为随而济之的补法。又如肝病实证，取本经荥穴，即实则泻其子之义。补母泻子法除用本经穴位外，也可应用相关经脉上的穴位。如肺虚可用脾（土）经五输穴或脾经输（土）穴太白。肺实可用肾（水）经五输穴或肾经合（水）穴阴谷。《难经·七十五难》曰：“东方实，西方虚，泻南方，补北方。”提出了重要的“泻南补北”法。东方属木，代表肝，西方属金，代表肺，南方属火，代表心，北方属水，代表肾。东方实，西方虚，即肝（木）实肺（金）虚，是一种木实侮金的反克表现。泻南方（心）补北方（肾），就是益水制火，即补肾泻心。水为金之子，补水可以制心，使火不能刑金，又能济金以资肺（母）之虚，使金实，本得以固。这里不按补脾土而用补肾水的方法，即不以补母泻子法中的“肝实肺虚，法当泻心火补脾土”方法治疗，而是独辟蹊径，应用了“泻南补北”法，是对“虚则补其母，实则泻其子”原则的拓展、补充和发扬。《难经》根据“实者泻其子”的原则，提出了“泻井刺荥”法。在泻井穴治疗实热证时，改用荥穴来代替。《难经·七十三难》曰：“诸井者，肌肉浅薄，气少不足使也，刺之奈何？然：诸井者，木也；荥者，火也。火者，木之子，当刺井者，以荥泻之。”井穴均在手足指（趾）端，此处肌肉浅薄，而气藏于皮肉之内，所以说气少不足使也。如胃经实证当泻其井穴厉兑，可改用其荥穴内庭来治疗。

三、强调双手针刺操作

《难经·七十八难》：“知为针者，信其左；不知为针者，信其右。当刺之时，必先以左手厌（压）按所针荥输之处，弹而努之，爪而下之。其气之来，如动脉之状，顺针而刺之。”此段文字指出，进针的时候一定要先用左手按压所要针刺的穴位，通过弹、爪等辅助手法以宣导气行，使右手所持之针得以顺利刺入。《难经·八十难》中“左手见气来至，乃内针，针入见气尽乃出针，是谓有见如入，有见如出也”，说明左右手协调配合是针刺进针、候气、催气、得气、补泻、出针等过程中极为重要的一环。

四、针刺深浅宜合四时

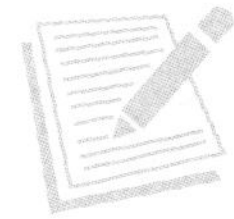

《难经》认为人的气血运行与季节有着密切的关系，因而，针刺深浅宜迎合四时，具体腧穴

的应用也要结合四时。《难经·七十难》曰："春夏者，阳气在上，人气亦在上，故当浅取之；秋冬者，阳气在下，人气亦在下，故当深取之。"《难经·七十难》曰："春夏温，必致一阴者，初下针，沉之至肾肝之部，得气，引持之阴也。秋冬寒，必致一阳者，初内针，浅而浮之，至心肺之部，得气，推内之阳也。是谓春夏必致一阴，秋冬必致一阳。"《难经》还认为，五输穴的应用与季节密切相关，如春刺井，夏刺荥，季夏刺输，秋刺经，冬刺合。又如《难经·七十四难》曰："春刺井者，邪在肝；夏刺荥者，邪在心；季夏刺输者，邪在脾；秋刺经者，邪在肺；冬刺合者，邪在肾……四时有数，而并系于春夏秋冬者也。针之要妙，在于秋毫者也。"

五、针刺补泻分清营卫

《难经》提出，针刺补泻宜分清营卫。卫为浅表，营为深里。刺卫要浅，刺营宜深，要求"刺荣无伤卫，刺卫无伤荣"。《难经·七十一难》曰："针阳者，卧针而刺之。"即针刺属阳的卫分（浅层）时，要沿皮横刺，以免损伤深层的阴气。又提出"刺阴者，先以左手摄按所针荥俞之处，气散乃内针"，即针刺属阴的营分（深层）时，要先用左手按压穴位，待浅层的阳气散开后，方可刺入，以免损伤浅表的阳气。《难经》同时指出，针刺补泻和营卫深浅有密切关系。如《难经·七十六难》云："当补之时，从卫取气；当泻之时，从营置气……营卫通行，此其要也。"《难经·七十八难》更具体地指出："得气，因推而内之，是谓补；动而伸之，是谓泻。"意指进针得气后，将针推进下插者为补法，将针拉伸上提者为泻法。

复习思考题

1.《难经》中论述的特定穴有哪些？

2. 如何理解《难经》中所说的"刺荣无伤卫，刺卫无伤荣"？

第二节 《难经》文选

一、六十二难

【原文】

六十二難曰：藏井滎有五[1]，府獨有六者，何謂也？

然：府者，陽也，三焦行于諸陽[2]，故置一俞[3]，名曰原。府有六者，亦與三焦共一氣[4]也。

【提要】

论述脏腑五输穴的区别及六腑多置一原穴的理由。

【注释】

[1] 脏井荥有五：此指五脏之五输穴而言。《难经本义》注："脏之井荥有五，谓井荥输经合也。"

[2] 三焦行于诸阳：指三焦之气行于人体阳部。《难经汇注笺正》注："三焦行于诸阳者，乃指人身上中下三部之阳气而言，非手少阳之三焦一经，故曰行于诸阳。否则三焦经亦诸阳之一，何可浑漠言之，竟谓三焦能行于诸阳。六十六难又谓三焦之所行，气之所留止。又谓三焦为原气之别使，主通行三气，则且明示以上中下三部之气，其非手少阳经之三焦，尤为不言可喻。"

[3] 故置一俞，名曰原：俞，通"腧"，指穴位而言。原，指原穴。《难经集注》杨玄操注："原者，元也。元气者，三焦之气也。其气尊大，故不应五行，所以六府有六俞，亦以应六，合于乾道也。"

[4] 亦与三焦共一气：指六阳经之井荥输原经合也与三焦元气相通。《难经正义》注："三焦为阳气之根，

六府属阳，其气皆三焦所出，故曰共一气也。”

【按语】

十二经脉在肘膝以下，各有五个重要腧穴，即井、荥、输、经、合，称为五输穴。六阳经除五输穴外，尚有一个原穴，故此处言“府独有六者”，指六阳经有六个重要腧穴，即井、荥、输、原、经、合。《灵枢·九针十二原》曰：“五脏五腧，五五二十五腧，六腑六腧，六六三十六腧”，马莳注：“六腑者，胆胃大肠小肠三焦膀胱也，每腑有井荥输原经合六腧，故六六三十六腧也。”另外，《难经·六十六难》中说：“肺之原，出于太渊；心之原，出于大陵；肝之原，出于太冲；脾之原，出于太白；肾之原，出于太溪。”亦即五脏之原穴，故五脏“以输为原”。因此，五脏并非无原穴，只不过六腑之原穴与输穴为两穴，而五脏之输穴与原穴为一穴（可参《灵枢·九针十二原》）。至于六腑为什么多置一原穴，如本文所说：“府者阳也，三焦行于诸阳”，即三焦为气之所终始，阳气之根，气化所在，六腑亦有气化作用，三焦之气通于六腑，共成一气，故六腑多置一原穴。

现在一般将五输穴归属于经脉。按《灵枢·九针十二原》，五腧穴为“五脏六腑所出之处”，而《灵枢·本输》在记述了五脏六腑五输穴之后，均附之以经脉名。所以，从《灵枢》始，“脏腑所出”之五输穴即合于经脉，后世渐渐通称。

复习思考题

1. 脏腑五输穴数目不同的原因何在？
2. 谈谈你对五脏“以输为原”的理解？

二、六十三难

【原文】

六十三難曰：《十變》[1]言五藏六府滎合，皆以井爲始者，何也？

然：井者，東方春也，萬物之始生。諸蚑行喘息，蜎飛蠕動[2]，當生之物，莫不以春而生，故歲數始於春，日數始於甲[3]，故以井爲始[4]也。

【提要】

论述井穴为始的意义。

【注释】

[1]《十变》：《古本难经阐注》注：“古经名也。”

[2] 蚑（qí 岐）行喘息，蜎（xuān 喧）飞蠕动：言虫豸之属走行、呼吸、飞翔或蠕动，可泛指一切生物的活动。《淮南子·原道训》：“蚑行喙息，蠉飞蠕动，待而后生，莫之知德，待而后死，莫之能怨。”《史记·匈奴传》：“下及鱼鳖，上及飞鸟，蚑行喙息，蠕动之类，莫不就安利而辟危殆。”疑喘为喙之误。

[3] 日数始于甲：《难经正义》注：“谓东方属甲乙，为干之首也。”

[4] 以井为始：《灵枢·九针十二原》：“所出为井。”即水之出泉为井。喻十二经之循行，井穴为起点，如万物生发始于春。《难经本义》注：“十二经所出之穴，皆谓之井，而以为荥俞之始者，以井主东方木，木者，春也，万物发生之始。”

【按语】

井穴为十二经在四肢最远端的穴位，取其为经气开始初生之处，而东方主于春，喻井穴是经气发生之处，如同春天万物开始生发一样。按照五输穴的五行属性理论，则阴经井穴属木，阳经井穴属金（参见《六十四难》）。本段强调岁数始于春，日数始于甲，以一年的时序为例，言明

井穴为四肢的最远端穴位，如水之出泉，万物生发，取春之象而象征经气由此生发。而《六十四难》是以五行生克规律言五输穴的阴阳配属，为刚柔相济的制约关系，侧重不同，可互参。

复习思考题

1. 为什么五输穴以井为始？
2. “以井为始”和“十二经流注次序”有何异同？

三、六十四难

【原文】

六十四難曰：《十變》又言，陰井木，陽井金；陰滎[1]火，陽滎水；陰俞[2]土，陽俞木；陰經[3]金，陽經火；陰合[4]水，陽合土。陰陽皆不同，其意何也？

然：是剛柔之事[5]也。陰井乙木，陽井庚金。陽井庚，庚者，乙之剛[6]也；陰井乙，乙者，庚之柔[7]也。乙爲木，故言陰井木也；庚爲金，故言陽井金也。餘皆仿此。

【提要】

论述五输穴的阴阳五行属性。

【注释】

[1] 荥:《灵枢·九针十二原》:“所溜为荥。”溜，即流动之意。如细水缓缓流动。《说文·水部》:“荥，绝小水也。”《难经集注·六十三难》杨玄操注:“泉水既生，留停于近，荥迂未成大流，故名之曰荥。荥者，小水之状也。”

[2] 俞:《灵枢·九针十二原》:“所注为输。”如水之汇集而流注。《说文·车部》:“输，委输也，从车俞声。”即输注之谓。《难经集注·六十三难》杨玄操注:“留停既深，便有注射轮文之处，故名之曰输。输者，委积逐流行，经历而成渠径。”

[3] 经：与“径”通。《灵枢·九针十二原》:“所行为经。”即水流经过之意。《尔雅·释水》曰:“直波为径。”

[4] 合：汇合之义。《难经集注》杨玄操注:“经行既达，合会于海，故名之曰合。合者，会也。此是水行流转之义。人之经脉，亦法于此，故取名焉。”

[5] 刚柔之事：即阳阴相配，刚柔相济之意。《古本难经阐注》注:“言阳与阴配合，取刚柔之义耳。如阴井木，阳井金，是乙与庚合也。乙为阴木，合庚之阳金，故曰庚乃乙之刚，乙乃庚之柔也。”

[6] 庚者，乙之刚：庚金属阳，为乙木属阴之刚。刚柔相济之意。以十二天干配属阴经、阳经，庚属阳干，乙属阴干，阳性刚，阴性柔，故庚为乙之刚。庚乙所以相配，又合五行相克之金克木之意。

[7] 乙者，庚之柔：即乙木属阴，庚金属阳，乙木为庚金之柔。

【按语】

原文阐明十二经五输穴的阴阳五行属性。以十天干配属阴经阳经，即阳干配阳经，阴干配阴经，以说明阴阳相配、刚柔相济。《六十三难》云“岁数始于春，日数始于甲”，又根据五行相生的关系，把阴经井穴配乙木，依次相生，荥穴配丁火，输穴配己土，经穴配辛金，合穴配癸水。为了阴阳相配，再以五行相克的关系，又把阳经的井穴配庚金，依次为：荥穴配壬水，输穴配甲木，经穴配丙火，合穴配戊土。其意义在于应用阴阳五行的阴阳相互制约、五行相生相克的道理，治疗五脏的各种疾病。以五输穴五行属性相生相克取穴的方法，作为补泻的治疗原则。

复习思考题

举例说明阴阳经五输穴的五行属性配合天干有何规律？

四、六十五难

【原文】

六十五難曰：經言所出爲井，所入爲合，其法奈何？

然：所出爲井，井者，東方春也，萬物之始生，故言所出爲井也；所入爲合，合者，北方冬也，陽氣入藏，故言所入爲合[1]也。

【提要】

论述井穴、合穴的意义。

【注释】

[1] 所出为井……所入为合:《难经集注》杨玄操注:“春夏主生养，故阳气在外，秋冬主收藏，故阳气在内，人亦法之。”《古本难经阐注》注:“此言井荥输经合，如春夏秋冬之周而复始，东南西北之循环无端。自井而生发，至合而入藏，如天地一岁而有四时，一日亦有四时，人身随其气而运行，所以一呼一吸，阴阳无不周遍也。”

【按语】

所出为“井”，所入为“合”，是说明经络之气循行周身。井穴在四肢的末端，言经气之微小，初入经脉，如水之出于泉；合穴位于肘膝的大关节，言经气之洪大，逐渐深入而内循于脏腑。故以春之阳气初生喻为“井”，冬之阳气内藏喻为“合”。

复习思考题

如何理解井穴、合穴的意义？

五、六十六难

【原文】

六十六難曰：經言肺之原，出於太淵；心之原，出於大陵[1]；肝之原，出於太衝；脾之原，出於太白；腎之原，出於太溪；少陰之原[2]，出於兑骨；膽之原，出於丘墟；胃之原，出於衝陽；三焦之原，出於陽池；膀胱之原，出於京骨；大腸之原，出於合谷；小腸之原，出於腕骨。十二經皆以俞爲原[3]者，何也？

然：五藏俞者，三焦之所行[4]，氣之所留止也。

三焦所行之俞爲原者，何也？

然：臍下腎間動氣[5]者，人之生命也，十二經之根本也，故名曰原。三焦者，原氣之别使[6]也，主通行三氣[7]，經歷于五藏六府。原者，三焦之尊號也，故所止輒爲原[8]。五藏六府之有病者，皆取其原也。

【提要】

论述十二经原穴与三焦之气的关系。

【注释】

[1] 大陵：手厥阴心包之原穴，以包络代心行令之故。

[2] 少阴之原，出于兑骨：兑骨，掌后锐骨，指神门穴。《难经经释》注：“少阴，手少阴也。兑骨，即神

门穴。”

［3］十二经皆以俞为原:《难经汇注笺正》注:“盖五脏阴经，止以俞为原，六府阳经，既有俞，仍别有原。”此泛指十二经之输穴，实际是五脏以输穴为原穴，而六腑独有原。概括而言，十二经皆以输穴作为原穴。

［4］三焦之所行：指三焦之气运行出入而言。

［5］肾间动气:《难经集注》杨玄操注:“脐下肾间动气者，丹田也。丹田者，人之根本也，精神之所藏，五气之根元。”即指命门真阳之气，为人身真气之根本。义见《难经·三十六难》《难经·三十九难》命门说。

［6］原气之别使：别使，《古本难经阐注》注:“分别致使。”《难经经释》注:“言根本原气分行诸经，故曰别使。”即三焦是将原气运行于诸经的别府。

［7］三气：指上、中、下三焦之气。《难经本义》注:“通行三气，即纪氏所谓下焦禀真元之气，即原气也，上达至中焦，中焦受水谷精悍之气，化为荣卫，荣卫之气与真元之气通行，达于上焦也。”

［8］所止辄为原：原指原穴。三焦之气停止之处，即称为原穴。

【按语】

原文强调了原穴的重要意义。原穴为三焦原气通行之处，为人之生命所系、十二经之根本，故五脏六腑之疾病可首选原穴进行调治。十二经脉皆有原穴，五脏均以输为原，六腑则有输穴和原穴。故对“十二经皆以输为原”句应理解其精神实质，不可拘泥于个别词句。本难所谓十二经皆以输为原，即包括五脏输穴和六腑之原穴在内，都是运行三焦之气，并非单指五脏输穴而言。此十二经脉原穴与《灵枢·九针十二原》所述不同。《灵枢·九针十二原》所指原穴为五脏经脉左右的两个原穴，计为十个原穴，再加“膏之原，鸠尾一”,“肓之原，脖胦一”，共为十二原。《灵枢·本输》则补充了六腑的原穴。本难增补了“少阴之原，出于兑骨”(即神门)。至此，十二经的井荥输原经合穴方可称完备。

复习思考题

1. 本难所论原穴的内容与《灵枢·九针十二原》有何不同?
2. 十二经脉原穴与三焦之气的关系如何?
3. 为何称“少阴之原，出于兑骨”?

六、六十七难

【原文】

六十七難曰：五藏募皆在陰[1]，而俞皆在陽[2]者，何謂也?

然：陰病行陽，陽病行陰[3]，故令募在陰，俞在陽。

【提要】

五脏俞穴、募穴的意义及治疗作用。

【注释】

［1］五脏募皆在阴:《难经本义》注:“募，犹募结之募，言经气之聚于此也。”此处指五脏之气募集于胸腹部。

［2］俞皆在阳:《难经本义》注:“俞,《史记·扁鹊传》作输，犹委输之输，言经气由此而输于彼也。”俞，通“输”，有转输之意，即经气由此转输于彼处，指五脏之气输注于背腰部。

［3］阴病行阳，阳病行阴:《难经本义》注:“阴阳经络，气相交贯，脏腑腹背，气相通应，所以阴病有时而行阳，阳病有时而行阴也。”

【按语】

原文以阴阳理论阐明脏腑之募穴、俞穴的阴阳相通，表里相合关系。在生理上，经脉之气由阴行阳，由阳行阴，维持相对平衡；在病理上，阴病及阳，阳病及阴。故在治疗上可以从阴引阳，从阳引阴，以调节阴阳经脉之气，而达到治疗的目的。这种阴阳相互依存、相互制约的学术思想，是针灸治疗的特点之一。因此不独指五脏而言，六腑之募、俞穴亦包括在内，正如徐灵胎在《难经经释》中说："六府募亦在阴，俞亦在阳，不特五脏为然。"

复习思考题

1. 五脏俞穴的分布部位和机理如何？
2. 五脏募穴的分布部位和机理如何？

七、六十八难

【原文】

六十八難曰：五藏六府，各有井滎俞經合，皆何所主？

然：經言所出爲井，所流爲滎，所注爲俞，所行爲經，所入爲合。井主心下滿[1]，滎主身熱[2]，俞主體重節痛[3]，經主喘咳寒熱[4]，合主逆氣而泄[5]。此五藏六府其井滎俞經合所主病[6]也。

【提要】

论述井、荥、输、经、合穴的意义和主治疾病。

【注释】

[1] 井主心下满：指肝经井穴主治心下满。《难经集注》虞庶注："井法木，以应肝，脾位在心下，今邪在肝，肝乘脾，故心下满，今治之于井，不令木乘土也。"

[2] 荥主身热：指心经荥穴主治身热。《难经集注》虞庶注："荥为火，以法心，肺属金，外主皮毛，今心火灼于肺金，故身热，谓邪在心也。故治之于荥，不令火乘金，则身热必愈也。"

[3] 输主体重节痛：指脾经输穴主治体重节痛。《难经集注》虞庶注："输者法土，应脾，今邪在土，土必刑水，水者肾，肾主骨，故病则节痛，邪在土，土自病则体重，宜治于输穴。"

[4] 经主喘咳寒热：指肺经经穴主治喘咳寒热。《难经集注》虞庶注："经法金，应肺，今邪在经，则肺为病，得寒则咳，得热则喘，今邪在金，金必刑木，木者肝，肝在志为怒，怒则气逆乘肺，故喘……治疗之于经，则金不刑于木矣。"

[5] 合主逆气而泄：指肾经合穴主治逆气而泄。《难经集注》虞庶注："合法水，应肾，肾气不足，伤于冲脉，则气逆而里急，肾主开窍于二阴，肾气不禁，故泄注……今治之于合，不令水乘火，则肝木不忧，故气逆止。邪不在肾，则无注泄。"

[6] 此五脏六腑其井荥输经合所主病：《难经正义》注："此论五脏为病之一端耳。不言六腑者，举脏足以该腑也。"

【按语】

本难以五脏之五输穴为例，应用五行学说阐释井荥输经合所主治的疾病。盖《难经》受五行学说的影响甚深，理法多从五行而论，故注释采用《难经集注》虞庶所注，对五输主病分别从五脏解释。又本难五输主病，只言脏未及腑，而且六腑之五输穴的五行属性亦与此不同，应具体分析，不可一概而论。故徐灵胎在《难经经释》中云："然此亦论其一端耳，两经辨病取穴之法，实不如此，不可执一说而不知变通也。"临床应用五输穴主病理论时宜灵活变通，不宜胶柱。

复习思考题

井荥输经合五穴的意义和主治疾病为何？

八、六十九难

【原文】

六十九難曰：經言虚者補之，實者瀉之，不實不虚，以經取之，何謂也？

然：虚者補其母，實者瀉其子[1]，當先補之，然後瀉之。不實不虚，以經取之者，是正經自生病[2]，不中他邪也，當自取其經，故言以經取之[3]。

【提要】

论述补母泻子的治疗原则和本经自病取本经的治疗方法。

【注释】

[1] 虚者补其母，实者泻其子：《难经经释》注："母，生我之经，如肝虚则补肾经也，母气实则生之益力。子，我生之经，如肝实则泻心经也，子气衰则食其母益甚。"

[2] 正经自生病：正经，指十二经脉。意为本经原发病，非他经病变所传。《难经经释》注："正经自病，如四十九难所云之类是也。"《难经本义》注："不实不虚，以经取之者，即四十九难忧愁思虑则伤心，形寒饮冷则伤肺云云"。

[3] 以经取之：即取本经腧穴治疗。《难经集注》注："不实不虚，是谓脏不相乘也，故云自取其经。"《难经经释》："自取其经，即于本经取所当刺之穴，不必补母泻子也。"

【按语】

本难论述补母泻子的治疗原则，是依据五行相生的理论而进行选穴的。该治疗原则不仅可用于本经五输穴补泻，如肝虚补其母穴曲泉，肝实泻其子穴行间，也适用于母子经腧穴的补泻，如徐灵胎在《难经经释》中说："母，生我之经，如肝虚则补肾经。""子，我生之经，如肝实则泻心经。"

此原则不但应用在针灸上，而且对于临床组方用药也有指导意义。但应根据具体病情，辨证分析，不可拘泥。正如《难经经释》说："《内经》补泻之法，或取本经，或杂取他经，或先泻后补，或专补不泻，或专泻不补，或取一经，或取三四经，其论俱在，不可胜举，则补母泻子之法，亦其中之一端。若竟以为补泻之道尽如此，则不然也。"

复习思考题

1. 如何理解补母泻子的治疗原则？
2. 如何理解"不实不虚，以经取之"？

九、七十难

【原文】

七十難曰：經言春夏刺淺，秋冬刺深者，何謂也？

然：春夏者，陽氣在上，人氣亦在上，故當淺取之；秋冬者，陽氣在下，人氣亦在下，故當深取之。

春夏各致一陰，秋冬各致一陽[1]者，何謂也？

然：春夏温，必致一陰者，初下鍼，沈之至腎肝之部[2]，得氣，引持之陰[3]也；秋冬寒，必致一陽者，初內鍼，淺而浮之，至心肺之部[4]，得氣，推內之陽[5]也。是謂春夏必致一陰，秋冬必致一陽。

【提要】

论述四时不同刺法的道理，并提出“春夏各致一阴，秋冬各致一阳”的具体操作手法。

【注释】

[1] 春夏各致一陰，秋冬各致一陽：《难经经释》注：“致，取也。谓用针以取其气也。”《难经集注》虞庶注：“经言春夏养阳，言取一阴之气以养于阳，虑成孤阳……秋冬养阴，言至阴用事，无阳气以养其阴，故取一阳之气以养于阴，免成孤阴也。”

[2] 沉之至肾肝之部：沉，深刺，即深刺到肝肾筋骨部位。《难经集注》杨玄操注：“入皮五分，肾肝之部，阴气所行也。”

[3] 得气，引持之阴：得气后，再引提其阴气至阳分。《难经经释》注：“引，谓引其气而出之至于阳之分也。”

[4] 浅而浮之，至心肺之部：浅而浮之，指浅刺法而言，即浅刺至皮肤部位。《难经集注》杨玄操注：“入皮三分，心肺之部，阳气所行也。”

[5] 得气，推内之阳：得气后，再推进至阴分。《难经经释》注：“推，谓推其气而入之，至于阴之分也。此即经文所谓从阴引阳、从阳引阴之义。”

【按语】

本难以天人相应的理论，阐明了人体经脉之气随自然界四时气候有阴阳升降的变化，提出了“春夏刺浅，秋冬刺深”的不同刺法，并进一步提出了“春夏必致一阴，秋冬必致一阳”的针刺手法。这种取阴养阳、取阳养阴的方法，是对《黄帝内经》“春夏养阳，秋冬养阴”原则的灵活应用和发挥。其应用已突破了针刺治疗的适用范围，还可用来指导组方用药、食疗和养生等。

复习思考题

如何理解四时刺法不同的道理?

十、七十一难

【原文】

七十一難曰：經言刺榮無傷衛，刺衛無傷榮。何謂也?

然：鍼陽者，臥鍼而刺[1]之；刺陰者，先以左手攝按[2]所鍼榮俞之處，氣散乃內鍼。是謂刺榮無傷衛，刺衛無傷榮也。

【提要】

论述刺营卫的不同方法，阐述“刺荣无伤卫，刺卫无伤荣”浅深刺法的原则。

【注释】

[1] 卧针而刺：即横刺。

[2] 摄按：摄，牵曳引持。按，按摩。摄按即用手引持按摩，使腧穴浅表部分的卫气散去。营气深而卫气浅，故刺营时必须摄按穴位，至卫气离散时，再行刺法，使针至营勿伤卫。

【按语】

本难论述针刺营卫深浅的不同方法，旨在说明针刺治疗疾病时进针的深浅必须根据疾病的具体情况而定，使针至病所，祛邪不伤正。故刺卫应横刺，使不伤营；刺营则摄按皮肤，使浅表的卫气离散而深刺至营，不致伤卫。

复习思考题

"刺荣无伤卫，刺卫无伤荣"如何操作？

十一、七十二难

【原文】

七十二難曰：經言能知迎隨[1]之氣，可令調之。調氣之方[2]，必在陰陽，何謂也？

然：所謂迎隨者，知榮衛之流行，經脉之往來也。隨其逆順[3]而取之，故曰迎隨。調氣之方，必在陰陽者，知其內外表裏，隨其陰陽而調之，故曰調氣之方，必在陰陽。

【提要】

论述迎随补泻的针刺方法。

【注释】

[1] 迎随：即逆从的意思。经脉气血旺盛时进针泻邪称为迎，也就是逆取；经脉气血衰弱时进针扶正称为随，也就是顺取。《难经集注》杨玄操注："迎者，逆也；随者，顺也。"

[2] 调气之方：方，即方法。《难经集注》杨玄操注："调气之方，必在阴阳者，阴虚阳实，则补阴泻阳；阳虚阴实，则补阳泻阴。或阳并于阴，阴并于阳，或阴阳俱虚，或阴阳俱实，皆随病所在而调其阴阳，则病无不已。"

[3] 逆顺：指经脉气血的盛衰。

【按语】

本难提出迎随补泻的关键在于调气，而调气的根本在于调和阴阳。为此必须明白营卫之气的分布运行、人体内外表里的相互关系和经脉的循行规律，从而迎其气之来而泻其实，随其气之去而补其虚。

关于迎随，有多种解释：一是以经气开始来到时进针为迎，经气去的时候进针为随。如《难经集注》丁德用注："凡气始至而用针取之，名曰迎而夺之；其气流注终而内针，出而扪其穴，名曰随而济之。"二是以泻其子为迎，补其母为随。如《难经·七十九难》："迎而夺之者，泻其子也；随而济之者，补其母也。"三是以吸气时进针、呼气时出针为迎，呼气时进针、吸气时出针为随。如《难经集注》丁德用注："又随呼吸出内其针，亦曰迎随也。"四是以经脉走向与针尖方向相逆为迎，相顺为随（针向补泻）。明代张世贤在《图注八十一难经》中将迎随具体演化为"针向补泻"。此外，还有以经气流注于脏腑的时辰分迎随，以营卫昼夜运行与病在阴分阳分分迎随，以针体捻转方向分迎随，以进出针的疾与徐分迎随等。可见，迎随是针刺补泻方法的总称。

复习思考题

如何理解针刺迎随补泻的含义？

十二、七十三难

【原文】

七十三難曰：諸井者，肌肉淺薄，氣少不足使[1]也，刺之奈何？

然：諸井者，木也；滎者，火也。火者，木之子，當刺井者，以滎瀉之[2]。故經言補者不可以爲瀉，瀉者不可以爲補，此之謂也。

【提要】

论述刺井泻荥法的运用。

【注释】

[1] 使：用的意思，即用手针刺，此处指泻法。

[2] 刺井者，以荥泻之：即《难经·六十九难》所谓“实则泻其子”之意。《难经集注》丁德用注：“井为木，是火之母，荥为火，是木之子，故肝木实，泻其荥。”

【按语】

本难论述刺井泻荥法是根据五行相生的理论、“实则泻其子”的原则而进行取穴的，对于临床有一定的意义，但不可拘泥，应灵活运用，特别是点刺十二井出血，可清热开窍、消肿止痛，对各种实证、痛证和热证有其他穴位不可替代的作用。

复习思考题

刺井泻荥法的原理是什么？

十三、七十四难

【原文】

七十四難曰：經言春刺井，夏刺滎，季夏刺俞，秋刺經，冬刺合者，何謂也？

然：春刺井者，邪在肝[1]；夏刺滎者，邪在心；季夏刺俞者，邪在脾；秋刺經者，邪在肺；冬刺合者，邪在腎。

其肝、心、脾、肺、腎而繫於春夏秋冬者，何也？

然：五藏一病，輒有五[2]也。假令肝病，色青者肝也，臊臭者肝也，喜酸者肝也，喜呼者肝也，喜泣者肝也。其病衆多，不可盡言也。四時有數[3]，而並繫於春夏秋冬者也。鍼之要妙，在於秋毫者也。

【提要】

论述因病因时的针刺取穴方法。

【注释】

[1] 春刺井者，邪在肝：阴井属木，主肝，故刺井穴，以泻肝经之邪。并非所有的疾病都要春刺井穴。《古本难经阐注》注：“此章言春夏秋冬之刺井荥输经合，非必春刺井。其邪在肝者，刺井也，井属木，春也，故云春刺井也，余脏皆然。”

[2] 五脏一病，辄有五：《难经集注》丁德用注：“五脏一病辄有五者，谓五声、五色、五味、五液、五臭。”

[3] 四时有数：即四时变化有一定的规律。《难经经释》注：“言病虽万变而四时实有定数，治之之法，总不出此，其道简约易行也。”

【按语】

本难以五脏应四时阴阳，以及五脏与五输的五行相属关系，论述肝病春取井、心病夏取荥、脾病长夏取输、肺病秋取经、肾病冬取合的因病因时取穴针刺方法，强调了针刺治病要依四时与脏腑之不同而选取五输穴中的不同穴位。针刺治疗，应以辨证施治为准则，因病因时而采取不同方法，灵活掌握，故称“针之要妙，在于秋毫”。

复习思考题

如何理解因病因时的针刺取穴方法？

十四、七十五难

【原文】

七十五難曰：經言東方實，西方虛，瀉南方，補北方，何謂也？

然：金木水火土，當更相平[1]。東方木也，西方金也，木欲實，金當平之[2]；火欲實，水當平之；土欲實，木當平之；金欲實，火當平之；水欲實，土當平之。東方肝也，則知肝實；西方肺也，則知肺虛。瀉南方火，補北方水[3]。南方火，火者，木之子也；北方水，水者，木之母也。水勝火，子能令母實，母能令子虛，故瀉火補水，欲令金不得平木[4]也。經曰：不能治其虛，何問其餘，此之謂也。

【提要】

论述泻南补北（泻火补水）的原理及其应用。

【注释】

［1］当更相平：更，更递。平，去其有余而使之平衡。即金木水火土应当相互制约，保持相对平衡状态。《难经集注》丁德用注："平者，调四方虚实之法也。"

［2］木欲实，金当平之：即以五行相胜的规律制约其有余之气。《难经本义》注："金木水火土之相平，以五行所胜而制其贪也。"余仿此。

［3］泻南方火，补北方水：此乃肝（木）实肺（金）虚的治疗方法。火为木之子，泻火可令母虚，而达到泻肝（木）的目的；金为水之母，补水可令母实，而达到补肺（金）的目的。《难经本义》注："泻南方火者，夺子之气，使食母之有余；补北方水者，益子之气，使不食母也。如此则过者退而抑者进，金得平其木，而东西二方无复偏胜偏亏之患矣。"

［4］欲令金不得平木：《难经本义》注："不字疑衍。"又《针灸大成·难经补泻》记载："泻火补水而旁治之，不得径以金平木。"二说均可参考。

【按语】

本难以五行相生相克的理论论述了五脏之间的制约关系，并以肝实肺虚为例，论述泻南补北法的原理及应用。"泻南方火"之法在此有两方面的作用，一则体现"实则泻其子"之意；二则肺金本虚，泻南方心火可减少火对金的制约，使金气相对充足，以制肝木之盛。"补北方水"之法也有两方面的意义，一则补肾水可强盛肺金（母），体现"子能令母实"，同时，肺金强盛，也可平抑肝木，以制肝实；二则补肾水可使水胜制火，火气衰，肝实也得以衰减，体现"母能令子虚"。

本难提出的"子能令母实，母能令子虚"是针对复杂病情的补泻方法，与《难经·六十九难》中"虚者补其母，实者泻其子"的方法相辅相成，相互补充。

复习思考题

简述泻南补北法的原理及其应用。

十五、七十六难

【原文】

七十六難曰：何謂補瀉？當補之時，何所取氣？當瀉之時，何所置氣[1]？

然：當補之時，從衛取氣[2]；當瀉之時，從榮置氣[3]。其陽氣不足，陰氣有餘，當先補其陽，而後瀉其陰；陰氣不足，陽氣有餘，當先補其陰，而後瀉其陽。榮衛通行，此其要也。

【提要】

论述"从卫取气"和"从荣置气"的补泻方法及其步骤。

【注释】

［1］何所取气……何所置气：气，指经气；取，捕取也，有致气而捕之义。置，弃置，有放散而泻之义。《难经经释》注："言取何气以为补，而其所泻之气则置之何地也。"

［2］当补之时，从卫取气：即当补时，卧针浅取其卫气而致气于虚处。《难经集注》虞庶注："肺行五气，溉灌五脏，通注六经，归于百脉。凡取气须自卫取气，得气乃推内针于所虚之经脉，浅深分部之所以补之。故曰当补之时，从卫取气，此之谓也。"《古本难经阐注》注："欲补，从卫取气，浅针之，俟得气，乃推内针于所虚之处。"

［3］当泻之时，从荣置气：当用泻法时，直针深刺至营，得气后引向浅处，而泻其邪气。《难经集注》虞庶注："邪在荣分，故内针于所实之经，待气引针而泻之。故曰当泻之时，从荣置气。"《古本难经阐注》注："欲泻，从荣置气，深针之，于所实之处，俟得气，引针泄之。"

【按语】

本难论述了荣卫补泻的针刺方法与先后步骤。卫行脉外，其位较浅，荣行脉中，其位较深。先刺卫分得气后，再深入以纳气至虚处为补法；先刺营分得气后，再引气浅出，以散放于外为泻法。因此，荣卫补泻法也属于深浅补泻法。这些内容对后世烧山火、透天凉、阴中隐阳、阳中隐阴等补泻针法的形成影响很大。

本难提出的补虚泻实的先后观点，与《灵枢·终始》的论述是一致的，在临床上应根据具体情况灵活掌握与运用。

复习思考题

1. 荣卫补泻的针刺方法如何操作？
2. 何谓"从卫取气""从荣置气"？

十六、七十七难

【原文】

七十七難曰：經言上工治未病，中工治已病者，何謂也？

然：所謂治未病者，見肝之病，則知肝當傳之于脾，故先實其脾氣，無令得受肝之邪，故曰治未病［1］焉。中工者，見肝之病，不曉相傳，但一心治肝，故曰治已病也。

【提要】

论述上工、中工处理疾病的不同方法。

【注释】

［1］治未病：《难经集注》丁德用注："《素问》曰：春胜长夏，长夏胜冬，冬胜夏，夏胜秋，秋胜春，此四时五行相胜之理也。人之五脏，有余者行胜，不足者受邪，上工先补不足，无令受邪，而后泻有余，此是治未病也。"《难经集注》杨玄操注："五脏得病，皆传其所胜，肝病传脾之类是也。若当其王时，则不受传，即不须行此方也。"

【按语】

中医学对于治未病的思想非常重视。治未病既包括未病先防，又包括已病防变。本难即以肝病为例，提示预防传变、治之宜早的重要意义。正如叶霖在《难经正义》中所说："凡病皆当预图其早，勿待病成方治，以贻后悔也。治之早则用力少而成功多，所谓曲突徙薪之勋，宜加于焦头烂额之上也。"疾病传变是多方面的，故其防治之法亦不局限于五行乘侮之说，应根据具体病

情而采取防治之法。

复习思考题

1. 如何理解上工治未病？
2. 上工、中工处理疾病的方法有何不同？

十七、七十八难

【原文】

七十八難曰：鍼有補瀉，何謂也？

然：補瀉之法，非必呼吸出内鍼[1]也。然知爲鍼者，信其左；不知爲鍼者，信其右[2]。當刺之時，必先以左手厭[3]按所鍼滎俞之處[4]，彈而努之[5]，爪而下之[6]。其氣之來，如動脉之狀，順鍼而刺之。得氣，因推而内之，是謂補；動而伸之，是謂瀉。不得氣，乃與男外女内[7]；不得氣，是謂十死不治也。

【提要】

论述双手协同操作的针刺补泻手法。

【注释】

[1] 呼吸出内针：指呼吸补泻手法。《难经正义》："针法之补泻，候呼内针，候吸出针者，补也；候吸内针，候呼出针者，泻也。"

[2] 信其左……信其右：信，善用。左、右，指医生的左右手。《难经经释》注："信其左，谓其法全在善用其左手，如下文所云是也。信其右，即上呼吸出内针也，持针以右手，故曰信其右。"

[3] 厌：与"压"通。

[4] 荥俞之处：泛指所要针刺的腧穴。

[5] 弹而努之：意为通过弹击，使所要针刺的腧穴部经气充盈，脉络怒张。《难经本义》注："弹而努之，鼓勇之也。努读若怒。"

[6] 爪而下之：《难经经释》注："以爪掐至肉中也。"

[7] 男外女内：指浅刺、深刺的提插法。《难经集注》杨玄操注："卫为阳，阳为外，故云男外；荣为阴，阴为内，故云女内也。"另，《难经本义》注："若停针候气，久而不至，乃与男子则浅其针而候之卫气之分，女子则深其针而候之营气之分。"

【按语】

本难肯定了针刺的呼吸补泻法，重点描述了提插捻转补泻手法，即气至而向内推针的为补法，得气后摇大针孔向上提的为泻法。这是针刺常用的补泻手法，对临床有重要的意义。还提到了男外女内的浅深刺法。

本难特别强调了得气以及左手在针刺操作中的重要意义。

复习思考题

针刺补泻过程中双手如何配合？

十八、七十九难

【原文】

七十九難曰：經言迎而奪之，安得無虚？隨而濟之，安得無實？虚之與實，若得若失[1]；

實之與虚，若有若無[2]，何謂也?

然：迎而奪之者，瀉其子也；隨而濟之者，補其母也。假令心病，瀉手心主俞[3]，是謂迎而奪之者也；補手心主井[4]，是謂隨而濟之者也。所謂實之與虚者，牢濡[5]之意也。氣來實牢者爲得，濡虚者爲失，故曰若得若失也。

【提要】

以心经病证为例，论述了五输穴的母子迎随补泻法。

【注释】

［1］虚之与实，若得若失：即虚证用补法，使患者感觉有所得，正气充实，症状好转；实证用泻法，则使患者感觉有所失，邪气衰减，症状减轻。《灵枢·小针解》:“为虚为实，若得若失者，言补者必然若有得也，泻则怳然若有失也。”

［2］实之与虚，若有若无：即实证针刺时，医者针下有紧牢充实之感为有气；虚证针刺时，医者针下有疏软空虚之感为无气。《灵枢·小针解》:“言实与虚，若有若无者，言实者有气，虚者无气也。”

［3］泻手心主俞：心属火，手心主之输穴属土，土为火之子，即实则泻其子。《难经本义》注：“假令心病，心火也，土为火之子，手心主之输，大陵也，实则泻之，是迎而夺之也。”

［4］补手心主井：井属木，为火之母，即虚则补其母。《难经本义》注：“木者火之母，手心主之井，中冲也，虚则补之，是随而济之也。”

［5］牢濡：指针下的感觉。牢为紧实，濡为虚软。《难经集注》虞庶注：“牢濡，虚实之意也。”

【按语】

本难阐述了母子迎随补泻法的具体应用。以心病为例，实证可泻手心主包络之输穴（属土），虚证可补手心主包络之井穴（属木），即母子迎随补泻法。这是本经的母子补泻，正如《难经集注》杨玄操所注：“此是当脏自病，而行斯法，非五脏相乘也。”

本难还阐述了根据针感来判断针刺的效果。

复习思考题

五输穴的迎随补泻法如何应用？举例说明。

十九、八十难

【原文】

八十難曰：經言有見如入，有見如出者，何謂也[1]?

然：所謂有見如入者，有見如出者[2]，謂左手見氣來至，乃内鍼，鍼入見氣盡乃出鍼，是謂有見如入，有見如出也。

【提要】

讨论针刺必须候经气以掌握进针出针的时机问题。

【注释】

［1］《难经经释》注：“二句经文无考”。

［2］有见如入，有见如出：“有见如出”，原无。《难经本义》注：“所谓有见如入下，当欠‘有见如出’四字。”据补。见，同“现”。如，古与“而”通用。《难经本义》注：“‘如’读若‘而’。《孟子》书望道而未之见，‘而’读若‘如’，盖通用也。有见而出入者，谓左手按穴，待气来至乃下针，针入，候其气应尽而出针也。”

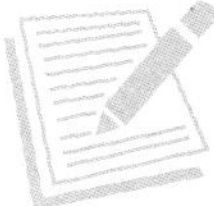

【按语】

本难强调了进针和出针时机的把握。进针或出针，一定要候气，根据经气的运行及针下感觉施针，这是针刺取效的关键。

复习思考题

针刺入针和出针的时机如何把握？

二十、八十一难

【原文】

八十一難曰：經言無實實虛虛，損不足而益有餘，是寸口脉耶？將病自有虛實耶？其損益奈何？

然：是病[1]，非謂寸口脉也，謂病自有虛實也。假令肝實而肺虛，肝者木也，肺者金也，金木當更相平，當知金平木。假令肺實而肝虛，微少氣，用鍼不補其肝，而反重實其肺，故曰實實虛虛[2]，損不足而益有餘。此者，中工之所害也。

【提要】

强调不明虚实、误用补泻反为针害。

【注释】

[1] 是病：《难经本义》曰："'是病'二字，非误即衍。"可参。

[2] 实实虚虚：即实证用补法，虚证用泻法。《难经本义》注："若肺实肝虚，则当抑金而扶木也。用针者，乃不补其肝，而反重实其肺，此所谓实其实而虚其虚，损不足而益有余。"

【按语】

本难论述误用补泻的后果。虚者补之，实者泻之，是中医学最根本的治疗原则。虚证用泻法，实证用补法，就犯了"损不足而益有余"的原则性错误。本难以肝肺之间五行属性的相关性为例，具体阐释"实实虚虚"的危害。正如叶霖在《难经正义》中说："夫治病之法，以平为期，虚者补之，实者泻之，不足者益之，有余者损之。若实者宜泻，而反补之，虚者宜补，而反泻之，不足者反损之，有余者反益之，此皆误治也，故曰无实实，无虚虚，损不足，益有余也。"

复习思考题

误用补泻的后果如何？

中篇

医论选

第三章
《针灸甲乙经》选

扫一扫，查阅本章数字资源，含PPT、音视频、图片等

第一节　皇甫谧的针灸学术思想

《针灸甲乙经》为西晋皇甫谧编集，是我国现存最早的针灸学专著，在针灸学术的发展中占有重要地位。

皇甫谧，字士安，幼名静，晚年自号玄晏先生。西晋安定郡朝那（今甘肃省灵台县朝那镇）人。生于东汉建安二十年（215年），卒于晋太康三年（282年）。魏晋时期的文学家、历史学家和医学家。中年患风痹，乃钻研医学，于魏甘露年间（256—259年）编撰成《黄帝三部针灸甲乙经》，简称《针灸甲乙经》《甲乙经》《甲乙》。其内容主要取材于《素问》《灵枢》和《明堂孔穴针灸治要》三书，"三部"即就此而言。至于"甲乙"二字之义，原书未予说明，有学者据《隋书·经籍志》载该书为"十卷"，《外台秘要》引《针灸甲乙经》之文所注卷数多以十天干名之等，认为"甲乙"可能表示撰次。

《针灸甲乙经》是皇甫谧将《素问》《灵枢》和《明堂孔穴针灸治要》三部著作中有关针灸的内容按类重新编排，"使事类相从，删其浮辞，除其重复，论其精要"，成为继《黄帝内经》《难经》之后在医学基础理论和针灸治疗方面具有总结作用的主要医学著作。该书系统整理了晋以前的针灸医学理论，在腧穴理论、针灸治疗方面贡献尤为突出，对针灸学的发展起到了承先启后的重要作用。其后许多医著的针灸内容多取材于该书，如《千金要方》《外台秘要》《铜人腧穴针灸图经》《针灸资生经》《针灸聚英》《针灸大成》《针灸集成》等。同时，它对国外针灸医学的发展也有着深远影响。

《针灸甲乙经》现存版本皆为12卷，共128篇。其内容大体可分为两大类：1～6卷为中医基本理论和针灸基础知识；7～12卷为临床治疗部分，包括各种疾病的病因、病机、症状、腧穴主治和针灸治疗。该书的针灸学术思想主要包括：

一、遵经据典，整理腧穴理论

《针灸甲乙经》将《明堂孔穴针灸治要》与《灵枢》《素问》合而为一，足见其对腧穴理论的重视。该书汇集了大量晋以前的用穴经验，共记载腧穴349个（其中单穴49个，双穴300个），围绕349穴的名称、别名、部位、取法、何经所会、何经脉气所发进行论述，在特定穴理论方面，首载郄穴理论，并发展了五输穴、俞穴、募穴理论。在腧穴的排列方法上，将全身腧穴按头面、颈、躯干、手足的部位来排列记述，总体以四肢穴分经、头面躯干穴分部为线索分为两大类，直观地突显出腧穴主治的部位特点，体现了经脉循行对腧穴主治规律的影响。

二、针灸并重，规范刺灸操作

《针灸甲乙经》突破《灵枢·经水》按经脉论述针刺深浅、留针时间的局限，按穴论述每个腧穴的针刺深度、留针时间以及艾灸壮数，并详述相关腧穴的针灸禁忌以及误刺、误灸某些腧穴所造成的严重后果。全书载神庭、乳中等针刺禁忌穴 24 个，艾灸禁忌穴 25 个。皇甫谧论述的腧穴针灸刺激量以及针灸禁忌对于规范针灸操作、保证针灸安全具有重要意义。《针灸甲乙经》还记载了艾灸后加用温熨以促使发灸疮的方法，对后世医家强调"用灸必发灸疮"的艾灸思想影响很大。

三、辨证取穴，丰富针灸处方

《针灸甲乙经》的临床治疗部分占全书近一半的内容，包括内、外、妇、儿、五官等各科疾病。与针灸治疗直接相关的腧穴内容，除汇集了大量腧穴主治作用以外，还有部分针灸治疗处方，充分反映了晋以前针灸治疗各科疾病丰富而宝贵的经验。该书 7 ～ 12 卷以病证为纲，论述病因病机、证候特点，并以此为基础取穴组方，部分疾病的治疗先列治病主穴，后列对症配穴。《针灸甲乙经》为后世针灸临床的发展打下了良好的基础，产生了深远的影响。

复习思考题

《针灸甲乙经》继承了哪些古典医著的学术思想？其对针灸学术有哪些重要贡献？

第二节《针灸甲乙经》文选

阴受病发痹第一下*

本篇主要论述痹证的针灸治疗。该病由寒湿等阴邪侵袭引起气血闭阻所致，病痛主要在身半以下，故以"阴受病发痹"名篇。

【原文】

足不仁，刺風府。

腰已下至足清不仁[1]，不可以坐起，尻不舉，腰俞主之。

痹，會陰及太淵、消濼、照海主之。

嗜臥，身體不能動搖，大溫[2]，三陽絡主之。

骨痹煩滿，商丘主之。

足下熱，痛不能久坐[3]，濕痹不能行，三陰交主之。

膝內廉痛引髕，不可屈伸，連腹引咽喉痛，膝關主之。

足大指搏傷，下車挃[4]地，通背[5]指端傷，爲筋痹，解溪主之。

痹，脛腫，足跗不收[6]，跟痛，巨虛下廉主之。

脛痛，足緩失履，濕痹，足下熱，不能久立，條口主之。

脛苕苕[7]（一本作苦）痹，膝不能屈伸，不可以行，梁丘主之。

膝寒痹不仁，不可屈伸[8]，髀關主之。

膚痛痿痹，外丘主之。

膝外廉痛，不可屈伸，脛痹不仁，陽關主之。

髀痹引膝股外廉痛，不仁，筋急，陽陵泉主之。

寒氣在分肉間，痛上下，痹不仁，中瀆主之。

髀樞中痛，不可舉，以毫針寒而留之，以月生死爲痏數[9]，立已，長針亦可。

腰脅相引痛急[10]，髀筋瘈，脛痛不可屈伸，痹不仁，環跳主之。

風寒從足小指起，脉痹上下[11]帶胸脅，痛無常處，至陰主之。

【注释】

[1] 清不仁：发凉而麻木不仁。

[2] 大温：温，原校“一本作湿”，《外台秘要》与原校同，宜据改。大湿，湿气胜。

[3] 痛不能久坐：《圣济总录》《外台秘要》引《针灸甲乙经》均作“胫痛不能久立”。

[4] 挃（zhì 置）：撞也。《广韵·质韵》：“挃，撞挃。”

[5] 背：《圣济总录》《外台秘要》引《针灸甲乙经》均作“臂”。

[6] 足跗不收：足背屈无力。

[7] 苕（tiáo 调）苕：同“迢迢”。日久的意思。

[8] 不可屈伸：《圣济总录》《外台秘要》引《针灸甲乙经》均作“痿不可屈伸”。

[9] 以月生死为痏数：依月亮的圆缺变化计算针刺的次数。

[10] 痛急：《圣济总录》《外台秘要》引《针灸甲乙经》均作“急痛”。

[11] 脉痹上下：经脉闭阻所致疼痛顺经脉而上下移动。

【按语】

本篇阐述了痹证的不同症状特点及主治腧穴，汇集了《素问》《灵枢》和《明堂》中有关痹证的理论和针灸治疗内容，从病因、病机、症状、类型和治疗等多个方面对痹证进行了较全面的论述。指出“风寒湿邪三气杂至，合而为痹”，风寒湿邪为外因；阴阳脏腑失调，尤其是阳气不足，经脉气血不利，为内因。病变虽以肢体特别是下肢的肌肉疼痛、筋脉挛急、骨节不利为主，但病位有肉、脉、筋、骨等的不同，且病痛表现特点不同，因此针灸治疗方法也要因病因证而异。

本节所选内容，汇集针灸治疗肢体痹证的丰富经验，尤其对不同症状特点的不同用穴富有启发性。如“足不仁，刺风府”，下病上取；“风寒从足小指起……至阴主之”，治病所从生；“骨痹烦满，商丘主之”，病深及脏，选踝上下处腧穴；关节屈伸不利，刺关节处及附近之穴等。

复习思考题

1. 归纳皇甫谧针灸治疗痹证的取穴特点。
2. 根据痹证的病因病机分析治疗痹证的取穴机理？

第四章
《千金要方》选

扫一扫，查阅本章数字资源，含PPT、音视频、图片等

第一节　孙思邈的针灸学术思想

孙思邈（约581—682年），京兆华原（今陕西省耀县）人，隋唐著名医学家。

孙思邈自幼多病而发奋学医。据《旧唐书·孙思邈传》载："七岁就学，日诵千言。弱冠善谈庄、老及百家之说，兼好释典。"以"白首之年，未尝释卷"的精神研读医经，勤求博采，悬壶济世，终成一代名医。隋唐两代帝王多次请他入仕为官，他都辞而不就，终生以医为业。他认为："人命至重，有贵千金。一方济之，德逾于此。"

孙思邈医德高尚，通晓临床各科，尤重内、妇、儿科。善用汤药、针灸治病，且十分注重防病养生。他有感于"诸方部帙浩博，急遇仓卒，求检至难"，"乃博采群经，删裁繁重，务在简易"，撰著《千金要方》《千金翼方》等书，为中医学的发展作出了贡献。

《千金要方》共30卷，成书于652年。全书分232门，收方5300首，系统地总结了唐代以前的医药学成就，不仅反映了孙思邈本人的医学思想与临床经验，而且收录了许多历代名医如郭玉、张文仲、范汪等的医学理论与经验。内容涉及内、外、妇、儿、五官等临床各科，以及中药、针灸、推拿、气功、养生、食疗、救急等多种治疗方法。有关针灸的内容约1000多条，除在卷二十九、卷三十中有专论外，其他各卷也有散在论述，具有极其重要的学术价值。

《千金翼方》共30卷，成书于682年，是孙思邈晚年为补充《千金要方》而编撰的。全书共189门，合方、论、法2900余首，载药800余种。内容涉及本草、妇人、伤寒、小儿、养性、补益、中风、杂病、疮痈、色脉、针灸、禁咒等。有关针灸的内容除在卷二十六、二十七、二十八中有专论外，其他各卷也有散在论述。孙思邈的针灸学术思想主要表现在以下方面：

一、重防病，治未病

重视疾病的预防和早期治疗，是孙思邈重要的学术思想。他说："上医医未病之病，中医医欲病之病，下医医已病之病。"其"治未病"思想包括未病先防、邪伏防发以及既病防变。

孙氏首次提出具体的预防疾病的保健灸法，谓："凡入吴蜀地游宦，体上常须三两处灸之，勿令疮暂瘥，则瘴疠温疟毒气不能著人也。"在《千金要方》卷十七"中风"条下，他提出灸百会、风池、大椎、肩井、曲池、间使、足三里七穴以预防中风。患病之后，孙氏主张及时治疗，如"凡脚气初得脚弱，使速灸之，并服竹沥汤，灸讫可服八风散，无不瘥者，惟急速治之"。他还谆谆告诫说："此病轻者，登时虽不即恶，治之不当，根源不除，久久期于杀人，不可不精以为意。"

二、重看脉，慎针灸

孙思邈曰：“脉者，医之大业也，既不深究其道，何以为医者哉。”可见其对脉诊的重视。他在《千金要方》和《千金翼方》中，各以一卷的篇幅详细阐述脉诊，也正是其重视脉诊的明证。

在治疗中，孙氏主张根据脉象来决定是否针灸及如何针灸。他说：“凡欲针灸，必先看脉。”“脉恶勿乱下针也。”“凡微数之脉，慎不可灸。”“脉浮热甚，勿灸。”“脉好乃下针。”孙氏在《千金要方·卷二十八》中根据王叔和的《脉经》，记载了许多脉诊、症状及治疗的条文。例如：“寸口脉浮，中风发热头痛，宜服桂枝汤、葛根汤，针风池、风府，向火灸身，摩治风膏，覆令汗出。”“关上脉缓，不欲食，此脾胃气不足，宜服平胃丸、补脾汤，又针章门补之。”“尺脉紧，脐下痛，宜服当归汤，灸天枢，针关元补之。”这种以脉诊为指导的看脉针灸思想，值得发扬。

三、针灸药，须并重

《千金要方》和《千金翼方》两书中，均体现了孙思邈针、灸、药并重的学术思想。他说：“若针而不灸，灸而不针，皆非良医也；针灸不药，药不针灸，尤非良医也……知针知药，固是良医。”他在阐释针灸、汤药的治疗优势时指出：“故《经》曰：汤药攻其内，针灸攻其外，则病无所逃矣。方知针灸之功，过半于汤药矣。”因此，孙氏在著作中所述许多疾病的治疗，都是针、灸、药兼施。

在针灸与药物的具体应用上，孙思邈认为：“其有须针者，即针刺以补泻之，不宜针者，直尔灸之。”根据病情需要，选择针灸或者药物治疗，充分发挥不同疗法的优势，对提高临床疗效具有重要意义。孙氏针、灸、药并重的学术思想，得到后世医家的高度肯定，如宋·高保衡说：“苟知药而不知灸，未足以尽治疗之体，知灸而不知针，未足以极表里之变。如能兼是圣贤之蕴者，其名医之良乎，有唐真人孙思邈者，乃其人也。”

四、施艾灸，宜权变

孙氏在《千金要方·灸例》中详论艾灸原则，提出了艾炷大小与灸之“生熟法”，谓：“头面目咽，灸之最欲生少。手臂四肢，灸之欲须小熟，亦不宜多。胸背腹灸之，尤宜大熟，其腰脊欲须少生。”关于生熟的程度，孙氏认为：“大体皆须以意商量，临时迁改，应机千变万化，难以一准耳。”“凡言壮数者，若丁壮遇病，病根深笃者，可倍多于方数。其人老小羸弱者，可复减半……仍须准病轻重以行之，不可胶柱守株。”充分体现了孙思邈“智欲圆而行欲方”的权变思想。

此外，孙氏还记载了隔物灸的方法，如隔蒜、盐、豆豉、葶苈子、附子、商陆等。更有一些特殊的灸法，如麻花艾灸、苇筒灸等。尤其可贵的是，他在记述用艾炷灸治疗蛇毒的方法之后，补充了一个权宜的应急措施：“无艾，以火头称疮孔大小热之。”这是考虑到蛇毒的救治需要及时，而仓促之际每苦无艾，故以“火头”代之。这种急人危难、一心赴救的诚心，以及随机应变的智能，于微细处反映出孙氏的高尚医德，足以警示后学。

五、重奇穴，定阿是

经外奇穴是腧穴理论的重要组成部分，此类腧穴虽在唐以前文献有所记述，但为数甚少。在孙氏著作中，载有奇穴 190 余个，散见于各类病证的治疗中。正如宋·高保衡在《新校备急千金要方例》中所说："凡针灸孔穴，已具《明堂》篇中，其逐篇诸穴多有不与《明堂》同者，及《明堂》中所无者，亦广记当时所传得效者耳，故不必尽同旧经也。"其所谓"不与《明堂》同者，及《明堂》中所无者"，当指经外奇穴而言。

孙氏著作中的经外奇穴，包括以下两类：一类是有穴名、有部位及取穴法者，如《千金要方》中的寅门、当阳、当容、燕口、浊浴，《千金翼方》中的转谷、始素等，共有120多个。另一类为仅有部位及取穴法而无名称者，如《千金要方》中所谓"小儿暴痫，灸顶上回毛中"等，共有70余处。其中有的穴位，唐以前文献无名称，孙氏为之命名，如葛洪《肘后备急方》有"上唇里弦弦者"，孙氏命名为悬命穴；也有些穴位在《千金要方》《千金翼方》中无名称，后世医家为其命名者，如奇穴"十指头"，后世医家命名为十宣穴。

孙氏首次记载了阿是穴，虽《黄帝内经》有"以痛为输"类似阿是穴的记载，但无正式名称。《千金要方·灸例》云："有阿是之法，言人有病痛，即令捏其上，若里当其处，不问孔穴，即得便快成痛处，即云阿是，灸刺皆验。"孙氏的阿是穴，不仅包括压痛处，即《黄帝内经》的"以痛为输"，而且拓展到按捏诊察时的舒快处，较之《黄帝内经》又有所发展，对后世产生了巨大影响。

复习思考题

1. 针、灸、药并重有何意义？
2. 结合针灸临床阐释经外奇穴、阿是穴的重要意义。

第二节　《千金要方》文选

一、用针略例第五*

本篇对针刺补泻、针刺深浅及根据脉象辨证用针等问题进行论述，指出针刺须明了腧穴理论、补泻手法及人体的气血运行，故以"用针略例"名篇。

【原文】

夫用鍼刺者，先明其孔穴，補虛瀉實，送堅付濡，以急隨緩，榮衛常行[1]，勿失其理。夫爲鍼者，不離乎心，口如銜索[2]，目欲內視[3]，消息[4]氣血，不得妄行。

【注释】

[1] 补虚泻实……荣卫常行：送，驱逐。付，给予。坚，指邪气实。濡，指正气虚。意即正确补泻，以逐其实邪，补其濡弱，达到实者虚而虚者实，缓者急而急者缓，荣卫流行的正常状态。

[2] 口如衔索：衔，口中含物。索，大绳。口像含物，不能讲话。喻医者针刺时要精神专一。

[3] 内视：古代道家修炼之法，谓能洞观己身内脏。比喻医者精神内守，精力集中。

[4] 消息：消，消减。息，增长。在此有调整之意。

【按语】

本段阐释针刺的基本要求，强调针刺时要熟知腧穴，明辨虚实，并通过补虚泻实使正气盛而邪气衰，荣卫气血正常运行。同时要求医者在针刺时精神专一，谨慎行事。

【原文】

鍼皮毛腠理者，勿傷肌肉；鍼肌肉者，勿伤筋脉；鍼筋脉者，勿傷骨髓；鍼骨髓者，勿傷諸絡。

鍼傷筋膜者，令人愕视失魂[1]；伤血脉者，令人烦亂失神[2]；傷皮毛者，令人上氣失魄[3]；傷骨髓者，令人呻吟失志[4]；傷肌肉者，令人四肢不收、失智[5]。此爲五亂，因鍼所生。若更失度者，有死之憂也。所谓鍼能殺生人，不能起死人，謂愚人妄鍼必死，不能起生人也。

【注释】

［1］针伤筋膜者，令人愕视失魂：愕视，惊视。肝藏魂而主筋脉，针伤筋膜则内伤肝，使魂不藏而症见愕视失魂，心神无主。

［2］伤血脉者，令人烦乱失神：心藏神而主血脉，针伤血脉而内动心，使心不藏神而症见心中烦乱失神。

［3］伤皮毛者，令人上气失魄：肺藏魄而主皮毛，针伤皮毛则内动肺，魄不安则肺失肃降，症见上气失魄。

［4］伤骨髓者，令人呻吟失志：《灵枢·本神》云："意之所存谓之志。"肾藏志而生髓，其声为呻。针伤骨髓则内动肾，因肾志不藏而症见呻吟失志。

［5］伤肌肉者，令人四肢不收、失智：《灵枢·本神》云："心有所忆谓之意……因虑而处物谓之智。"脾藏意而主肌肉四肢，针伤肌肉则内动脾，脾意不藏而症见肌肉无力、四肢不能收持及失智。

【按语】

本段论述针刺深浅问题。人体皮毛、肌肉、血脉、筋脉、骨髓与五脏相应。若针刺不遵法度，则外伤五体，内动五脏，可表现为五脏不能藏其所藏的症状，即所谓内乱始生。提示在针刺时要注意针刺深浅问题，否则"若更失度者，有死之忧也"。

【原文】

凡用鋒鍼鍼者，除疾速也。先補五呼，刺入五分，留十呼，刺入一寸，留二十呼，隨師而將息之[1]。刺急者，深内而久留之。刺缓者，淺内而疾發鍼。刺大者，微出其血。刺滑者，疾發鍼，淺内而久留之。刺澀者，必得其脉，随其逆順久留之，疾出之，壓其穴，勿出其血。諸小弱者，勿用大鍼，然氣不足宜調以百藥[2]。餘三鍼者，正中破癰堅瘤結息肉也，亦治人疾也[3]。火鍼亦用鋒鍼，以油火燒之，務在猛熱，不熱即於人有損也。隔日一報[4]，三報之後，当膿水大出爲佳。

巨闕、太倉、上下管[5]，此之一行有六穴，忌火鍼也。大癥塊當停鍼轉動須臾爲佳。

【注释】

［1］随师而将息之：《尔雅·释言》："师，人也。"根据患者的情况进行调摄。

［2］刺急者……气不足宜调以百药：参《灵枢·邪气脏腑病形》，其意同而文异。其中"刺大者，微出其血，刺滑者，疾发针，浅内而久留之"及"诸小弱者，勿用大针，然气不足宜调以百药"三句，《灵枢》作"刺大者，微泻其气，勿出其血。""刺滑者，疾发针而浅内之。""诸小者，阴阳形气俱不足，勿取以针，而调以甘药也。"可参阅。

［3］余三针者……亦治人疾也：人疾，多种疾病。《针灸聚英·火针》："孙曰：三针者，是锋针、铍针、火针也。"此言锋针、铍针、火针可破痈疽瘤结息肉，亦可治其他疾病，但在刺痈疽时，应端正刺其正中部位。

［4］报：再刺一次。

［5］管：今作"脘"。

【按语】

本段提出运用不同针具治疗的基本要求。针刺治病时，应根据脉象来辨明虚实寒热，采取适宜的针具及刺法，并提出脉弱小不可用大针针刺，应采用药物调补以及火针禁刺穴等重要思想。

【原文】

每鍼常须看脉，脉好乃下鍼，脉恶勿亂下鍼也。下鍼一宿，發熱恶寒，此爲中病，勿恠[1]之。

【注释】

[1] 恠（guài）：音义同“怪”。

【按语】

本段强调脉象在针刺治疗中的重要作用。脉好，指虽见病脉但无败象，可针刺治疗。脉恶，指绝脉已见，证属危重，则不宜针治。关于“下针一宿，发热恶寒”，当为孙氏针灸经验。

复习思考题

1. 根据孙思邈的有关论述，阐释诊脉对针灸临证的指导作用。
2. 简述孙思邈使用锋针、火针的注意事项。

二、灸例第六

本篇专论灸法要领。提出了灸法的取穴、施灸量、施灸顺序、灸之生熟法等问题，特别论述了灸法的临床治疗作用和保健作用，故以“灸例”名篇。

【原文】

凡孔穴在身，皆是藏府榮衛血脉流通，表裏往來各有所主，臨時救難[1]，必在審詳。人有老少，體有長短，膚有肥瘦，皆須精思商量，準而折之，無得一槩，致有差失。其尺寸之法，依古者八寸爲尺[2]，仍取病者，男左女右，手中指上第一節爲一寸。亦有長短不定者，即取手大拇指第一節橫度爲一寸，以意消息，巧拙在人。其言一夫者，以四指爲一夫，又以肌肉文理節解縫會宛陷之中，及以手按之，病者快然。如此仔細安詳用心者，乃能得之耳。

【注释】

[1] 救难：指救治疾病。

[2] 依古者八寸为尺：《千金要方·明堂三人图》曰：“其尺用夏家古尺，司马六尺为步，即江淮吴越所用八寸小尺是也。”《类经图翼·古今尺寸不同说》曰：“盖古之尺小，大约古之一尺，得今之八寸。”

【按语】

本段介绍了指寸取穴法。取穴尺寸有三法：一以中指上第一节为一寸（现以中指微屈，中节桡侧两横纹头之间为一寸），二以手拇指第一节之横度为一寸，三以四指横量为一夫。强调尺寸之法还应根据患者肥瘦长短的具体情况折合计算。此外，腧穴多在肌肉纹理、筋之结节间和骨之关节缝隙中。这些特殊的解剖特点对正确取穴具有指导意义。

【原文】

凡經云橫三間寸者，则是三灸兩間，一寸有三灸，灸有三分，三壯之處，即爲一寸。黄帝曰：灸不三分，是謂徒冤。炷務大也。小弱炷乃小作之，以意商量[1]。

【注释】

[1] 黄帝曰：灸不三分……以意商量：谓灸炷根部必广三分。若灸炷太小，则不能去病，而徒伤好肉。若灸弱小患者，灸炷可小作。应根据患者的具体情况决定灸炷的大小。

【按语】

本段论述艾炷的大小。艾炷太小则灸效不佳，同时要根据患者的具体情况决定灸炷的大小，不可过于拘泥。

【原文】

凡點灸法，皆須平直，四體無使傾側，灸時孔穴不正，無益於事，徒破好肉耳。若坐點則坐灸之，卧點則卧灸之，立點則立灸之，反此亦[1]不得其穴矣。

【注释】

［1］亦:《针灸资生经》《针灸大全》引本文作“则”，可参。

【按语】

本段论述施灸体位。应身体平直而不倾斜，点定腧穴后不可移动体位，即“坐点则坐灸之，卧点则卧灸之，立点则立灸之”，以保证施灸取穴的准确性。

【原文】

凡言壯數者，若丁壯[1]遇病，病根深篤者，可倍多於方數[2]，其人老小羸弱者，可復減半。依扁鵲灸法，有至五百壯千壯，皆臨時消息之。《明堂》本經多云鍼入六分，灸三壯，更无餘論。曹氏灸法，有百壯者，有五十壯者。《小品》諸方亦皆有此。仍須準病輕重以行之，不可膠柱守株[3]。

凡新生兒，七日以上，周年以還，不過七壯，炷如雀屎大。

【注释】

［1］丁壮：丁，男子成年曰丁；壮，三十岁曰壮。古人谓男子少壮可任役力者为丁壮。

［2］方数：常规灸法应灸的壮数。

［3］仍须准病……胶柱守株：胶柱守株，为拘泥不知变通之义。《针灸资生经》《针灸聚英》《针灸大成》均引本文作“故后人不准，惟以病之轻重而增损之”，可参。

【按语】

本段论述施灸量的问题。隋唐盛行灸法，灸量有多有少。孙氏根据自己的经验并博采众家之长，提出灸量应依据患者的身体强弱和病情轻重来灵活确定，并列举了古代施灸量作为参考。

【原文】

凡灸當先陽後陰，言從頭向左而漸下，次後從頭向右而漸下，先上後下，皆以日正午已後，乃可下火灸之，時謂陰氣未至，灸無不著，午前平旦穀氣虛，令人癲眩，不可鍼灸也，慎之。其大法如此，卒急者，不可用此例。

【按语】

论述施灸的顺序与时间。根据阳行左阴行右、阳在上阴在下的理论，提出先阳后阴，施灸先左后右、先上后下的顺序。关于施灸的时间，孙氏认为中午以后为最佳，此时阳气正旺而阴气未至，灸之则疗效最高。午前和平旦（清晨），人的谷气不足，灸之可使人癫眩，故不宜针灸。

【原文】

灸之生熟法，腰已上爲上部，腰已下爲下部，外爲陽部榮，内爲陰部衛[1]，故藏府周流，名曰經絡。是故丈夫四十已上氣[2]在腰，老嫗四十已上氣在乳。是以丈夫先衰於下，婦人先衰於上。灸之生熟，亦宜撙而節之[3]，法當隨病遷變，大法外氣務生，內氣務熟[4]，其餘隨宜耳。

頭者，身之元首[5]，人神之所法[6]，氣口精明，三百六十五絡皆上歸於頭，頭者，諸陽之會[7]也。故頭病必宜審之，灸其穴不得亂，灸過多傷神，或使陽精玄熟，令陰魄再卒，是以灸頭正得满百[8]。脊背者，是體之横梁，五藏之所繫著，太陽之會合[9]，陰陽動發，冷熱成疾[10]，灸太過熟大害人也。臂脚手足者，人之枝幹，其神繫於五藏六府，隨血脉出，能遠近採物，臨深履薄，養於諸經，其地狭淺，故灸宜少。灸過多，即内神不得入，精神閉塞，否滯不仁，即臂不舉，故四肢之灸，不宜太熟也。然腹藏之内，爲性貪於五味，無厭成疾，風寒结痼，水穀不消，宜當熟之。

然大杼、脊中、腎輸、膀胱、八窌，可至二百壯。心主、手足太陰，可至六七十壯。三里、太谿、太衝、陰陽二陵泉、上下二廉，可至百壯。腹上下管、中管、太倉[11]、關元，可至百壯。

若病重者，皆當三報之，乃愈病耳。若治諸沈結寒冷病，莫若灸之宜熟。若治諸陰陽風者，身熱脉大者，以鋒鍼刺之，間日一報之。若治諸邪風鬼注[12]，痛處少氣，以毫鍼去之，隨病輕重用之，表鍼內藥，隨時用之，消息將之，與天同心[13]，百年永安，終無横病。此要略說之，非贤勿傳，秘之。

凡微數之脉，愼不可灸，傷血脉，燋筋骨。凡汗已後勿灸，此爲大逆。脉浮熱甚，勿灸[14]。

【注释】

[1] 外为阳部荣，内为阴部卫：与《素问・阴阳应象大论》“阴在内，阳之守也；阳在外，阴之使也”同义。

[2] 气：指人气。

[3] 搏而节之：搏，趋也。节，法度也。应遵法度而行灸法。

[4] 大法外气勿生，内气务熟：大法，灸法的基本原则。外气、内气，指病在外部和内部。生熟，指灸的程度。凡灸的壮数多，艾炷大者为熟。凡灸的壮数少，艾炷小者为生。

[5] 元首：君也。头在人身为神明之主宰，故为君。

[6] 人神之所法：法，《金匮玉函经》作“注”，义长。脑为元神之府，人体气血上注于头。

[7] 头者，诸阳之会：诸阳经之脉皆会于头面，故头为诸阳之会。

[8] 是以灸头正得满百：《普济方》作“是以灸头不得满百”，义长。

[9] 脊背者……太阳之会合：人体脊背像房屋的横梁，五脏依附于内，又是足太阳与督脉会合循行之处。

[10] 阴阳动发，冷热成疾：若阴阳之气活动异常，则易造成偏盛偏衰，表现为发冷发热的疾病。

[11] 太仓：据《千金要方・用针略例》，此似为注文误作正文。

[12] 鬼注：《诸病源候论・鬼注候》：“注之言住也，言其连滞停住也。人有先无他病，突被鬼排击，当时或心腹刺痛，或闷绝倒地，如中恶之类。”

[13] 表针内药……与天同心：表针内药，指外用针刺，内服汤药。消息将之，指调摄护理。与天同心，谓顺乎自然规律。

[14] 凡微数之脉……勿灸：此文见于《伤寒论》，而稍有不同。脉数为热，灸之以热助热，使内热更盛，灼伤血脉、筋骨。热病发汗，阴气已伤，再用灸法，使阴更伤，故不可灸。

【按语】

灸之生熟法，是依据病情、病位、脉象而确定的灸量法则。本节提出重要的灸法原则：“外气勿生，内气勿熟”，意为病在外在经脉，灸量宜小宜轻，病在内在腑脏，灸量宜大宜重。此外，对头首、脊背、四肢、腹部以及部分腧穴都做了灸量的论述，并提出头不宜多灸的观点，为后人所尊崇。关于具体壮数问题，则不必过于拘泥。

【原文】

頭面目咽，灸之最欲生少，手臂四肢，灸之欲須小熟，亦不宜多，胸背腹灸之，尤宜大熟，其腰脊欲須少生，大體皆須以意商量，臨時遷改，應機千變萬化，難以一準耳。其温病隨所著而灸之[1]，可百壯餘，少至九十壯。大杼、胃管可五十壯，手心主、手足太陽可五十壯，三里、曲池、太衝可百壯，皆三報之，乃可愈耳。風勞沉重，九部盡病[2]，及毒氣爲疾者，不過五十壯，亦宜三報之。若攻藏府成心腹疹者[3]，亦宜百壯。若卒暴百病，鬼魅所著者，灸頭面四肢宜多，灸腹背宜少，其多不過五十，其少不減三五七九壯。凡陰陽濡風口喎僻[4]者，不過三十壯，三日一報，報如前，微者三報，重者九報。此風氣濡微細入，故宜緩火温氣推排漸抽以除耳。若卒暴催迫，則流行細入成固疾，不可愈也，故宜緩火。凡諸虚疾，水穀沉結流離者[5]，當灸腹背宜多，而不可過百壯。大凡人有卒暴得風，或中時氣，凡百所苦，皆須急灸療，慎勿忍

之停滞也。若王相者，可得無佗，不尔漸久，後皆難愈，深宜知此一條。

凡入吴蜀地游宦，體上常須三兩處灸之，勿令瘡暫瘥，则瘴癘温瘧毒氣不能著人也，故吴蜀多行灸法。

有阿是之法，言人有病痛，即令捏其上，若裹當其處，不問孔穴，即得便快成痛處，即云阿是，灸刺皆驗，故曰阿是穴也[6]。

【注释】

[1] 其温病随所著而灸之：著，附着，停留。温病灸法，应随温邪所留舍附着处而灸之。

[2] 风劳沉重，九部尽病：风劳，风疾的一种。九部，泛指周身各部。因风邪导致周身发病，症见肘臂不仁、四肢难动、腰脊疼痛、嗜卧等症状。

[3] 若攻脏腑成心腹疹者：疹，疾也，亦作久病。《普济方》引“疹”作“疼”，可参。若风邪侵入脏腑，便成心腹内脏之疾。

[4] 口㖞僻：㖞，嘴歪。指感受风邪，口角歪斜。

[5] 凡诸虚疾，水谷沉结流离者：指一切虚证。多因阳气不足，运化无力，至水谷不化，或结聚于里，或泄泻流离。

[6] 有阿是之法……故曰阿是穴也：人有病痛时，医者捏其皮肤，若所按之处正当病所，则患者有爽快或疼痛感，此处便是阿是穴。

【按语】

本篇论述了人体各部位的灸量大小，并提出保健灸，强调灸法在补助人体正气、抵抗病邪方面的重要作用。尤其是孙氏首创的阿是穴，价值匪浅，成为腧穴三大分类之一，至今仍在临床广泛应用。

复习思考题

1. 什么是“灸之生熟法”？如何确定“灸之生熟”？
2. 孙思邈认为施灸的最佳时间为何时？为何此时施灸？
3. 怎样理解灸法的防病保健作用？

第五章
《铜人腧穴针灸图经》选

扫一扫，查阅本章数字资源，含PPT、音视频、图片等

第一节　王惟一的针灸学术思想

王惟一，也有书称“王惟德”者，学者考证，此乃为避宋真宗讳而改，实为一人。其籍贯不详，生卒亦无文献记载。据专家从其成书年代来推测，约生活于987—1067年。宋仁宗时（1023—1063年）曾任翰林医官朝散大夫、殿中省尚药奉御骑都尉等职。王氏精于方药和针灸，为宋代著名针灸学家，尤工厉石。于天圣初年（1023年）奉敕对针灸腧穴重新厘定，订正讹谬，撰著了《铜人腧穴针灸图经》，于1026年完成该书。后于1027年设计并主持铸造铜人针灸孔穴模型二具，随后，《铜人腧穴针灸图经》又被其刻于石碑上。这为针灸图经的传播和针灸学的发展作出了很大贡献。

《铜人腧穴针灸图经》原刊本为三卷，“天圣石刻”也为三卷，以后的传本卷数有差异。原书三卷中，上卷首载人身十二经脉周流全身的短论，其次为“十二经脉及起止穴图（此为大标题）”，次载正、伏、侧三人经脉图（即拓本所题“十二经脉气穴经络图”），再论十二经的循行、主病以及各经穴数、穴名、部位，最后论及督、任脉循行，及其相应腧穴的穴名与部位。中卷首载有关“用针之理”“针灸避忌之法”的短论和“针灸避忌之图”，其次按照先上后下、先中央后两侧的顺序，分部记述头面躯干部腧穴的定位、刺灸方法及主治病证。下卷首载十二经脉流注孔穴图，其次按经记载四肢部的腧穴。另外，宋石刻还于卷下后附载“穴数都数”“修明堂诀式”“避针灸诀”等内容。

一、重穴法考证，规范针灸理论

宋时针灸学非常盛行，但有关针灸学的书籍经过长期辗转传抄，图籍、经络、腧穴的内容十分混乱，给针灸的传播及后世学习带来了极大不便。有感于此，王惟一在总结、参考前人文献的基础上，对腧穴理论进行了考察。据序中所称，《铜人腧穴针灸图经》一书是在前代文献的基础上，“纂集旧闻，订正讹谬”。王氏对腧穴的考证，主要集中在以下四个方面：

1. 统一取穴方法　宋之前取穴有尺量、绳量及同身寸折量等多种方法。多种取穴法的存在使得取穴定位标准说法不一，不便后学。为此，王惟一以《太平圣惠方·明堂》中所载的“取中指内纹为一寸”的同身寸取穴方法为统一标准，同时用没有收缩性的薄皮竹片为折量工具，这样，对中指同身寸法及折量工具都作了明确规定。

2. 厘定腧穴归经　腧穴归经经历了一个漫长而复杂的演变过程。同一腧穴在不同文献中归于不同经脉，使得腧穴理论显得十分混乱。鉴于此，王惟一在前人归经论述的基础上，将手足十二经脉及任督二脉的腧穴进行了归经。如将中府、云门归于手太阴肺经，将缺盆、头维归于足阳明胃经等。大部分腧穴归经自此以后被延续下来。

3. 考订腧穴定位，增补新穴，增加腧穴主治 王惟一在参阅以前明堂著述的基础上，对存在不同说法的腧穴定位进行了重新考订。如前顶穴，《铜人腧穴针灸图经》说："前顶一穴，在囟会后一寸五分骨陷中，甄权《针经》云是一寸，今即依《素问》一寸五分为定。"对于新穴的增补，王惟一从前代文献中选取了阳关、厥阴俞等四穴归于经穴中，将出自《素问·气府论》王冰注的灵台、腰阳关归入督脉等，使穴名数达354个。对于腧穴主治内容，王惟一则根据前人论述，重新进行了归纳，并按以穴统证的形式进行了系统总结。同时，对一些腧穴的主治进行补充，如青灵穴补充了"头痛振寒，目黄胁痛"，本神穴补充了"癫疾，呕吐涎沫"等。原书中"今附""新附"条下的主治证应是王氏所增补。

4. 整理针灸禁忌，收录针灸验案 前朝医籍如《针灸甲乙经》《千金方》及《外台秘要》等专书都有对针灸禁忌的论述。在此基础上，王惟一进行了综合归类与整理，并依据当时医学经验提出新的禁忌。书中对针灸禁忌的论述主要可分为三方面：腧穴禁忌，针灸饮食等禁忌，针灸时、日、月禁忌。如合谷穴，王氏最早提出"妇人妊娠不可刺之，损胎气"。囟会穴，《铜人经》载"八岁以下不得针"，缘"小儿囟门未闭，刺之恐伤骨，令人夭"，故当禁针。此穴至今仍为小儿禁刺穴。此外，王惟一等编修《铜人腧穴针灸图经》时，将史书或医书中的针灸医案附于相应的腧穴下。如脑空下有云：魏公苦患头风，发即心闷乱、目眩。华佗当针而立愈。这便于古今对照，是腧穴主治演变的有益记载。

二、绘图铸铜人，强调腧穴定位

尽管宋以前明堂图就已经存在，但由于诸家定位不一，所绘明堂图也是众说纷纭，莫衷一是。因此，王惟一不仅编著《铜人腧穴针灸图经》，将腧穴理论进行考证和规范，而且还在书中绘制了十二经穴图十二幅、经脉三人图各一幅。同时，为了更直观地显示人体腧穴分布及经脉归属，他还设计并铸造了针灸铜人。该铜人真人大小，内装铜铸脏腑，外刻孔穴，每穴孔内装满水银，外封黄蜡，作为当时医生考试的工具。"用此以试医者，其法外涂黄蜡，中实以汞，俾医工以分折寸，按穴试针。中穴则针入而汞出，稍差则针不可入矣。"

《齐东野语》记载："以精铜为之，脏腑无一不具，其外俞穴，则错金书穴名于旁，背面二器相合，则浑然全身。"可见，当时所铸的铜人是十分精致的。铜人铸成后，一具置于医官院，一具置于大相国寺仁济殿。

王氏铸针灸铜人，与《铜人腧穴针灸图经》交相参照，其目的主要是为了确定腧穴的位置。王惟一不仅对腧穴的位置有图文描述，更铸铜人以明其位，可以说开创了医学模型的先河，为腧穴理论的规范、针灸疗法的传播和发展所作出的贡献是不言而喻的。

复习思考题

《铜人腧穴针灸图经》考证穴法主要集中在哪些方面?

第二节　《铜人腧穴针灸图经》文选

肩髆部左右凡二十六穴*

【原文】

肩井二穴，在肩上陷，缺盆上大骨前一寸半[1]，以三指按取之，當中指下陷中者是。一名髆井[2]。手足少陽、陽維之會。治五勞七傷[3]，頸項不得回顧，背髆悶，兩手不得向頭，或因撲傷腰髖疼，脚氣上攻。《甲乙經》云祇可鍼入五分。此髆井，足陽明之會，乃連入五藏氣，若刺深則令人悶倒不識人，即速須三里下氣，先補不瀉，須臾平復如故。凡鍼肩井，皆以三里下其氣。若婦人墮胎後手足厥逆，鍼肩井立愈。若灸更勝鍼，可灸七壯。

【注释】

［1］大骨前一寸半：大骨，出《素问·玉机真脏论》，泛指全身长而大的骨骼，如股骨、肱骨、髋骨等。这里指锁骨。前一寸半，指取穴时医者面对患者，肩井穴位于锁骨后方。

［2］髆井：肩井穴的别名。因在肩髆上，按之凹陷如井，故称髆井。髆，肩胛。

［3］五劳七伤：《诸病源候论·虚劳候》："五劳者，一曰志劳，二曰思劳，三曰心劳，四曰忧劳，五曰瘦劳。又肺劳者……肝劳者……心劳者……脾劳者……肾劳者……七伤者，一曰阴寒，二曰阴痿，三曰里急，四曰精连连，五曰精少，阴下湿，六曰精清，七曰小便苦数，临事不卒。又一曰大饱伤脾……二曰大怒气逆伤肝……三曰强力举重，久坐湿地伤肾……四曰形寒寒饮伤肺……五曰忧愁思虑伤心……六曰风雨寒暑伤形……七曰大恐惧不节伤志。"

【按语】

本段主要记载了肩井穴的定位、主治及刺灸方法。肩井穴是手足少阳、阳维、足阳明之会，与五脏气相连。其位处肩部，不宜深刺，否则易出现"闷倒不识人"。本段所说的这种情况，属于气胸所致。

【原文】

肩髃二穴，在肩端兩骨間陷者宛宛中，舉臂取之。手陽明、蹻脉之會。療偏風[1]半身不遂，熱風癮胗，手臂攣急，捉物不得，挽弓不開，臂細無力，筋骨痠疼。可灸七壯至二七壯，以差爲度。若灸偏風不遂，可七七壯止，不宜多灸，恐手臂細。若風病，筋骨無力久不差，當灸，不畏細也。刺即洩肩臂熱氣。唐庫狄欽若患風痹[2]，手臂不得伸引，諸醫莫能愈，甄權鍼肩髃一穴，令將弓箭向垛射之，如故。

【注释】

［1］偏风：半身不遂的别称。出《素问·风论》。多由于风邪乘虚客于躯体的偏侧所致。《诸病源候论·风病诸候》："偏风者，风邪偏客于身一边也。人体有偏虚者，风邪乘虚而伤之，故为偏风也。"

［2］唐库狄钦若患风痹：典出《旧唐书·甄权传》。库狄钦若，人名，隋鲁州（今河南鲁山）刺史。

【按语】

本段主要记载了肩髃穴的定位、特性、主治及刺灸方法。肩髃穴是手阳明、跷脉之会。作为临床常用穴，肩髃穴常用于治疗肩部及上肢疾病，多针灸并用，也可与其他腧穴配合使用。文中"刺即泄肩臂热气"应辨证看待。

复习思考题

1. 肩井穴和肩髃穴的主治有何异同？
2. 肩井穴有何禁忌证？

第六章
《针灸资生经》选

扫一扫，查阅本章数字资源，含PPT、音视频、图片等

第一节　王执中的针灸学术思想

王执中，字叔权，南宋时针灸学家。东嘉（今浙江瑞安县）人，生卒年份不详。南宋乾道己丑（1169年）进士，曾任政郎、澄州（澄水，湖南北部）教授。《针灸资生经》是王执中汇集诸家之书而成。书中辑录了《黄帝内经》《铜人腧穴针灸图经》《千金要方》《外台秘要》等典籍和方书中的内容，其中以腧穴方面的内容为主。

本书共有七卷，是一部类纂性的针灸著作。

卷一论腧穴为主，编写体例类似《针灸甲乙经》《铜人腧穴针灸图经》，按身体各部分区分别论述了头、胸、腹、四肢部穴位。书中附图46幅，其中背面9幅，腹面27幅，侧面10幅，并根据《黄帝明堂灸经》《素问》《针灸甲乙经》《铜人腧穴针灸图经》等典籍，对腧穴的定位、取穴法、主治病证、禁忌等内容进行考证，增补了一批有效别穴，如眉冲、当阳、百劳等。

卷二论述针灸法，包括针灸须药、针忌、穴名同异等，尤其对灸法记述较多，包括点穴、灸疗壮数、艾炷大小、灸疮等内容。嗣后《针灸聚英》《针灸大成》《针灸集成》等书的灸法内容，多引自本书。

卷三至卷七广集博引典籍方书，采集民间单验方，结合王氏临床经验，记述了内、外、妇、儿各科193种病症的针灸治疗取穴及具体刺灸方法，因病配穴，因证施治。如卷三主述虚损、腹痛、腹胀、肠风、淋、癃、疝、痁等病症的论治取穴；卷四论述心痛、癫、狂、中风、咳喘、积聚、水肿、鼓胀等；卷五记载形体诸痛；卷六记载耳、目、口、齿、鼻、咽喉等病的论治取穴；卷七记述伤寒、黄疸、瘰疬、历节风、疔疮、蛊毒、乳痈、血崩等。书中有针灸医案50余例。除针灸内容外，书中还引用方药治疗，如《陆氏集验集》《玉道单方》等。

一、考证腧穴，尊古不泥

王氏对经穴的考订，尊古不泥，其书中虽然辑录了诸如《黄帝内经》《铜人腧穴针灸图经》《千金要方》等古医籍，但对其腧穴可疑之处，从不拘泥，而是据理分析，以纠正前人之误。如对跗阳穴部位的考证曰："按《素问·气府论》阳跷穴注云：谓跗阳穴也，在外踝上三寸，窃意阳跷即跗阳也。及考《气穴论》阴阳跷四穴注云：阳跷穴是谓申脉，阳跷所出。则是阳跷乃申脉，非跗阳矣。故《明堂下经》既有跗阳在外踝上三寸，《上经》又有阳跷在外踝前一寸，一寸三寸既异，是跗阳、阳跷各是一穴也。但不知《素问》之注，何故前后相背耶。"王氏对穴位的针刺深度也有考证，如在睛明穴之下称："按《明堂》云针一分半，《铜人》乃云入一寸半，二

者必有一误。予观面部所针，浅者入一分，深者四分耳。而《素问·气府论》注亦云刺入一分，则是《铜人》误写‘一分’为‘一寸’也。”王氏对古籍中同一内容的不同说法，在无从辨其是非时，则保留原貌，而不囿于一说。如“李袭兴称：武德中出镇潞州，甄权以新撰《明堂》示予，时有刺史成君绰忽颈肿如数升，喉中闭塞，水粒不下三日矣。予屈权救之，针其右手次指之端，如食顷，气息即通，明日饮啖如故。按《铜人》云：‘少商穴在手大指端内侧去爪甲角如韭叶，成君绰腮颔肿大如升，甄权针之立愈。’病状少异，功效实同。但李云次指端，《铜人》云大指端，未知其孰是。果针少商，当在大指端也。姑两存之，以俟识者。”

在治疗上，王氏也是尊古不泥，重视临床实效。他在论“溏泄”一条时，以《铜人》选穴（三阴交、地机、太冲）为主文，其后加按语曰：“予尝患痹疼，既愈而溏痢者久之，因灸脐中，遂不登溷。连三日灸之，三夕不登溷。”因此王执中认为：“若灸溏泄，脐中第一，三阴交等穴乃其次也。”

二、针药并施，择善而从

王执中秉承了孙思邈的学术思想，在疾病的治疗中，常针灸药物并施，择善而从。如《针灸资生经·针灸须药》曰：“今人或但知针而不灸，灸而不针，或惟用药而不知针灸者，皆犯孙真人所戒也。而世所谓医者，则但知有药而已，针灸则未尝过而问焉。”对“但知针而不灸，灸而不针，或惟用药而不知针灸”的医者提出批评。王氏临证随病施治，不偏执一法，或针或灸或药，有时兼而并施。如论三里穴时曰：“予旧有脚气疾，遇春则足稍肿，夏中尤甚，至冬肿渐消，偶夏间依《素问注》所说（三里）穴之所在，以温针微刺之，翌日肿消，其神效有如此者。”此为单独用针。又云：“屡有人腰背伛来觅点灸，予意其是筋病使然，为点阳陵泉令归，灸立愈。筋会阳陵泉也。”此为单独用灸。至于诸法并用者，书中随处可见，如云：“凡身重不得食，食无味，心下虚满，时时欲下，喜卧，皆针胃管、太仓，服建中汤及平胃丸。”又如：“凡食饮不化，入腹还出，先取下管，后取三里泻之……吐呕逆不得下食，今日食，明日吐，灸膈俞百壮。有人久患反胃，予与镇灵丹服，更令服七气汤，遂立食。若加以灼艾，尤为佳也。”由此可见，王氏临证充分利用针、灸、药的特长，当药则药，当针则针，灵活运用。对用一法即能获效者，则指出不必多用，如“治伤寒头痛药多矣，惟浓煎五苓散服必效，不必针灸，予屡施于人皆效故也。”

三、重视按诊，因证配穴

王执中通过临床实践发现，针灸治疗前，在患者身上寻找某些有反应的腧穴，按之酸疼，然后施术，常能取得良好的疗效。如“有老妪大肠中常若里急后重，甚苦之……为按其大肠俞疼甚，令归，灸之而愈”。又如“凡有喘与哮者，为按肺俞，无不酸疼，皆为缪刺肺俞，令灸而愈”。他认为“须按其穴酸疼处灸之，方效”，因为“按其穴酸疼，即是受病处”。“因此与人治哮喘，只缪肺俞，不缪他穴。惟按肺俞不疼酸者，然后点其他穴。”关于按压寻找酸疼腧穴，《针灸资生经》中有许多记载，如咳嗽在肺俞、膻中处有压痛，肠痈在大肠俞处有压痛，癫疾在风池处有压痛等。他还根据《陆氏续集验方》关于灸脊骨上与脐心相平处治下血不止的记载，感慨曰：“予尝用此灸人肠风，皆除根本，神效无比。然亦须按其骨突处酸疼方灸之，不疼则不灸之。”王氏在许多医案中也记载了关于重视按诊，寻找按之酸疼的腧穴，然后施治而获效的验案。

在临床选穴方面，因证配穴是王氏的另一大特点。他根据每一痛证的不同性质、症状及不同兼证，分别选用相应的穴位进行配穴治疗。如肩背酸痛症篇曰：“浮白，治肩背不举。（铜）神堂，疗肩背连胸痛，不可俯仰。（明下）商阳，治肩背急引。附分，治肩背急……诸家针灸之详

矣。当随病证针灸之。或背上先疼，遂牵引肩上疼者，乃是膏肓为患，《千金》《外台》固云按之自觉牵引于肩中是也，当灸膏肓俞，则肩背自不疼矣。”此段文字中列举了40多种不同症状表现及兼证，并详明其来源出典，甚至可与其他篇章相互参看。论中选用50多个穴次，足以看出“随病证针灸治之”的特色，并提供自身的诊疗经验与其处方配穴的思路与规律，是《针灸资生经》中因证配穴的鲜明特色。

四、灸法温针，独及其妙

王氏虽提倡针灸、药物因证施治，但临床上用灸较多，这一特点在第三卷至第七卷的论述中尤为明显。在《针灸资生经》记载的医案医话中，大多用灸。如“治梦遗失精”，列出20多种兼证，用穴31个，大多注明用灸法治疗。王氏的用灸特点为：①取穴少。一般只取1～2穴，如水肿灸水分、气海，气喘灸肺俞、膏肓，鼻衄灸上星，脐中痛、溏泄灸神阙等。②壮数少。尽管大多数病案没有说明用灸壮数，但从少数提到壮数的病案来看，都只有3或7壮。如伤寒咳甚灸结喉下3壮，疝气偏坠灸关元7壮，牙痛灸外关7壮等。在王氏医案中温针是仅次于灸法的治疗手段。他很少用冷针。

《针灸资生经》中有关治疗学内容占绝大部分的篇幅，每个病症之下辑录了大量前人治疗该病所用的腧穴，举凡《明堂》《铜人腧穴针灸图经》《针灸甲乙经》《千金要方》《外台秘要》《本事方》等书，以及秦承祖、许希等人和当时民间所用的腧穴，莫不兼收并蓄，所以从某种意义上讲，《针灸资生经》也是一部腧穴学专书。

复习思考题

王执中强调的“按穴酸疼”有何意义？

第二节 《针灸资生经》文选

一、针灸须药

本篇论述了针、灸、药各有优势，应该全面掌握，针、灸、药三者结合使用，不得偏执一法，故以“针灸须药”名篇。

【原文】

《千金》云：病有須鍼者，即鍼刺以補瀉之；不宜鍼者，直爾灸之[1]。然灸之大法，其孔穴與鍼無忌，即下白鍼[2]或温鍼訖，乃灸之，此爲良醫。其脚氣[3]一病，最宜鍼。若鍼而不灸，灸而不鍼，非良醫也；鍼灸而不藥，藥不鍼灸，亦非良醫也，但恨下裏間知鍼者鮮爾[4]，所以學者須解用鍼，燔鍼[5]白鍼皆須妙解。知鍼知藥，固是良醫。

此言鍼灸與藥之相須[6]也。今人或但知鍼而不灸，灸而不鍼，或惟用藥而不知鍼灸者，皆犯孫眞人所戒也。而世所謂醫者，則但知有藥而已，鍼灸則未嘗過而問焉。人或詰之[7]，則曰：是外科也，業貴精不貴雜也；否則曰：富貴之家，未必肯鍼灸也。皆自文其過[8]爾，吾故詳著《千金》之說以示人云。

【注释】

[1] 直尔灸之：直接运用灸法。直，径直，直接；尔，犹然也，词缀。

[2] 白针：不烧不温的普通针具。

［3］脚气：病名。《诸病源候论·脚气缓弱候》："凡脚气病，皆由感风毒所致，得此病多不即觉，或先无他疾而忽得之，或因众病后得之。初甚微，饮食嬉戏、气力如故，当熟察之。其状自膝至脚有不仁，或若痹，或淫淫如虫所缘，或脚指及膝胫洒洒尔，或脚屈弱不能行，或微肿，或酷冷，或痛疼，或缓纵不随，或挛急，或至困能饮食者，或有不能者，或见饮食而呕吐，恶闻食臭，或有物如指，发于腨肠，径上冲心，气上者，或举体转筋，或壮热头痛，或胸心忡悸，寝处不欲见明，或腹内苦痛而兼下者，或言语错乱有善忘误者，或眼浊精神昏愦者，此皆病之症状也。"

［4］下里间知针者鲜尔：下里：乡里。知针者，知道针刺疗法的人。鲜，少也。

［5］燔针：烧针，即今之火针。

［6］相须：结合交叉使用，相互配合。相，交也。须，用也。

［7］人或诘之：假如有人责问。诘，责问，追问。

［8］自文其过：掩饰自己的过错。文，掩饰。

【按语】

本文阐述针灸与药相须的重要意义，提出从医者应全面掌握针刺、灸治与药物三种治疗方法，临证时合理选用，做到"针灸与药之相须"，方为良医。只知药而不知针灸，或只知针灸而不知药者，均非良医。

二、针忌

本文主要论述针刺禁忌，故以"针忌"名篇。

【原文】

《千金》云：夫用鍼者，先明其孔穴，補虛瀉實，勿失其理。鍼皮毛腠理勿傷肌肉，鍼肌肉勿傷筋脉，鍼筋脉勿傷骨髓，鍼骨髓勿傷諸絡。傷筋膜者，愕視、失魂[1]；傷血脉者，煩亂、失神；傷皮毛者，上氣、失魂；傷骨髓者，呻吟、失志；傷肌肉者，四支不收、失智。此爲五亂，因鍼所生，若更失度，有死之憂也[2]。

《素問》亦云：刺骨無傷筋，刺筋無傷肉，刺肉無傷脉，刺脉無傷皮，刺皮無傷肉，刺肉無傷筋，刺筋無傷骨[3]。刺中心一日死，中肝五日死，中腎六日死，中肺三日死，中脾十日死，中膽一日半死。刺跗上中大脉[4]，血出不止死。刺頭中腦戶，入腦立死[5]。

【注释】

［1］伤筋膜者，愕视、失魂：肝藏魂而主筋脉。针筋脉而动肝，使魂不藏而见愕视失魂。下文同理。愕视，惊视。失魂，心神无主。

［2］《千金》云……有死之忧也：见于《千金要方·用针略例》。在此，《针灸资生经》做了节选，某些文字稍异。

［3］《素问》亦云……刺筋无伤骨：见于《素问·刺齐论》。

［4］大脉：有云冲阳脉。《伤寒论》以为趺阳之脉。

［5］中心一日死……入脑立死：见于《素问·刺禁论》，文稍异。

【按语】

本篇阐述了针刺的禁忌与误刺的不良后果，指出针刺治病应严格掌握不同疾病、不同位置的进针深度，否则，应该浅刺时深刺，或应该深刺时浅刺，都会导致不良后果。轻者伤及筋骨肌肉，严重者可致人丧命。关于"刺中心一日死，中肝五日死……"等原文要注意理解其所说的原则，不要拘泥于文义。

三、审方书

本文示人读医书时，对其中一些内容应该辨别清楚，故以审方书名篇。审，在此有熟究和深入辨别之意。方书，在此指医药类书籍。

【原文】

經云，爪甲與爪甲角，内與外間，内側與外側，與夫陷中宛宛中[1]，要精審，如某穴去某處幾寸，與其穴去處同者，自各有經絡。

灸膏肓[2]云其間當有四肋三間，灸中間者，謂四肋必有三間，當中間灸，不灸邊兩間也[3]。

《千金》曰：經云，横三間寸者，則是三灸兩間，一寸有三灸，灸有三分，三壯之處，即爲一寸也[4]。

又曰：凡量一夫之法，覆手并舒四指，對度四指上下節横過爲一夫。夫有兩種，有三指爲一夫者；若灸脚弱，以四指爲一夫也[5]。

【注释】

[1] 与夫陷中宛宛中：陷中与宛宛中，均言该处有凹陷，但宛宛中却似水的漩涡中心，明显而深。《甲乙经·卷三·第三十三》："宛，音'弯'，屈曲。宛宛，回旋屈曲的样子。太溪穴下云："在足内踝后，跟骨上动脉陷者中。"涌泉穴下则云："屈足卷指宛宛中。"

[2] 膏肓：足太阳膀胱经经穴膏肓俞的别名，出自《千金要方》。

[3] 灸膏肓……不灸边两间也：见于《千金要方·杂病》及《铜人腧穴针灸图经》膏肓俞条下。《千金要方·杂病》云："取穴法，令人正坐，屈脊伸两手，以臂著膝前，令正直，手大指与膝头齐，以物支肘，勿令臂得动摇，从胛骨上角摸索到胛骨下头，其间当有四肋三间，灸中间，依胛骨之里肋间容去胛骨空侧指许……按之自觉牵引胸户中。"肩胛骨上下部位有四肋，四条肋骨之间，有三个间隙（即"四肋必有三间"），灸时则灸中间的间隙，不要灸两侧之间隙。

[4]《千金》……即为一寸也：见于《千金要方·卷三·灸例第六》。横，经脉平行者谓之横。"横三间寸"指一寸间有三个灸炷，三个灸炷之间有两个间隙，一个灸炷底部的直径长三分，三个灸炷所占长度即为一寸。

[5] 又曰……以四指为一夫也：出自《千金要方·论风毒病状》。

【按语】

本篇提出对医书中某些名词含义应精审，如"膏肓""横三间寸""一夫"等，提示在研读医书时，应当注意辨析，特别对专有名词要洞悉其意，不能望文生义。准确理解其义是掌握医理的首要前提。

四、点穴

本文以论述取穴之尺寸标准、灸治时患者应取的姿势、施灸的顺序等为中心，故以"点穴"名篇。

【原文】

《千金》云：人有老少，體有長短，膚有肥瘦，皆須精思商量[1]，準而折之。又以肌肉文理節解縫會宛陷之中[2]，及以手按之，病者快然，如此子細安詳[3]用心者，乃能得之耳。許希[4]亦云：或身短而手長，或手短而身長，或胸腹短，或胸腹長，或瘠[5]或肥，又不可以一概論也。

《千金》云：凡點灸法，皆須平直四體，無使傾側，灸時恐穴不正，徒破好肉爾（《明堂》云：須得身體平直，四支無令拳縮，坐點無令俛仰，立點無令傾側）。若坐點則坐灸，卧點則卧

灸，立點則立灸，反此則不得其穴。

《千金》云：凡灸當先陽後陰，言從頭向左而漸下，次後，從頭向右而漸下，先上後下。

《明堂下》[6]云：先灸於上，後灸於下，先灸於少，後灸於多，皆宜審之。

【注释】

［1］精思商量：精，精心。商，估量。即精心思考，仔细估量。指取穴时要根据年龄、身长、肌肤对穴位的影响，精心思考、计算和估量。

［2］肌肉文理节解缝会宛陷之中：文，通“纹”。节，关节。解，分解。会，会合、聚会。宛，弯曲、曲折。即体表肌肉的纹理、关节分解聚合的缝隙、弯曲陷入之处。

［3］子细安详：子细，通“仔细”。安详，安心，详尽。用心分别精思也。

［4］许希：宋代医家。因擅长针灸，多有建树，补翰林医学。撰有《神应针经要诀》。

［5］瘠：消瘦。

［6］《明堂下》：即《明堂下经》。

【按语】

本篇提出取穴法及尺寸标准，灸时的体位和顺序，着重论述灸疗时的注意事项。

五、论壮数多少

篇名“少”字原无，据文义补。本篇专论不同病证、不同部位应灸的壮数，故以“论壮数多少”名篇。

【原文】

《千金》云：凡言壯數者，若丁壯病根深篤，可倍於方數，老少羸弱，可減半（又云：小兒七日以上，周年以還[1]，不過七壯，炷如雀屎）。扁鵲灸法，有至五百壯、千壯；曹氏灸法，有百壯、有五十壯。《小品》諸方亦然。惟《明堂》本經多云鍼入六分、灸三壯，更無餘論。故後人不準[2]，惟以病之輕重而增損之。凡灸頭頂止於七壯，積至七七壯止[3]（《銅人》）。若治風則灸上星、前頂、百會，皆至二百壯。腹背宜灸五百壯。若鳩尾、巨闕亦不宜多。四支但去風邪，不宜多灸，灸多則四支細而無力（《明上》）。而《千金》於足三里穴，乃云多至三二百壯。心俞禁灸，若中風則急灸至百壯，皆視其病之輕重而用之，不可泥一說，而又不知其有一說也。《下經》只云若是禁穴，《明堂》亦許灸一壯至三壯，恐未盡也。

《千金》云：凡官游吴蜀，體上常須三兩處灸之，勿令瘡暫差[4]，則瘴癘温瘧毒氣不能著人，故吴蜀多行灸法。有阿是之法，言人有病，即令捏其上，若裏當其處，不問孔穴，即得便快成痛處[5]，即云阿是，灸刺皆驗，故曰阿是穴。

【注释】

［1］周年以还：一年以内。周，环结。还，返回。

［2］不准：没有一定的标准。准，标准。

［3］积至七七壮止：累计达到七个七壮（即四十九壮）则停止（施灸）。

［4］勿令疮暂差：不让疮消失。差，通“瘥”，病愈。

［5］即得便快成痛处：《千金方》原文此处无断句“即得便快成痛處即云阿是”。“便快成痛处”相当于“便成快痛处”，便是舒适或疼痛处之意。

【按语】

本文围绕施灸壮数这一论题，提出了防病治病过程中，施灸壮数选择的一般原则。如壮年而病深重者灸之宜多，老少羸弱者灸之宜少；头、腹、背部可多灸，四肢及巨阙、鸠尾等部位宜少

灸，心俞禁灸等。告诫应注意灵活变通，强调“惟以病之轻重而增损之”，并举足三里、心俞穴为例说明。提醒后人读医书不可拘泥一说，应博采众方，结合自己经验所学和病人实际情况，灵活运用。

六、艾炷大小

本文专论在不同情况下艾炷的大或小，故名“艾炷大小”。

【原文】

《千金》云：黄帝曰，灸不三分，是謂徒冤。炷務大也，小弱乃小作之（又云：小兒七日以上，周歲以還，不過七壯，炷如雀糞）。《明堂下經》云：凡灸欲艾炷根下廣三分，若不三分，即火氣不能遠達，病未能愈，則是艾炷慾其大，惟頭與四支欲小爾。至《明堂上經》乃云：艾炷依小竹筋頭作[1]，其病脉粗細狀如細線，但令當脉灸之[2]，雀糞大炷，亦能愈疾。又有一途，如腹内疝瘕痃癖塊伏梁氣[3]等，惟須大艾炷。故《小品》曰：腹背爛燒[4]，四支則但去風邪而已，如巨闕、鳩尾，雖是胸腹穴，灸之不過四七炷。衹依竹筋頭大，但令正當脉灸之。艾炷若大，復灸多，其人永無心力。如頭上灸多，令人失精神。臂脚灸多，令人血脉枯竭，四支細而無力，既失精神，又加於細，即令人短壽（見承漿穴）。此論甚當，故備著[5]之。

【注释】

[1] 艾炷依小竹筯头作：艾炷的大小，应依照小竹筷子的头部大小制作。筯，筷子。

[2] 但令当脉灸之：只让艾炷在正对脉络处施灸。但，只。当，正对。脉，脉络。

[3] 疝瘕痃癖块伏梁气：疝瘕，《诸病源候论》曰：“疝者痛也，瘕者假也……其病虽有结瘕而虚假可推移，故谓之疝瘕也。由寒邪与脏腑相搏所成。”痃，“积累之悬于腹中者……合并成形，近脐左右，各有一条筋脉扛起，大者如臂如筒，小者如指如笔管如弦。”癖：“积聚之潜匿于两肋间者……按之若无物，有时而痛，始觉有物。”伏梁气，《诸病源候论》曰：“心之积，名曰伏梁，起于脐上，大如臂，诊得心积，脉沉而芤，时上下无常处。”

[4] 烂烧：烧烂。此指腹部、背部要用大艾炷多灸，使之产生灸疮。

[5] 备著：完整记录。备，完备。著，记录。

【按语】

本文针对施灸时用艾炷大小这一问题给出了一般思路，阐述了艾炷的制作与施灸的方法，认为只要辨证及施灸方法正确，“雀粪”大小的艾炷，也可以治愈疾病。举例说明施灸时运用大艾炷还是小艾炷应根据不同部位、不同疾病选取，并需注意不可过度施灸，以免引起精神萎靡、血脉枯竭、四肢乏力等不良反应。

复习思考题

1. 结合原文，谈谈临床实际中应怎样选择艾炷大小。
2. 结合原文谈谈对“一夫法”的认识。
3. 王执中的用灸特点是什么？

第七章
《针灸问对》选

扫一扫，查阅本章数字资源，含PPT、音视频、图片等

第一节　汪机的针灸学术思想

汪机（1463—1539年），字省之，号石山居士，安徽祁门人，明朝正德至嘉靖年间名医。汪机早年应科举，后随父习医，私淑朱丹溪，终以医鸣于世。撰著《医学原理》13卷、《读素问钞》4卷、《运气易览》3卷、《伤寒选录》8卷、《外科理例》8卷、《痘治理辨》2卷、《针灸问对》（又名《针灸问答》）3卷、《本草会编》20卷（已佚），另补订戴启宗《脉诀刊误集解》2卷，编辑戴原礼《推求师意》2卷，其平生治验由弟子陈桷编成《石山医案》4卷。

汪机的针灸学术思想主要体现在《针灸问对》一书中，这是针灸史上第一部全面评议刺灸法的专著。全书采用问答体，分上、中、下三卷。内容多取自《素问》《灵枢》及当时通行的针灸医书。上、中二卷论述脏腑经络、荣卫气血、针刺原理与针法；下卷专论灸法适应证，并附载经络、腧穴、十二经见症等歌括。汪氏对元明时期流行的针刺手法、“子午流注法”等持不同见解，书中保存了不少未见于《针灸大成》的资料，既有《黄帝内经》等古代医著及医家有关针灸的论述，也有汪机个人的见解与评论。其论题颇为广泛，包括针灸理论、经络、穴位、九针、手法与各种病证之针灸治疗，不同体质的针刺注意点与禁忌以及对前人记述的评论等。汪机溯针灸法之源，释《黄帝内经》《难经》针灸法之要，针对当时临床的一些流弊，敢于倡言己见，因而在针灸学术史上占有一定的地位。

一、主张遵从经旨，评判诸家之说

汪机主张针灸学术理论的发展和评价必须以《黄帝内经》《难经》为本。在《针灸问对》中，他针对针灸学理论中的常见问题进行评议，所列84问中，完全引录《黄帝内经》《难经》及其注文的有46问，而在其他各问中也无不以经文进行阐发，或本诸经旨对诸家之说进行批评，或本诸经旨对之提出异议。

二、继承丹溪思想，针法有泻无补

金元医家朱丹溪认为“针法浑是泻而无补”。汪机继承了这一观点，说：“经曰阳不足者，温之以气；阴不足者，补之以味。针以砭石所制，既无气，又无味，破皮损肉，发窍于身，气皆从窍中出矣，何得为补？”并举例进一步论证：“假如痨瘵阴虚火动，法当滋阴降火，针能滋阴否乎？痿病肺热叶焦，法当清金补水，针能补水否乎？”他认为《黄帝内经》中的针刺补泻均是指泻法而言。所谓补法不过是张子和祛邪即所以扶正，去旧即所以生新之意。汪机以《灵枢·官

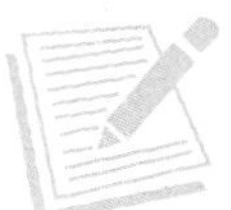

针》为基础，分析了九针的功用，说“九针之用，无非泻法”，认为九针所主大多为外邪所伤之病，用针施泻，正中病情，可谓自成一家。

三、阐述灸法宜忌，反对无病施灸

（一）注重灸法，合理应用

汪机在《针灸问对》中大量引用《黄帝内经》《难经》以及朱丹溪、罗天益、虞抟等后世医家有关灸法的论述，对灸治嗽病、头目之疾、痈疽始发等症提出了自己的见解。在灸法适应证上，汪机认为：“大抵不可刺者，宜灸之。一则沉寒痼冷；二则无脉，知阳绝也；三则腹皮急而阳陷也。”灸法的作用主要是温经散寒、扶阳固脱，凡寒邪伤阳、素体阳虚、阳气下陷或阳绝欲脱等证候，均可用灸法治疗。此外，汪机根据《素问》《难经》诸书所云，认为阳气陷下、脉沉迟、脉证俱见寒在外、冬月阴寒大旺诸证，均可灸之。而若脉浮，阳气散于肌表，或夏月火旺，皆不宜灸。

汪机不主张无病灸，他认为：“邪客经络，为其所苦，灸之不得已也。无病而灸，何益于事？”此说有失偏颇。

（二）辨证施灸，控制灸量

汪机主张灸法也要辨证施治。他批评那种不论咳嗽有痰无痰，概于三伏中灸肺俞、风门的治法，认为咳嗽系由痰火俱作，治疗时当辨痰、火孰急。唯痰多者可灸，亦不过三壮五壮，以泻其热气而已，过多则灼伤肺金。而三伏之中，火旺金衰，更不宜灸。

四、强调用针疗疾，注重辨证施治

（一）针灸治病，诊视为先

汪机指出：“切脉观色，医之大要，不可不知。”他认为针灸医生必先以诊视为务，“奈何世之专针科者，既不识脉，又不察形，但问何病，便针何穴，以致误针成痼疾者有矣，间有获效，亦偶中耳。因夸其针之神妙，宁不为识者笑耶？”

（二）强调辨证，分清气血

汪机认为针灸时应辨别病在气分或在血分，采用不同治法。“病有在气分者，在血分者，不知针家亦分气与血否？”气分病多游行不定，治疗应“上有病下取之，下有病上取之”，“在左取右，在右取左”。血分病者多沉着不移，治疗应“随其血之所在，应病取之”。他说：“苟或血病泻气，气病泻血，是谓诛伐无过，咎将谁归？”

（三）注重辨别，形气病气

所谓形气，“气谓口鼻中喘息也，形谓皮肉筋骨血脉也。”所谓病气，指人患病后所表现出来的精神状态。汪机认为，针刺与否，以及当补当泻，关键是根据患者发病时的精神状况来决定。“病来潮作之时，病气精神增添者，是病气有余，乃邪气胜也，急当泻之。病来潮作之时，精神困穷，语言无力及懒语者，为病气不足，乃真气不足也，急当补之。若病人形气不足，病来潮作之时，病气亦不足，此阴阳俱不足也，禁用针，宜补之以甘药。”

（四）治无定穴，随机应变

汪机认为针灸治疗不可拘于某穴主某病之说，指出邪客于人，随正气周流上下，止无定处，治亦无定处。应究其病因，察其传变，审经络，分气血，辨证施治，按经取穴，方得随机应变之妙。

（五）因病灸治，不守成规

汪机主张治疗依病而定。例如，刺之深浅应视病之浮沉而为。“古人刺法，惟视病之浮沉而为刺之深浅，岂以定穴分寸为拘哉？”留针之长短应以气至为候，而不以呼之多少为候。“若依留呼之说，气至则可，气若不至，亦依呼数而去针，徒使破皮损肉，有何益于病哉？”因此，灸壮的多少应视腧穴厚薄、病之轻重而定，不必守其成规。

五、评判子午流注，遵从《内经》原旨

汪机在《针灸问对》中载录何若愚的子午流注针法，意在批驳其说：“此皆臆说，《素》《难》不载，不惟悖其经旨，而所说亦自相矛盾者多矣。”

所谓违经旨，一是指所流注的五输穴根据相生配属五行，与《难经》所论五输穴五行属性不同，有违经旨；二是指纳甲法一日开取十二穴与养子时刻注穴法一日开取六十六穴法不相合。他认为古人刺法惟以气所在之处穴俞为开，气不在之处穴俞为阖，“谨候其气之所在之时而刺之，是谓逢时”，并无所谓“阳日阳时阳穴开，阴日阴时阴穴开”之说。

六、评判补泻手法，见解与众不同

对当时盛行的补泻手法，汪氏认为合理者少而悖理者多，错杂紊乱，繁冗重复。

（一）迎随补泻

汪机对针灸迎随补泻手法具有独到见解，对《医学入门》《针灸大成》提出的针芒迎随补泻手法持异议。他说：“经曰迎者迎其气之方来而未盛也，泻之以遏其冲，何尝以逆其经为迎？随者，随其气之方往而将虚也，补之以助其行，何尝以顺其经为随？”“岂可示法于人哉？”

（二）三才法

汪机认为三才法纳针出针与《黄帝内经》中徐疾补泻之意不一致。他说：“且针出内而分三才，肉厚穴分，用之无疑；肉薄去处，法将何施？”当察肉之厚薄，酌量针刺，方为合宜。

（三）下针十四法

汪机主张针法从简，务求实效。对当时盛行的针刺十四法，以及青龙摆尾、白虎摇头、苍龟探穴种种针法，持谨慎态度，认为各种综合补泻手法不过是提插、徐疾、左右捻转六种手法交错用之。

综上所述，汪机学术观点中颇多与《黄帝内经》之后诸家见解不同之处，亦不乏卓有见地或切中时弊者，当认真分析，公允评价。

复习思考题

如何看待汪机对针灸学术的批判？

第二节 《针灸问对》文选

一、卷之上*

【原文】

或曰：病有在氣分者，在血分者，不知鍼家亦分氣與血否？

曰：氣分血分之病，鍼家亦所當知。病在氣分，遊行不定；病在血分，沈著不移[1]。以積塊言之，腹中或上或下，或有或無者，是氣分也；或在兩脅，或在心下，或在臍上下左右，一定不移，以漸而長者，是血分也。以病風言之，或左足移於右足，或右手移於左手，移動不常者，氣分也；或常在左足，或偏在右手，著而不走者，血分也。凡病莫不皆然。須知在氣分者，上有病下取之，下有病上取之，在左取右，在右取左。在血分者，隨其血之所在，應病取之。苟或血病瀉氣，氣病瀉血，是謂誅伐[2]無過，咎[3]將誰歸？

【注释】

[1] 沉著（zhuó 浊）不移：著，通“着”。附着。此指病灶在内部深伏而固定不移。

[2] 诛伐：诛，讨也，罚也；伐，讨伐，批评责备。

[3] 咎（jiù 救）：过错，过失。

【按语】

本段论述了病在气分和血分的症状与治疗大法。以积块和病风为例，说明病在气、在血之治不同。病在气有游走不定、或有形或无形的特点，气分病应上病下取，下病上取，左病右取，右病左取。病在血分有沉着不移、其形渐大的特点，可按血之所在应病取之的方法。此说为针灸治疗气病血病提供了配穴处方原则，颇有临床参考价值。

【原文】

或曰：形氣病氣，何以别之？

經曰：形氣不足，病氣有餘，是邪勝也，急瀉之。形氣有餘，病氣不足，急補之。形氣不足，病氣不足，此陰陽俱不足也，不可刺之，刺之則重不足，老者絶滅，壯者不復矣。形氣有餘，病氣有餘，此陰陽俱有餘也，急瀉其邪，調其虛實。故曰：有餘者瀉之，不足者補之，此之謂也（夫形氣者，氣謂口鼻中呼吸也，形謂皮肉筋骨血脉也。形勝者，爲有餘；消瘦者，爲不足。其氣者，審口鼻中氣，勞役如故，爲氣有餘也。若喘息，氣促、氣短或不足以息者，爲不足。故曰：形氣也，乃人之身形中氣血也，當補當瀉，不在於此，只在病來潮作[1]之時，病氣精神增添者，是病氣有餘，乃邪氣勝也，急當瀉之。病來潮作之時，精神困窮，語言無力及懶語者，爲病氣不足，乃眞氣不足也，急當補之。若病人形氣不足，病來潮作之時，病氣亦不足，此陰陽俱不足也，禁用鍼，宜補之以甘藥。不已，臍下氣海穴取之）。

【注释】

[1] 潮作：按时发作的意思。

【按语】

本篇论述了形气与病气的辨治，提出补泻应以辨虚实为依据，补是补正气不足，泻是泻邪气有余。发病时正气未伤、邪气胜者当泻，邪气已去者当补，而阴阳俱不足者则宜补以甘药，针刺会造成严重伤害。本段专论补泻法则，特别指出病来潮作之时形气与病气盛衰的判别，对临床有参考价值。本段引用的经文见《灵枢·根结》，可互参。

【原文】

經曰：刺諸熱者，如以手探湯；刺寒清者，如人不欲行。陰有陽疾者，取之下陵、三里，正往無殆，氣下乃止，不下復始也。疾高而內者，取之陰之陵泉；疾高而外者，取之陽之陵泉。經曰：病在上者，陽也；病在下者，陰也；痛者，陰也；以手按之不得者，陰也，深刺之。癢者，陽也，淺刺之。病先起陰者，先治其陰，後治其陽。病先起陽者，先治其陽，後治其陰（病在上者，下取之；在下者，上取之；病在頭者，取之足；在腰者，取之膕。病生於頭者，頭重；生於手者，臂重；生於足者，足重。治病者，先刺其病所從生者也）。

經曰：病始手臂者，先取手陽明太陰[1]而汗出；病始頭首者，先取項太陽[2]而汗出；病始足脛者，先取足陽明而汗出。足太陰可汗出，足陽明可汗出，故取陰而汗出甚者，止之於陽；取陽而汗出甚者，止之於陰。

【注释】

[1] 手阳明太阴：即手阳明商阳穴与手太阴列缺穴。

[2] 项太阳：即天柱穴。

【按语】

本段论述了不同病因、病位、发病先后的治法，根据病因寒热及病位阴阳、上下、头、肢等，指出取穴与治疗原则。寒证用深刺法，久留针；热证用浅刺法，少留或不留针。阳病针浅，阴病针深。病先起于阳，则先治其阳，后治其阴；病先起于阴，则先治其阴，后治其阳。病在头者取之足，病在腰者取之腘。病始于臂，取手阳明、太阴；病始于头首，取太阳（项部）；病始于足胫，取足阳明、太阴。这些原则迄今仍为临床所应用。本段亦见于《灵枢·九针十二原》《灵枢·终始》和《素问·刺热》等篇中，但与原文略异。

【原文】

或曰：有正經自病，有五邪所傷，鍼治亦當別乎？

經曰：憂愁思慮，則傷心；形寒飲冷，則傷肺；恚[1]怒氣逆，上而不下，則傷肝；飲食勞倦，則傷脾；久坐濕地，强力入水，則傷腎。此正經自病也，蓋憂思喜怒，飲食動作之過，而致然也。風喜傷肝，暑喜傷心，飲食勞倦喜傷脾（勞倦亦自外至），寒喜傷肺，濕喜傷腎，此五邪所傷也。蓋邪由外至，所謂外傷也。凡陰陽藏府經絡之氣，虛實相等，正也。偏實偏虛，失其正，則爲邪矣。由偏實也，故內邪得而生；由偏虛也，故外邪得而入（機按：經言凡病皆當辨別邪正內外虛實，然後施鍼補瀉，庶不致悮）。

【注释】

[1] 恚（huì 慧）:《说文·心部》:“恚，恨也。”《广雅·释诂》:“怒也。”

【按语】

本段论述正经自生病，并列举五邪致病对五脏的影响。七情过度、饮食劳倦直接损耗五脏，是正经自生病；风寒暑湿等外因直中五脏（如风伤肝、暑伤心等），是五邪致病。五脏偏实失衡则内邪生，五脏偏虚失衡则外邪入。针灸前必先辨别邪正、内外、虚实，然后行针补泻。本段出自《灵枢·邪气脏腑病形》，可互参。

【原文】

或曰：傷寒刺期門穴者，何如？

曰：十二經始於手太陰之雲門，以次而傳，終於足厥陰之期門。期門者，肝之募也，傷寒過經[1]不解，刺之，使其不再傳也。婦人經脉不調，熱入血室[2]，刺之，以其肝藏血也。胸滿腹脹，脅下肥氣，凡是木鬱諸疾，莫不刺之，以其肝主病也。經云：穴直乳下兩肋端。又曰：在不容傍一寸五分。古人說得甚明，今人不解用也。

【注释】

[1] 过经：见《伤寒论·辨太阳病脉证并治》。指伤寒病传变过程中，一经的证候转入另一经证候的变化。如太阳表证已经解除而出现少阳经的证候，称太阳病过经。

[2] 热入血室：证名，出自《伤寒论》《金匮要略》。指妇女月经期间，感受风寒外邪，邪热乘虚侵入血室，与血相搏所出现的病证。《金匮要略·妇人杂病脉证并治》说："妇人中风发热恶寒，经水适来，得之七八日，热除，脉迟，身凉和，胸胁满，如结胸状，谵语者，此为热入血室也。当刺期门，随其实而取之。""但头汗出，当刺期门，随其实而泻之，濈然汗出者愈。"

【按语】

期门是足厥阴肝经募穴，为十二经脉气血流注最后一穴。《伤寒论》有6条刺期门，如尸厥、肝乘脾、肝乘肺、太阳少阳并病发汗谵语、热入血室等，因刺期门而病不再传经。本段论期门穴的位置在不容穴旁寸半，与实际部位不符，应以乳头直下第六肋间隙，前正中线旁开4寸为准。

二、卷之中★

【原文】

或曰：《指微賦》言，養子時刻注穴者，謂逐時干旺氣，注藏府井滎之法也。每一時辰相生，養子五度，各注井滎俞經合五穴，晝夜十二時，氣血行過六十俞穴也。假令甲日甲戌時，膽統氣出竅陰穴爲井（木氣），流至小腸爲滎（火氣），過前谷穴，注至胃爲俞（土氣），過陷谷穴，并過本原坵墟穴，行至大腸爲經（金氣），過陽谿穴，入於膀胱爲合（水氣），入委中穴而終。是甲戌時，木火土金水相生，五度一時辰，流注五穴畢也，與《七韻》中所說亦相通否？

曰：榮衛晝夜各五十度周於身，皆有常度，無太過，無不及，此平人也。爲邪所中，則或速或遲，莫得而循其常度矣。今何公於《七韻》中謂井滎俞經合五穴，每一穴占一時，如甲日甲戌時，膽出竅陰；丙子時，流於小腸前谷；戊寅時，流於胃合谷[1]，並過本原坵墟；庚辰時，行於大腸陽谿；壬午時，入於膀胱委中，再遇甲申時，注於三焦。六穴帶本原，共十二穴，是一日一夜，氣但周於此數穴也。且五藏五府於經，井滎俞經合，每一穴占一時，獨三焦六穴占一時，包絡五穴占一時，而《賦》乃言甲戌一時，木火土金水相生，五度一時，流注五穴畢，與《韻》中所語大不相合。《賦》與《韻》出於一人，何其言之牴牾[2]若是，不知不善於措辭耶，不知《賦》《韻》兩不相通耶？《賦》注又言：晝夜十二時，血氣行過六十俞穴，考其鍼刺定時晝夜周環六十首圖，乃知一時辰相生養子五度之說矣。假如甲日甲戌時，甲，陽木也，故膽始竅陰木，木生前谷火，火生陷谷土，過坵墟原，土生陽谿金，金生委中水。再遇甲申時，注於三焦關衝、液門、中渚、陽池、支溝、天井六穴，不特甲戌時爲然。一日之中，凡遇甲時，皆如甲戌時所注之穴也。又如乙日乙酉時，乙，陰木也，故肝始大敦木，木生少府火，火生太白土，土生經渠金，金生陰陵水，再遇乙未時，注於包絡中衝、勞宮、大陵、間使、曲澤五穴，不特乙日乙酉時爲然。一日之中，凡遇乙時，皆如乙酉時所注之穴也。

所注皆在本日本時本經注於井穴，已後時辰，不注井穴；已前時辰，如癸日癸亥時，主腎注於井，次至甲子時，膽經所注，一如甲日甲戌時所注之穴也。次至乙丑時，肝經所注，一如乙日乙酉時所注之穴也。次至丙寅時，小腸所注，一如丙日丙申時所注之穴也。舉此爲例，餘可類

推。此所謂晝夜十二時，氣血行過六十俞穴也，但與《七韻》所說不合。莫若删去《七韻》，祇存此説，庶免後人心蓄兩疑，猶豫而不決也。雖然，二説俱與《素》《難》不合，無用其法，猶辨論之不置者，將使讀者不待思索，一覽即解其意矣。

【注释】

［1］合谷：当为“陷谷”。

［2］牴牾（dǐ wǔ 底午）：牴，触也；牾，逆，不顺。矛盾冲突之意。

【按语】

常用的按时开穴法有子午流注针法、灵龟八法和飞腾八法等。子午流注针法是以五输穴和原穴配合日时论开穴（十二经配合十天干者为“纳甲法”，或称“纳干法”，十二经配合十二地支者为“纳子法”）。灵龟八法和飞腾八法则是以八脉交会穴配合日时论开穴。人体经脉气血运行受时辰影响而有盛衰变化，经穴因此而有开阖，经气所行之时为开，经气所过为阖。按照经穴的开阖施行针刺补泻能提高疗效。经气来临时逢迎其气施用泻法，即所谓“逆而夺之”；经气已过时顺随其气施用补法，即所谓“随而济之”。本段主要讨论子午流注开穴时间，根据《灵枢·五十营》和《灵枢·营卫生会》，营卫昼夜循行五十度周于身，认为每一时辰开一个穴的纳甲法与《黄帝内经》所说不符，而纳甲法一日开取12穴与养子时刻注穴法一日开取66穴法亦不相合。

【原文】

或曰：今醫用鍼，動輒以袖覆手，暗行指法，謂其法之神秘，弗[1]輕示人，惟恐有能盜取其法者，不知果何法耶？

曰：《金鍼賦》十四法，與夫青龍擺尾[2]等法，可謂已盡之矣。舍此而他，求法之神秘，吾未之信也。况此等法，證之於經，則有悖[3]於經；質[4]之於理，則有違於理。彼以爲神，我以爲詭[5]；彼以爲秘，我以爲妄。固可以愚弄世人，實所以見鄙識者。古人有善，惟恐不能及人，今彼吝嗇至此，法雖神秘，殆必神亦不佑，法亦不靈也，奚足尚哉。

【注释】

［1］弗（fú 佛）：“不”的同源字。《公羊传·桓公十年》：“其言‘弗遇’何？”注：“弗，不之深也。”

［2］青龙摆尾：针刺复式手法之一。

［3］悖（bèi 倍）：违背，违反。

［4］质：询问，诘问。

［5］诡：欺诈，奸滑。

【按语】

本段批评将针刺手法神秘化的行为，认为一些针法故作玄虚，有悖于经，有违于理，使人莫衷一是。

【原文】

或曰：今醫置鍼於穴，畧不加意，或談笑，或飲酒，半晌之間，又將鍼撚幾撚，令呼幾呼，仍復登筵，以足其欲，然後起鍼，果能愈病否乎？

曰：《經》云，凡刺之眞，必先治神。又云手動若務，鍼耀而匀，静意視義，觀適之變。又云如臨深淵，手如握虎，神無營於衆物。又云如待所貴，不知日暮。凡此數説，敬乎怠乎。又云虛之與實，若得若失，實之與虛，若有若無，謂氣來實牢者爲得，濡虛者爲失，氣來實牢濡虛，以隨濟迎奪而爲得失也。

又曰：有見如（如讀爲而）入，有見如出。蓋謂入者，以左手按穴，待氣已至，乃下鍼，鍼入候其氣盡，乃出鍼也。

又曰：既至也，量寒熱而留疾，寒則留之，熱則疾之，留者遲也，疾者速也。凡補者，按之遲留；瀉者，提之疾速也。

又曰：刺熱厥者，留鍼反爲寒；刺寒厥者，留鍼反爲熱。刺熱厥者，二刺陰而一刺陽；刺寒厥者，二刺陽而一刺陰。

機按：已上數條，此皆費而隱者也，敬者能之乎，怠者能之乎。古人所以念念在茲，不敢頃刻而怠忽者，惟恐虛實得失而莫知，寒熱疾留而失宜也，因摭[1]而輯之於此，庶使後學將以逞今之弊，而變今之習也歟。

【注释】

[1] 摭（zhí 直）：搜集，选取，摘取。

【按语】

本段引述《黄帝内经》有关针刺专心致志、守机守神的论述，强调针灸医生必须树立良好医疗作风，以批评那些行针草率、对病人不负责任的行为。引述所涉及有诸多方面：一是治神，宜静意视义，如临深渊。二是观察针下得失，气来牢实者为有所得，气来濡虚者为有所失。三是观察寒热，宜寒者留之，热则疾之，热厥留针反为寒，寒厥留针反为热。最后是掌握入针、出针时机和方法，以及留针等诸多方面，是针灸治疗必须掌握的准则，需谨记。

三、卷之下*

【原文】

或曰：病有宜灸者，有不宜灸者，可得聞歟？

曰：大抵不可刺者，宜灸之。一則沉寒痼冷；二則無脉[1]，知陽絶也；三則腹皮急而陽陷[2]也。舍此三者，餘皆不可灸，蓋恐致逆也。

《鍼經》云：陷則灸之。天地間無他，惟陰與陽二氣而已。陽在外、在上，陰在內、在下。今言陷下者，陽氣下陷入陰血之中，是陰反居其上，而覆其陽，脉證俱見寒在外者，則灸之（夫病有邪氣陷下者，有正氣陷下者。邪氣陷下者，是經虛氣少邪入，故曰感虛乃陷下也，故諸邪陷下在經者，宜灸之。正氣陷下宜藥升之，如補中益氣之類）。

經曰：北方之人，宜灸焫也；爲冬寒大旺，伏陽在內，皆宜灸之。以至理論，則腎主藏，藏陽氣在內，冬三月，主閉藏是也。若太過則病，固宜灸焫，此陽明陷入陰水之中是也。

……機按：《素》《難》諸書，皆言陽氣陷下者，脉沉遲也；脉證俱見寒在外者，冬月陰寒大旺，陽明陷入陰水之中者，並宜灸之。設脉浮者，陽氣散於肌表者，皆不宜灸。丹溪亦曰：夏月陽氣盡浮於表。今醫灼艾，多在夏月，寧不犯火逆之戒乎？或者因火而生熱脹、發黃、腰痹、咽燥、唾血者，往往有之，尚不知爲火逆所致，寧甘心於命運所遭，悲夫！經曰：春夏養陽。以火養陽，安有是理？論而至是，雖愚亦當有知者焉。

【注释】

[1] 无脉：此指沉涩无力之脉象。

[2] 腹皮急而阳陷：指由于阳虚引起的水肿。

【按语】

本段论灸法的适应证和基本法则。灸有温通经脉、提升阳气、回阳救脱、温中散寒之功，故治沉寒痼冷、阳虚下陷，其疗效为针所不及。此外，北方患者、冬寒阴气盛而伏阳陷下者也属灸法适应证范围。

【原文】

或曰：灸有補瀉乎？

《經》曰：以火補者，無吹其火，須自滅也；以火瀉者，疾吹其火，傳其艾，須其火滅也。虞氏曰：灸法不問虛實寒熱，悉[1]令灸之，亦有補瀉乎？曰：虛者灸之，使火氣以助元氣也；實者灸之，使實邪隨火氣而發散也；寒者灸之，使其氣復温也；熱者灸之，引鬱熱之氣外發，火就燥之義也。

【注释】

［1］悉：尽，都。

【按语】

本段论述灸法补泻。补法徐燃自灭，火势微而温和，作用缓和，主要用于补虚温阳；泻法疾燃速灭，火势猛而短促，作用比较疾速，主要用于温阳起陷，消散寒邪。所述内容出自《灵枢·背腧》，可互参。

复习思考题

1. 汪机是如何认识气分病与血分病的?
2. 形气与病气何以别之?
3. 试归纳汪机所述浅深之刺、先后之刺、上下之刺、循经刺与远道刺。

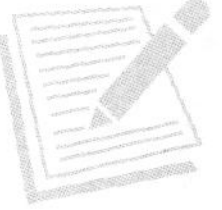

第八章
《针灸大成》选

扫一扫，查阅本章数字资源，含PPT、音视频、图片等

第一节　杨继洲的针灸学术思想

《针灸大成》成书于明嘉靖万历辛丑年（1601年），作者杨继洲（约1522—1620年），字济时，祖籍衢州（今浙江衢县六都）。据《卫生针灸玄机秘要》王国光称，其“幼业举子，博学绩文”，“祖父官太医，授有真秘”，家藏古医书和抄籍很多。“杨子取而读之，积有岁年，寒暑不辍，倬然有悟”，“复虑诸家书弗会于一，乃参合指归，汇同考异，手自编摩。凡针药调摄之法，分图析类，为天地人卷，题曰《玄机秘要》。”据此可认为《卫生针灸玄机秘要》3卷，是杨氏整理家传技术，又集辑了诸家针书，并积累40多年丰富的行医经验编著而成。

嘉靖年间，杨氏经选试至北京任侍医，隆庆二年（1568年）起在圣济殿太医院任医官，直到万历年间，声望日高。后因山西监察御史赵文炳患痿痹，药未奏效，于京都延请他前往应诊，“至则三针而愈”。杨氏出示所编之书，赵知他“术之有所本”，又感“诸家之未备”，乃“复广求群书”，并委派幕客靳贤为之选集校正，协助增补前贤针灸论著，著成《针灸大成》，又名《针灸大全》，为之付梓传播。

在赵文炳委交靳贤选集的各书中，有明代刘纯的《医经小学》，陈会、刘瑾的《神应经》，朱权的《乾坤生意》，徐凤的《针灸捷要》（即《针灸大全》），高武的《针灸节要聚英》，徐春甫的《古今医统》，陈氏的《小儿按摩经》等。凡明以前的重要针灸论著，《针灸大成》多予以引用，因而该书是继《内经》和《针灸甲乙经》之后对针灸学术的第三次大总结，内容极其丰富，对继承和发展我国针灸学术、推广针灸的应用、开展针灸教育等均具有重要意义。该书自1601年问世以来，至今已有50余种版本，翻译成英、法、德、日等多种语言。其翻刻次数之多，流传之广，影响之大，声誉之隆，为历史上罕见，可谓是一部蜚声针坛的历史名著。

《针灸大成》全书共分10卷。第一卷针道源流，扼要记载了《针灸大成》援引诸书的概貌，并作简要的评述。第二部分（经论）为全书的理论核心，选《灵枢》《素问》和《难经》中有关针灸的内容，作为针灸的理论基础。第二、三卷是歌赋，在所有针灸书籍中，《针灸大成》辑录的歌赋较为全面。卷三收入的四篇“策”乃杨氏之心得。卷四为针刺手法部分，重点论述了九针，继之以大量篇幅介绍了各家针法，包括《黄帝内经》补泻、《难经》补泻和《神应经》补泻及李梴、高武和杨继洲本人的补泻手法，其中以杨氏的手法较为全面而实用，其重点是“经络迎随设为问答”，这是杨继洲在手法方面的经验总结。卷五为子午流注，所论时间配穴法的内容极为丰富。近人所阐述子午流注，基本没有超出其范围。第六、七卷为脏腑、经络和腧穴，其有关论述较为详尽。卷八为针灸治疗，首列简易取穴法，继之用大量篇幅论述了23类疾病的针灸治

疗。以上皆取材于《神应经》。其后为“续增治法”，记载了中风、伤寒和杂证的针灸治疗。卷九首列“治症总要”，继之介绍了东垣针法、名医治法和各家针法及灸法的基本内容，卷尾还附有杨氏的31个医案。卷十是小儿按摩，内容十分丰富，实际上是《针灸大成》的附篇。

从《针灸大成》中可以看出，杨氏针灸医学造诣不凡。书中所述大多见地精到，立论公允。杨氏针灸学术思想主要体现在以下几方面：

一、重视经典，溯源穷流

杨氏勤求古训，治学力求渊博精深。他认为研医“不溯其源，则无以得古人立法之意，不穷其流，则何以知后世变法之弊”，“溯而言之，则惟《素》《难》为最要。”为了溯源穷流，杨氏博览群书，精心研究，遵循“由《素》《难》以溯其源，又由诸家以穷其流”的方法整理医籍。他认为《素问》《灵枢》和《难经》是医学的圭臬，针灸发展的渊源，因而摘录其中的有关内容列于《针灸大成》首卷，名为“针灸直指”。之后又进一步广泛收集《素问》《难经》以后逐步形成的各家的著作，博采众长，熔历代针灸精华于一炉，把诸家流派的成就兼收并蓄于《针灸大成》中，系统地总结了明代以前的针灸学成就。

二、精思脉理，意究病源

杨氏对脉诊的认识，尊崇《难经》“独取寸口以决五脏六腑死生吉凶”的思想。在实践中，他以诊寸口脉象为主，其他部位的脉象为补充，重视脉诊之作用，把脉诊所得作为辨证施治的主要依据之一，指出“欲知脏腑之虚实，必先诊其脉之盛衰”。他还精研脉理，把脉象与病因病机紧密地联系在一起，审证求因，掌握疾病的本质，从而使辨证施治达到一个较高的水平。他常常以精湛的脉理分析，对一些疑难病症进行准确的辨证施治，取得了十分出色的疗效。

三、用穴精当，效专力宏

《针灸大成》中用穴精当，选穴配穴理论特点主要体现在辨证选穴、循经选穴、选取特定要穴几方面。

（一）辨证选穴，理论完备

杨氏在辨证选穴方面广泛收集各家经验，结合家传用穴，共记载各科300多种病证的1000余个处方。在杨氏医案中可以看出，他强调的辨证选穴包括辨证审因、辨局部与整体、辨正邪盛衰、辨阴阳虚实、同病异治、异病同治等一整套理论。《针灸大成》列举了151个辨证选穴的例子，包括内、外、妇、儿、五官等各科常见疾病，至今针灸临床处方多师其法。如偏正头风，用风池、合谷、丝竹空；眼赤暴痛，用合谷、太阳、光明；口眼歪斜，用颊车、合谷、地仓、人中等。尤其可贵的是，在论述这些疾病的过程中，杨氏客观地分析了疗效以及造成失败的原因。同时，他在很多处方后面再列举一二方，以备前方不效时使用，这也是前人针灸文献所少见的。如中风不省人事，用人中、中冲、合谷，不效，再取哑门、大敦。凡此等等，都给后世学者提供了许多宝贵的经验和方法。

（二）循经选穴，临证主导

杨氏非常重视经络理论，一再强调“求穴在乎按经”。他还将医者对经络理论的掌握运用情况作为其医术水平的评价标准，认为“得之则为良医，失之则为粗工”。“先审病者是何病，属何

经，用何穴，审于我意；次察病者瘦肥长短，大小分肉、骨节发际之间，量度取之。”这实际是辨证施治全过程的总概括，其中也贯穿着重视经络的思想。在临证中他强调：“变证虽多，但依经用法，件件皆除也。”将辨经络作为临床诊病察证的主要方法之一。他还重视经脉间的相互联系，指出“能识本经之病，又要认交经正经之理，则针之功必速矣”。正由于他重视经络，所以杨氏在针灸史上首次提出了“宁失其穴，勿失其经，宁失其时，勿失其气”的观点，强调“灸穴须按经取穴，其气易连而其病易除”，对后世产生了极为深远的影响。

（三）选取“要穴”，求精忌繁

杨氏在策论中强调：“不得其要，虽取穴之多，亦无以济之；苟得其要，则虽会通之简，亦足以成功。”从《针灸大成》中可以看出，所谓“要穴”，即关键穴、重点穴，既包括了特定穴、交会穴，又包括经外奇穴。他取穴精练，一般均在10穴以内，其中有2/3取穴在4穴以内，有些甚至仅取1穴，谓“执简可以御繁，观会可以得要”。

强调辨证、循经、掌握要穴，为杨氏穴法之特点，且取穴少而精。从他家传的《胜玉歌》中可知，仅仅用了60多个穴位，便能治疗50多种病证，说明杨氏做到了由博返约，抓住了针灸取穴的要领。

四、善用手法，汇粹百家

杨氏的手法理论，有以下特点：

（一）广集博采，种类繁多

除广收博采前贤手法论述外，《针灸大成》还载述了杨氏家传的许多手法。特别是在“三衢杨氏补泻”中论述的十二字法、下手八法、二十四法等，包括了数十种单式和复式补泻手法，这对手法理论无疑是较大的发展。经过杨氏整理的针刺基本手法，具有较强的可操作性，既无悖于《内》《难》经旨，又切合临床实际，对后世医家影响较大。

（二）九六补泻，运用独到

九六补泻在李梴《医学入门》中有所论述。李氏是承袭席弘与庐陵欧阳的学术思想。杨氏对此也很重视，认为“九六”补泻补用九阳数，即捻拨九下（次），泻用六阴数，即捻拨六下（次），还辅以进退法、呼吸法、担截法等复式手法。在临床上，他常运用九六补泻。如吕小山结核在臂，针曲池，行六阴数的泻法；虞绍东翁患膈气，针刺上部行六阴数，下部行九阳数，以泻上补下等。

（三）候气取气，运针行气

杨氏进一步把得气理论与手法补泻紧密结合起来，对提高疗效有重要意义。明以前医家虽也强调“气至而有效”，但对如何激发针感与控制针感传导很少论述。杨氏充分补充了这方面的内容，提出了一系列方法。首先，他认为“用针之法，候气为先”，“宁失其时，勿失其气”，同时指出了激发针感的方法。如论十二手法中的“循法”谓：“凡下针，若气不至，用指于所属部分经络之路，上下左右循之。”在《标幽赋》注中谓：“气之未至，或进或退，或按或提，导之引之，候气至穴而方行补泻。”其次，对控制针感传导方向，杨氏指出：“病远道者，必先使气直到病所。”就十二字手法中的“爪摄”法谓“用大指甲切之，其气自通行也”。又“转针头向病所，

令取真气以至病所”。“运气法”云：“凡用针之时，先行纯阴之数，若觉针下气满，便倒其针，令患人吸气五口，使针力至病所……可治疼痛之病。”此外，《针灸大成》中的“留气法”“提气法”“中气法”“五脏交经”“通关交经”“隔角交经”“关节交经”等，莫不涉及激发针感与控制针感问题。

（四）透穴针法，充实完善

透穴针法首见于元代王国瑞《扁鹊神应针灸玉龙经》，歌中有“偏正头风痛难医，丝竹金针亦可施，沿皮向后透率谷，一针两穴世间稀”的记载。杨氏对此作了很大的发展，他认为：治偏正头风有痰者，“风池刺一寸半，透风府穴，此必横刺方透也”；偏正头风无痰者，“合谷穴针至劳宫”；口眼歪斜，“地仓针向颊车，颊车之针向透地仓”；两眼红肿者，“鱼尾针透鱼腰”；两腿疼，膝红肿，“膝关……横针透膝眼”；腿足红肿，“外昆（仑）针透内吕（细）”；脾家之证有寒热，“间使透针支沟”；手臂红肿连腕疼，“液门沿皮针向后透阳池”；寒痰咳嗽，“列缺刺透太渊”。此外，还有横斜刺法，如头维透额角、睛明透鼻中等。杨氏将透穴针法发展为十二法，对完善透穴针法作出了较大贡献。

（五）补泻有量，刺分大小

杨氏总结归纳了四种刺激量大小的标准，即补法、泻法、平补平泻法、大补大泻法，并解释为：“有平补平泻，谓其阴阳不平而后平也。阳下之曰补，但得内外之气调则已。有大补大泻，惟其阴阳俱有盛衰，针内于天地部内，俱补俱泻，必使经气内外相通，上下相接，盛气乃衰……”可见，杨氏所谓平补平泻，实指手法较轻、刺激量较小的补泻手法；所谓大补大泻，则是手法较重、刺激量较大的补泻手法。由于刺有大小，故其适应证和作用也各不相同。

五、针药并举，各施其宜

杨氏认为“劫病之功，莫捷于针灸”，给针灸治疗以很高的评价。他以《素问》诸书及古代名医为例，说明妙用针灸完全可以救治病人，实为良医必精之医术。同时他十分重视药物及针、灸、药物配合的治疗作用，认为“故其致病也，既有不同，而其治之，亦不容一律，故药与针灸不可缺一者也”，进而指出“以针行气，以灸散郁”，“针刺治其外，汤液治其内”。由于疾病的部位和性质不同，治疗的方法也应有所选择。“然而疾在肠胃，非药饵不能以济；在血脉，非针刺不能以及；在腠理，非熨焫不能以达。是针、灸、药者，医家之不可缺一者也。”他还十分重视按摩疗法，书中专立“按摩”一卷。

对当时只着眼于药物治疗而忽视针灸者，杨氏予以批评，指出：“夫合诸家之术惟以药，而于针灸则并而弃之，斯何以保其元气，以收圣人寿民之仁心哉。”“盖一针中穴，病者应手而起，诚医家之所先也。”他能根据各疗法之特长，以及不同的病情需要，作出最佳综合治疗方案，纠正了明以前或重针或重灸的倾向，并强调针灸与药物相比之下的优势与特长。“夫治病之法，有针灸，有药饵，然药饵或出于幽远之方，有时缺少，而又有新陈之不等，真伪之不同，其何以奏肤功、起沉疴也？惟精于针，可以随身带用，以备缓急。”在上述原则指导下，杨氏在治疗中对三种治法的选择十分灵活，或针、或灸、或用药、或相互配合应用，意皆在针对病情，发挥各种治法之特长，以取得最佳疗效。

复习思考题

《针灸大成》是一本什么样的著作？其学术思想有哪些？

第二节 《针灸大成》文选

一、诸家得失策

古代考试以问题书之于策，令应举者作答，称为“策问”，简称“策”。策起源于汉代，后发展成为一种文体。本篇主要评论了历代针灸书籍的成就与不足，故以“诸家得失策”名篇。

【原文】

問：人之一身，猶之天地，天地之氣，不能以恒順[1]，而必待於範圍之功[2]。人身之氣，不能以恒平，而必待於調攝之技。故其致病也，既有不同，而其治之，亦不容一律，故藥與鍼灸，不可缺一者也。然鍼灸之技，昔之專門者，固各有方書，若《素問》《鍼灸圖》[3]《千金方》《外臺秘要》，與夫補瀉灸刺諸法，以示來世矣。其果何者而爲之原歟？亦豈無得失去取於其間歟？諸生以是名家者，請詳言之。

【注释】

[1] 恒顺：恒，常。顺，调顺。

[2] 范围之功：范，原指铸造用具的模子。围，边框。二者均用如动词，引申为约束、制约、使之就范等义。《易·系辞上》：“范围天地之化而不过。”范围之功，言天地之气一年四季中的变化规律。

[3]《针灸图》：指经穴图，唐以前即有“明堂图”，故排列在《千金要方》之前。

【按语】

本篇论述了针灸医书的源流及得失取舍问题。针灸技术同药物疗法各有所长，缺一不可。但针灸医家所著医书较多，如何穷原竟委？如何区分流派？孰优孰劣？如何取舍？本段开宗明义提出这些问题，并在下文加以论述。

【原文】

對曰：天地之道，陰陽而已矣。夫人之身，亦陰陽而已矣。陰陽者，造化[1]之樞紐，人類之根柢也。惟陰陽得其理[2]則氣和，氣和則形亦以之和矣。如其拂而戾[3]焉，則赞助[4]調攝之功，自不容已矣。否則，在造化不能爲天地立心，而化工[5]以之而息；在夫人不能爲生民立命[6]，而何以臻壽考無疆之休[7]哉。此固聖人贊化育[8]之一端也，而可以醫家者流而小之耶？

愚嘗觀之《易》曰：大哉乾元[9]，萬物資始。至哉坤元，萬物資生。是一元之氣[10]，流行於天地之間，一闔一闢，往來不窮，行而爲陰陽，布而爲五行，流而爲四時，而萬物由之以化生，此則天地顯仁藏用之常[11]，固無庸以贊助爲也。然陰陽之理也，不能以無愆[12]，而雨暘寒暑，不能以時若[13]，則範圍之功，不能無待於聖人也。故《易》曰：“后以裁成天地之道，輔相天地之宜[14]，以左右民。”此其所以人無夭札[15]，物無疵厲[16]，而以之收立命之功矣。

【注释】

[1] 造化：指创造化育。《淮南子·精神训》：“伟哉，造化者其以我为此拘拘邪？”

[2] 理：条理，和顺状态。

[3] 拂而戾（lì例）：拂，违背，违反。戾，暴戾，逆乱。《荀子·荣辱》：“猛贪而戾。”

[4] 赞助：参赞，协助。

[5] 化工：天工，指自然创造或生长万物的功能。

[6] 立命：立，设立。命，命运，性命。“为生民立命”语出北宋著名理学家、关学领袖张载。

[7] 臻（zhēn 针）寿考无疆之休：臻，至，达到。寿考，长寿。休，美也。《易・大有》：“顺天休命。”郑玄注：“美也。”

[8] 化育：化生，养育。

[9] 乾元：《易・乾》：“大哉乾元，万物资始，乃统天。”孔颖达疏：“乾是卦名，元是乾德之首（乾有元亨利贞四德），故以元德配乾释之。”

[10] 一元之气：指诞生万物的原始之气，即元气。

[11] 天地显仁藏用之常：显仁，显示仁爱之德。藏用，隐藏（其化育万物的）功用。《易・系辞》：“显诸仁，藏诸用，鼓万物而不与圣人同忧。”常，规律。

[12] 愆（qiān 千）：罪过，过失。

[13] 雨旸（yáng 羊）寒暑，不能以时若：旸，日出，天晴。若，顺从。《尚书・尧典》：“钦若昊天。”孔颖达注：“敬顺也。”

[14] 后以……天地之宜：后，君主，帝王。《白虎通》云：“以揖让受于君，故称后。”裁成，化裁，生成。辅相，辅助。

[15] 夭札：夭，灾害，短命；札，瘟疫。

[16] 疵（cī 差）厉：“厉”亦作“疠”。疵厉，疾病，灾害。《庄子・逍遥游》：“使物不疵疠，而年谷熟。”成玄英疏：“疵疠，疾病也。”

【按语】

本篇论述阴阳协调对于宇宙万物和人体的重要性。阴阳是宇宙万物生长变化的根本。事物按阴阳的规律发展，同样阴阳平衡有助于维持人的生理活动，保持健康。本段提示针灸方书中相关阴阳理论对提高医疗水平的意义。

【原文】

然而吾人同得天地之理以爲理，同得天地之氣以爲氣，則其元氣流行於一身之間，無異於一元之氣流行於天地之間也。夫何喜怒哀樂心思嗜慾之汩[1]於中，寒暑風雨温凉燥濕之侵於外，於是有疾在腠理者焉，有疾在血脉者焉，有疾在腸胃者焉。然而疾在腸胃，非藥餌不能以濟；在血脉，非鍼刺不能以及；在腠理，非熨焫[2]不能以達。是鍼、灸、藥者，醫家之不可缺一者也。夫何諸家之術惟以藥，而於鍼灸則併而棄之，斯何以保其元氣，以收[3]聖人壽民之仁心哉？

【注释】

[1] 汩（gǔ 骨）：扰乱。梅尧臣《冬雷》诗：“天公岂物欺，若此汩时序？”

[2] 焫：点燃、焚烧。以火烧针或燃艾刺激体表穴位。

[3] 收：取得。《广雅・释诂》曰：“取也。”

【按语】

本段论述了针、灸、药是医家不可或缺的临床技术。七情六淫侵袭腠理、血脉、肠胃等不同部位，病变表现亦不同。病在腠理，需要用热熨、艾灸温通经脉，蠲除邪气。病在血脉，非针刺不能深入病位，疏通经脉。疾在肠胃，针刺、艾灸均达不到病位，非药不能调理。针、灸、药物各具优势，应根据其病情需要而择优选用，协同配合。医者必须全面掌握各种不同的疗法，才能保全患者元气，体现“寿民之仁心”。

【原文】

然是鍼與灸也，亦未易言也。孟子曰：“離婁[1]之明，不以規矩，不能成方圓；師曠[2]之聰，不以六律，不能正五音。”若古之方書，固離婁之規矩，師曠之六律也。故不遡[3]其原，則無以得古人立法之意；不窮其流，則何以知後世變法之弊。今以古之方書言之，有《素問》《難經》焉，有《靈樞》《銅人圖》焉，有《千金方》，有《外臺秘要》焉，有《金蘭循經》[4]，有《鍼灸雜集》[5]焉。然《靈樞》之圖[6]，或議其太繁而雜，於《金蘭循經》，或嫌其太簡而畧；於《千金方》，或詆其不盡傷寒之數[7]；於《外臺秘要》，或議其爲醫之蔽[8]；於《鍼灸雜集》，或論其未盡鍼灸之妙。遡而言之，則惟《素》《難》爲最要。蓋《素》《難》者，醫家之鼻祖，濟生之心法[9]，垂之萬世而無弊者也。

【注释】

[1] 离娄：相传为黄帝时人，眼力极强，能在百步之外洞察秋毫。

[2] 师旷：春秋时期晋国的乐师，目盲，善弹琴，辨音能力甚强。

[3] 遡：同“溯”。

[4]《金兰循经》：即《金兰循经取穴图解》，元・忽泰必烈著。

[5]《针灸杂集》：应作《针灸杂说》，元・窦桂芳编集。

[6]《灵枢》之图：《灵枢》原书无图，据《针灸聚英》之意，似指《铜人针灸图》。

[7] 诋其不尽伤寒之数：诋，毁谤、诬蔑。指《千金要方》中只收载了部分《伤寒论》的内容。

[8] 为医之蔽：蔽，通“弊”，即弊病。指《外台秘要》废针而存灸。

[9] 心法：佛经经典文字以外的传授方法。后世通称师徒授受曰心法。

【按语】

本段阐明古今方书须以《素》《难》为根本。以离娄之明，无规矩不能成方圆，师旷之聪，无六律不能正五音为例，强调针灸亦必须有规范，并历数各种针灸方书的优缺点，认为《素问》和《难经》是医家圭臬，为习医所必读之书。只有了解针灸理论的起源，明白古人的思想论述，通晓针灸理论在历史演变过程中的一些变化，才能掌握针灸之源及后世演变的利弊，并判断哪些理论是实际有用的。

【原文】

夫既由《素》《難》以遡其原，又由諸家以窮其流，探脉絡，索營衛，診表裏，虛則補之，實則瀉之，熱則凉之，寒則温之，或通其氣血，或維其眞元，以律[1]天時，則春夏刺淺，秋冬刺深也。以襲[2]水土，則濕致[3]高原，熱處[4]風凉也。以取[5]諸人，肥則刺深，瘠[6]則刺淺也。又由是而施之以動、搖、進、退、搓、彈、攝、按之法，示之以喜、怒、憂、懼、思、勞、醉、飽之忌，窮之以井、榮、俞、經、合之源，究之以主客[7]、標本之道，迎隨、開闔之機。夫然後陰陽和，五氣[8]順，榮衛固，脉絡綏[9]，而凡腠理血脉，四體百骸，一氣流行，而無壅滯痿痹之患矣。不猶聖人之裁成輔相，而一元之氣周流於天地之間乎？

先儒曰：吾之心正，則天地之心亦正，吾之氣順，則天地之氣亦順。此固贊化育之極功也，而愚於醫之灸刺也亦云。

【注释】

[1] 律：遵循，效法。

[2] 袭：继承，因袭。《礼记・中庸》：“上律天时，下袭水土。”

[3] 致：送达。《汉书・五帝纪》：“存问致赐。”

[4] 处：安置，安顿。《国语・鲁丁》：“昔圣王之处民也，择瘠土而处之。”

[5] 取：采用。

[6] 瘠：瘦弱。

［7］究之以主客：究，推寻，探求。主客，指主客配穴法。

［8］五气：五脏之气。

［9］脉络绥：绥，安和，安抚。《诗·小雅·鸳鸯》："福禄绥之。"此指经络安和、调顺。

【按语】

此段论述了《素》《难》与针灸学术发展的关系，指出自《素》《难》以来，后世诸家对针灸学术不断发展，使针灸医术更臻完善。并对辨证、针灸原则、配穴法、针刺深浅、行针与补泻手法、针忌等有关问题作了扼要论述。既肯定《素》《难》对针灸治疗的重要指导作用，又肯定后世方书对针灸学术发展所作的贡献。

复习思考题

1. 如何理解针、灸、药在临床治疗中的作用？
2. 杨继洲强调针灸学术源流的意义是什么？

二、头不可多灸策

本策主要论述头为诸阳之会，肌肉单薄，气血易于留滞，故不宜多灸，并以此名篇。

【原文】

問：灸穴須按經取穴，其氣易連而其病易除。然人身三百六十五絡皆歸於頭，頭可多灸歟？灸良已[1]，間有不發者，當用何法發之？

嘗謂穴之在人身也，有不一之名，而灸之在吾人也，有至一之會[2]。盖不知其名，則昏謬無措[3]，無以得其周身之理，不觀其會，則散漫靡要[4]，何以達其貫通之原。故名也者，所以盡乎周身之穴也，固不失之太繁；會也者，所以貫乎周身之穴也，亦不失之太簡。人而知乎此焉，則執簡可以禦繁，觀會可以得要，而按經治疾之餘，尚何疾之有不愈，而不足以仁壽[5]斯民也哉？

【注释】

［1］良已：良，好。已，完毕。

［2］至一之会：至，到。诸经到一处相交的会穴。

［3］无措：措，搁置，安放。《淮南子·说山训》："物莫措其所修，而用其短也。"高诱注："措，置也。"无措，无法掌握，无从着手。

［4］靡要：靡，无也。靡要，没有要领。

［5］仁寿：仁厚且长寿。《论语·雍也》："仁者寿。"《汉书·董仲舒传》："尧舜行德，则民仁寿。"

【按语】

此段论述灸法须按经取穴，但更为重要的是掌握经脉与经脉之间的交会穴，方可执简驭繁，观会而得"要"。

【原文】

執事[1]發策，而以求穴在乎按經，首陽不可多灸及所以發灸之術，下詢承學[2]，是誠究心於民瘼[3]者。愚雖不敏，敢不掇[4]述所聞以對。嘗觀吾人一身之氣，周流於百骸之間，而統之則有其宗[5]，猶化工一元之氣，磅礴於乾坤之內，而會之則有其要。故仰觀於天，其星辰之奠麗[6]，不知其幾也，而求其要，則惟以七宿爲經，二十四曜爲緯；俯察於地，其山川之流峙[7]，不知其幾也，而求其要，則惟以五嶽爲宗，四瀆爲委[8]，而其他咸弗之求也。

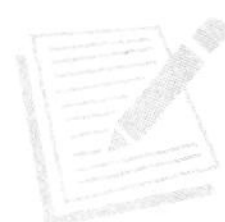

天地且然，而况人之一身？內而五藏六府，外而四體百形，表裏相應，脉絡相通，其所以生

息不窮，而肖[9]形於天地者。寧無所網維[10]統紀於其間耶？故三百六十五絡，所以言其煩也，而非要也；十二經穴，所以言其法也，而非會也。總而會之，則人身之氣有陰陽，而陰陽之運，有經絡。循其經而按之，則氣有連屬[11]，而穴無不正，疾無不除。

譬之庖丁解牛，會則其凑[12]，通則其虚[13]，無假斤斲[14]之勞，而頃刻無全牛焉。何也？彼固得其要也。故不得其要，雖取穴之多，亦無以濟人；苟得其要，則雖會通之簡，亦足以成功，惟在善灸者加之意焉耳。

【注释】

[1] 执事：书信或书面回答中，对对方的一种尊称。如韩愈《上张仆射书》："今之王公大人，惟执事可以闻此言，惟愈于执事也，可以此言讲。"

[2] 承学：自谦词。《汉书·董仲舒传》："留听于承学之臣。"

[3] 究心于民瘼（mò 莫）者：究心，尽心，重视。瘼，病，疾苦。《三国志·蜀志·马超传》："求民之瘼。"

[4] 掇（duō 多）：拾取。《诗·周南》："薄言掇之。"毛亨传："掇，拾也。"

[5] 宗：本，主旨。《吕氏春秋·下贤》："以天为法，以德为行，以道为宗。"

[6] 奠丽：奠，安置，停放。奠丽，绚丽多彩。

[7] 峙：耸立。

[8] 四渎为委：四渎，《尔雅·释水》："江、河、淮、济为四渎。四渎者，发源注海者也。"指长江、黄河、淮河、济水。委，水之下流。又本为原，末为委。

[9] 肖：类似，相像。《淮南子·坠形训》："肖形而蕃。"高诱注："肖，像也。"

[10] 纲维：纲维，法纪，纲领。司马迁《报任少卿书》："不以此时引纲维，尽思虑。"

[11] 气有连属（zhǔ 主）：属，连接。《汉书·郊祀志上》："使者存问共给，相属于道。"气有连属，即经气运行连续不断。

[12] 凑：《广韵·侯韵》："水会也，聚也。"此指肌肉聚结之处。

[13] 虚：指孔窍，空隙。《淮南子·汜论训》："若循虚而出入，则亦无能履也。"高诱注："虚，孔窍也。"

[14] 斤斫（zhuó 酌）：斤，斧头。斫，大锄。引申为砍，斩。

【按语】

本段用自然界的事物说明人体腧穴，认为星辰虽多，但以七宿为经，二十四曜为纬，山川江河，以五岳为宗，四渎为委，强调要掌握事物的要领。人体以十二经为纲纪，掌握"要穴"——交会穴，即可执简驭繁，增强疗效。

【原文】

自今觀之，如灸風而取諸風池、百會；灸勞而取諸膏肓、百勞；灸氣而取諸氣海；灸水而取諸水分；欲去腹中之病，則灸三里；欲治頭目之疾，則灸合谷；欲愈腰腿，則取環跳、風市；欲拯手臂，則取肩髃、曲池。其他病以人殊，治以疾異。

所以得之心而應之手者，罔[1]不昭然有經絡在焉，而得之則爲良醫，失之則爲粗工，凡以辨諸此也。至於首爲諸陽之會，百脉之宗，人之受病固多，而吾之施灸宜别，若不察其機而多灸之，其能免夫頭目旋眩、還視不明之咎乎？不審其地[2]而並灸之，其能免夫氣血滯絶、肌肉單薄之忌乎？是百脉之皆歸於頭，而頭之不可多灸，尤按經取穴者之所當究心也。

【注释】

[1] 罔：没有。

[2] 地：在此指腧穴部位所在。

【按语】

灸法以循经取穴为主，这是针灸取穴最重要的原则。头为诸阳之会，肌肉单薄，气血易留滞，故头部不宜多灸，这是针对古代灸法常以数百壮或百壮而提出的，值得临床参考。提示我们应根据患者体质、年龄、疾病、部位等决定壮数的多少，灵活合理掌握灸量，方可得心应手。

【原文】

若夫灸之宜發，或發之有速而有遲，固雖係於人之强弱不同，而吾所以治之者，可不爲之所[1]耶？觀東垣灸三里七壯不發，而復灸以五壯即發。秋夫[2]灸中脘九壯不發，而漬以露水，熨以熱履[3]，熯[4]以赤葱，即萬無不發之理。此其見之《圖經》《玉樞》諸書，盖班班具載，可考而知者。吾能按經以求其原，而又多方以致其發，自無患乎氣之不連，疾之不瘳，而於灼艾之理，斯過半矣。

【注释】

[1] 可不为之所：可，犹言“岂”，难道。不为之所，不替他们的具体情况考虑。《左传·隐公元年》：“不如早为之所。”

[2] 秋夫：即徐秋夫，徐熙之子，南北朝时针灸学家。

[3] 履：鞋。

[4] 熯（hàn 汉）：烧，焙。

【按语】

古代发灸疮的方法有二：一是增加壮数。二是在灸的部位加热或以辛发之物刺激。此法主要是增强机体抗病能力，达到扶正祛邪的目的。

【原文】

抑愚又有説焉，按經者法也，而所以神明之者，心也。蘇子[1]有言：一人飲食起居，無異於常人，而愀然[2]不樂，問其所苦，且不能自言，此庸醫之所謂無足憂，而扁鵲、倉公之所望而驚焉者。彼驚之者何也？病無顯情，而心有默識，誠非常人思慮所能測者。今之人徒曰：吾能按經，吾能取穴，而不於心焉求之，譬諸刻舟而求劍，膠柱而鼓瑟，其瘳人之所不能瘳者，吾見亦罕矣。

然則善灸者奈何？静養以虚此心，觀變以運此心，旁求博採以擴此心，使吾心與造化相通，而於病之隱顯昭然無遁情[3]焉。則由是而求孔穴之開闔，由是而察氣候之疾徐，由是而明呼吸補瀉之宜，由是而達迎隨出入之機，由是而酌從衛取氣、從榮置氣之要，不將從手應心，得魚兔而忘筌蹄[4]也哉。此又岐黄之秘術，所謂百尺竿頭進一步者。不識執事以爲何如？

【注释】

[1] 苏子：指苏轼，号东坡，宋代文学家。引文见《应诏集》《策略》，文字有异。

[2] 愀（qiǎo 巧）然：愀然，不愉快貌。《荀子·修身》：“见不善，愀然必以自省也。”

[3] 昭然无遁情：昭，明显，显著。遁，隐去。白居易《白苹洲五亭记》：“五亭间开，万象迭入，向背俯仰，胜无遁形。”

[4] 得鱼兔而忘筌（quán 全）蹄：筌，捕鱼的竹器。蹄，捉兔的工具。《庄子·外物》：“得鱼而忘筌”，“得兔而忘蹄”。后人以“筌蹄”比喻达到一定目的的手段。此活用成语“得鱼忘筌”，喻轻易达到目的。

【按语】

本段对医生提出要求：首先要善于思考，根据临床病情的变化进行辨证论治；其次要掌握经穴的开合时机与各种补泻手法，广泛采集各家经验，丰富充实针灸理论，提高临床疗效。

复习思考题

1. 如何理解灸法按经取穴的要领?
2. 杨继洲提出“头部不可多灸”的理论依据是什么?
3. 杨继洲关于灸治的壮数是如何确定的?

三、穴有奇正策

本策内容包括针灸起源、穴有奇正、九针、灸治、奇穴数目和用法，其中主要是论述经穴和奇穴，故以“穴有奇正”名篇。

【原文】

問：九鍼之法，始於岐伯，其數必有取矣[1]。而灸法獨無數焉，乃至定穴，均一審慎。所謂奇穴，又皆不可不知也。試言以考術業之專工。

嘗謂鍼灸之療疾也，有數有法，而惟精於數法之原者，斯足以窺先聖之心。聖人之定穴也，有奇有正。而惟通於奇正之外者，斯足以神濟世之術，何也？法者，鍼灸所立之規；而數也者，所以紀其法，以運用於不窮者也。穴者，鍼灸所定之方[2]，而奇也者，所以翊[3]夫正以旁通於不測者也。數法肇於聖人，固精蘊之所寓，而定穴兼夫奇正，尤智巧之所存。善業醫者，果能因法以詳其數，緣正以通其奇，而於聖神心學之要，所以默蘊於數法奇正之中者，又皆神而明之焉，尚何術之有不精，而不足以康濟斯民也哉？

執事發策，而以鍼灸之數法奇穴，下詢承學。蓋以術業之專工者望諸生也。而愚豈其人哉？雖然，一介之士[4]苟存心於愛物，於人必有所濟，愚固非工於醫業者，而一念濟物之心，特惓惓[5]焉。矧[6]以明問所及，敢無一言以對。夫鍼灸之法，果何所昉[7]乎？粤稽[8]上古之民，太朴[9]未散，元醇未漓[10]，與草木蓁蓁然[11]，與鹿豕狉狉然[12]，方將相忘於渾噩[13]之天，而何有於疾，又何有於鍼灸之施也。自羲、農以還，人漸流於不古，而朴者散，醇者漓，內焉傷於七情之動，外焉感於六氣之侵，而衆疾胥此乎交作矣。岐伯氏有憂之，於是量其虛實，視其寒温，酌其補瀉，而制之以鍼刺之法焉，繼之以灸火之方焉。

【注释】

[1] 其数必有取矣：指九针之数必然有它的道理。

[2] 方：方位。

[3] 翊（yì 翼）：辅助，配合。

[4] 一介之士：谦称，一个普通平凡的读书人。王勃《滕王阁序》：“勃三尺微命，一介书生。”

[5] 惓（quán 全）惓：诚恳、深切之意。《论衡・明雩》：“区区惓惓，冀见答享。”

[6] 矧：况且。

[7] 昉（fǎng 访）：曙光初现，引申为开始。《列子》：“众昉同疑。”张湛注：“昉，始也。”

[8] 粤稽（jī 鸡）：粤，语气助词。稽，考察，考核。《周礼・夏官・大司马》：“简稽乡民。”郑玄注：“稽，犹计也。”

[9] 太朴：敦厚。指人在蒙昧时代，质朴简单的生活方式及淳朴的本质。《孔子家语・王言解》：“民敦俗朴。”

[10] 元醇未漓：元，开始。醇，酒质厚纯。漓，薄，稀释之意。

[11] 蓁（zhēn 真）蓁然：草木茂盛的样子。

[12] 狉（pí 皮）狉然：野兽成群走动的样子。

［13］浑噩：指混沌无际。曹植《七启》："夫太极之初，混沌未分。"

【按语】

本段论述了针灸有数法，定穴有奇正，要因法以详其数，缘正以通其奇，强调针灸医生既要掌握古代医家的思想方法，又要精通医疗技术，方法与技巧相结合，方可康济斯民。同时，回顾了针灸的起源与发展，说明"法"是针灸治疗应遵循的法则；"数"是贯彻"法"的各种具体的方法；"穴"是针灸的位置，有正经之穴，又有经外奇穴。经外奇穴可补充正经穴未及之用。

【原文】

至於定穴，則自正穴之外，又益之以奇穴焉。非故爲此紛紛[1]也，民之受疾不同，故所施之術或異，而要之非得已也，勢也，勢之所趨，雖聖人亦不能不爲之所也已[2]。

【注释】

［1］纷纷：众多貌。《汉书・礼乐志》："羽旄纷。"颜师古注："纷纷，言其多。"

［2］不能不为之所也已：不得不这样做。

【按语】

临床病情错综复杂，千变万化，正穴不及，可取之以奇穴，有法有方，有主有次。

【原文】

然鍼固有法矣，而數必取於九者，何也？蓋天地之數，陽主生，陰主殺，而九爲老陽之數，則期以生人，而不至於殺人者，固聖人取數之意也。今以九鍼言之，燥熱侵頭身，則法乎天，以爲鑱鍼，頭大而末鋭焉。氣滿於肉分[1]，則法乎地，以爲圓鍼，身圓而末鋒焉。鋒如黍米之鋭者爲鍉鍼，主按脉取氣，法乎人也。刃有三隅之象者爲鋒鍼，主瀉導癰血，法四時也。鈹鍼以法音，而末如劍鋒者，非所以破癰膿乎？利鍼以法律，而支似毫毛者，非所以調陰陽乎？法乎星則爲毫鍼，尖如蚊虻，可以和經絡，却諸疾也。法乎風則爲長鍼，形體鋒利，可以去深邪，療痹痿也。至於燔鍼之刺，則其尖如挺[2]，而所以主取大氣[3]不出關節者，要亦取法於野而已矣，所謂九鍼之數，此非其可考者耶。

【注释】

［1］气满于肉分：邪气侵入于分肉之间。

［2］挺：《灵枢・九针十二原》做"梃"，义长。梃，犹"筳"，指竹条、竹棒。

［3］大气：此指邪气。

【按语】

九针各有其功能用途，有放血泻热用的镵针、锋针、铍针；按摩点穴用的圆针、鍉针；一般针刺治疗调和阴阳，疏通经络用的毫针、长针、大针、圆利针等。由此可知古代九针不限于九种，它是古代针具的代名词。以毫针为最常用的针具之一。

【原文】

然灸亦有法矣，而獨不詳其數者，何也？蓋人之肌膚，有厚薄，有深淺，而火不可以概施，則隨時變化，而不泥於成數[1]者，固聖人望人之心[2]也。今以灸法言之，有手太陰之少商焉，灸不可過多，多則不免有肌肉單薄之忌，有足厥陰之章門焉，灸不可不及，不及則不免有氣血壅滯之嫌。至於任之承漿也，督之脊中也，手之少冲，足之湧泉也，是皆猶之少商焉，而灸之過多，則致傷矣。脊背之膏肓也，腹中之中脘也，足之三里、手之曲池也，是皆猶之章門焉，而灸之愈多，則愈善矣。所謂灸法之數，此非其彷佛者耶？

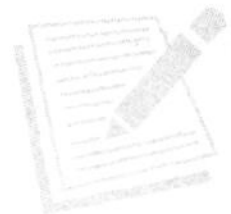

【注释】

［1］成数：规定的数字。

［2］望人之心：希望于人们的心愿。

【按语】

灸法的壮数多少，应根据穴位所在部位的肌肤厚薄深浅而定。文中指出手指末端井穴、面部和背部经穴肌肉浅薄，不宜多灸；腹、背、四肢部经穴肌肉较为丰厚，则宜多灸。同时还应参考患者体质、年龄、病情等因素决定壮数多少、艾炷大小、时间长短等。

【原文】

夫有鍼灸，則必有會數法之全[1]，有數法則必有所定之穴，而奇穴者，則又旁通於正穴之外，以隨時療症者也。而其數維[2]何，吾嘗考之《圖經》，而知其七十有九焉，以鼻孔則有迎香，以鼻柱則有鼻準，以耳上則有耳尖，以舌下則有金津、玉液，以眉間則有魚腰，以眉後則有太陽，以手大指則有骨空，以手中指則有中魁。至於八邪、八風之穴，十宣、五虎之處，二白、肘尖、獨陰、囊底、鬼眼、髖骨、四縫、中泉、四關，凡此皆奇穴之所在。而九鍼之所刺者，刺以此也；灸法之所施者，施以此也。苟能即此以審慎之，而臨症定穴之餘，有不各得其當者乎？

【注释】

［1］会数法之全：会集数和法的全部内容。

［2］维：通“为”。

【按语】

随着针灸医疗技术的发展，临床使用的奇穴远较此数为多，但文中所列举的奇穴，疗效肯定，仍可选用。

【原文】

雖然，此皆迹[1]也，而非所以論於數法奇正之外也。聖人之情，因數以示，而非數之所能拘，因法以顯，而非法之所能泥，用定穴以垂教，而非奇正之所能盡，神而明之，亦存乎其人焉耳。故善業醫者，苟能旁通其數法之原，冥會其奇正之奥，時可以鍼而鍼，時可以灸而灸，時可以補而補，時可以瀉而瀉，或鍼灸可並舉，則並舉之，或補瀉可並行，則並行之。治法因乎人，不因乎數；變通隨乎症，不隨乎法；定穴主乎心，不主乎奇正之陳迹。譬如老將用兵，運籌攻守，坐作進退，皆運一心之神以爲之。而凡鳥占雲祲[2]、金版六韜[3]之書，其所具載方畧，咸有所不拘焉。則兵惟不動，動必克敵；醫惟不施，施必療疾。如是雖謂之無法可也，無數可也，無奇無正亦可也，而有不足以稱神醫於天下也哉。管見如斯，惟執事進而教之。

【注释】

［1］迹：痕迹。指上述的穴位。

［2］鸟占云祲（jìn 进）：古代占卜之术。鸟占，亦称鸟卜。云祲，观云以辨吉凶。《新唐书·李靖传赞》：“鸟占、云祲，孤虚之术，为善用兵。”

［3］金版六韬（tāo 滔）：指古兵书。传为周代吕望（姜太公）作。

【按语】

针灸选穴固然有其基本法则，也需在实践中不断完善，不断补充。本段提出“治法因乎人，不因乎数；变通随乎症，不随乎法；定穴主乎心，不主乎奇正”，具有十分重要的学术价值。

复习思考题

1. 杨继洲提出的针灸治疗中“数”“法”“奇”“正”的深刻含义是什么？

2. 本策中关于灸治的壮数是如何确定的？

3. 如何理解“治法因乎人，不因乎数；变通随乎症，不随乎法；定穴主乎心，不主乎奇正”？

四、针有深浅策

本篇根据病有在阴阳、营卫等深浅不同，症状有寒热先后之区别，提出针刺深浅先后的方法，故以“针有深浅”名篇。

【原文】

問：病有先寒後熱者，先熱後寒者，然病固有不同，而鍼刺之法，其亦有異乎？請試言之。

對曰：病之在夫人也，有寒熱先後之殊，而治之在吾人也，有同異後先之辨。蓋不究夫寒熱之先後，則謬焉無措，而何以得其受病之源；不知同異之後先，則漫焉無要[1]，而何以達其因病之治[2]。此寒熱之症，得之有先後者，感於不正之氣，而適投於腠理之中，治寒熱之症，得之有後先者，乘[3]其所致之由，而隨加以補瀉之法，此則以寒不失之慘[4]，以熱則不過於灼，而疾以之而愈矣。是於人也，寧不有濟矣乎？請以一得之愚[5]，以對揚明問[6]之萬一，何如？蓋嘗求夫人物之所以生也，本之於太極[7]，分之爲二氣[8]。其靜而陰也，而復有陽以藏於其中；其動而陽也，而復有陰以根於其內。惟陰而根乎陽也，則往來不窮，而化生有體；惟陽而根乎陰也，則顯藏有本，而化生有用。然而氣之運行也，不能無愆和之異，而人之罹之也，不能無寒熱之殊。

是故有先寒後熱者，有先熱後寒者。先寒後熱者，是陽隱於陰也，苟徒以陰治之，則偏於陰，而熱以之益熾矣；其先熱後寒者，是陰隱於陽也，使一以陽治之，則偏於陽，而寒以之益慘矣。夫熱而益熾，則變而爲三陽之症，未可知也；夫寒而益慘，則傳而爲三陰之症，未可知也。而治之法，當何如哉？

吾嘗考之《圖經》，受之父師，而先寒後熱者，須施以陽中隱陰之法焉。於用鍼之時，先入五分，使行九陽之數，如覺稍熱，更進鍼令入一寸，方行六陰之數，以得氣爲應。夫如是，則先寒後熱之病可除矣。其先熱後寒者，用以陰中隱陽之法焉，於用鍼之時，先入一寸，使行六陰之數，如覺微凉，即退鍼，漸出五分，卻行九陽之數，亦以得氣爲應。夫如是，則先熱後寒之疾瘳矣。

【注释】

[1] 漫焉无要：漫无边际，不得要领。

[2] 因病之治：即审因论治。

[3] 乘：追逐。《汉书·陈汤传》：“吏士喜，大呼乘之。”

[4] 惨：程度严重。《素问·至真要大论》：“寒淫所胜，则凝肃惨栗。”王冰注：“惨栗，寒盛也。”

[5] 一得之愚：语出《史记·淮阴侯传》：“智者千虑，如有一失；愚者千虑，必有一得。”谦称自己的见解肤浅。

[6] 对扬明问：对扬，谦词，犹作答。明问，犹言高明的提问。

[7] 太极：指天地未分之前，元气混而为一的状态。《易·系辞》：“易有太极，是生两仪。”

[8] 二气：指阴阳二气。《易·乾凿度》：“易始于太极，太极分而为二，故生天地。”

【按语】

本篇论述了寒热先后病的针灸方法。单用补阴或补阳治寒热病证，都不是审因论治。证见先寒后热是阳隐于阴，纯治其阴则热更炽；先热后寒是阴隐于阳，纯治其阳则寒更盛。必须“乘其所致之由，而随加以补泻之法”，并根据寒热出现的先后，用阳中隐阴、阴中隐阳针法治疗。阳中隐阴属先补后泻，先浅后深，主治先寒后热证。阴中隐阳属先泻后补，先深后浅，主治先热后寒证。二法体现了治病求本的原则，文内详述其操作规程，宜细心体会掌握。

【原文】

夫曰先曰後者，而所中有榮有衛之殊；曰寒曰熱者，而所感有陽經與陰經之異。使先熱後寒者，不行陰中隱陽之法，則失夫病之由來矣。是何以得其先後之宜乎？如先寒後熱者，不行陽中隱陰之法，則不達夫疾之所致矣，其何以得夫化裁[1]之妙乎？抑論寒熱之原，非天之傷人，乃人之自傷耳。經曰：邪之所凑，其氣必虚。

自人之蕩眞於情竇[2]也，而眞者危；喪志於外華[3]也，而醇者漓；眩心於物牽也，而萃[4]者涣；汩情於食色也，而完者缺；勞神於形役也，而堅者瑕。元陽喪，正氣亡，寒毒之氣，乘虚而襲。苟能養靈泉[5]於山下，出泉之時，契妙道於日落萬川之中[6]，嗜欲淺而天機[7]深，太極自然之體立矣。寒熱之毒雖威，將無隙之可投也。譬如牆壁固，賊人烏得而肆其虐哉？故先賢有言曰：夫人與其治病於已病之後，孰若治病於未病之先，其寒熱之謂歟？

【注释】

[1] 化裁：化，变化。裁，决定，抉择。

[2] 荡真于情窦：荡，放荡。《论语·阳货》："好知不好学，起蔽也荡。"何晏《集解》引孔安国曰："荡，无所适守也。"窦，孔穴也。形容懂得爱情的时候，就纵欲毁损元气。

[3] 外华：外界的繁荣，犹言物质享受。

[4] 萃：聚集，此指充沛的精力。

[5] 灵泉：指肾精。

[6] 契妙道于日落万川之中：契，符合。日落万川，上水（坎）与下火（离）之象。《周易·既济》："水在火上，既济，群子以思患而预防之。"借以说明防病之道。

[7] 天机：天赋的悟性，聪明。《庄子·大宗师》："其嗜欲深者，其天机浅。"

【按语】

寒热先后，是感邪部位深浅不同所致，故应按深、浅、先、后选用相应的刺法。阳中隐阴、阴中隐阳针法是治疗寒热先后和病位深浅的方法，有祛除病因的作用。原文根据《黄帝内经》"邪之所凑，其气必虚"的理论，提出要重视养生防病，减少寒热病的发生。

复习思考题

杨继洲对寒热先后病的病机及针刺方法是如何论述的？

五、经络迎随设为问答*

本篇是杨继洲在针刺手法方面的经验总结。对经络迎随、疾徐、呼吸、开阖、子午流注等针法进行论述，故以"经络迎随"名篇。

【原文】

《難經》云：脉有奇經八脉者，不拘於十二經，何謂也？然有陽維、有陰維、有陽蹻、有陰蹻、有衝、有任、有督、有帶之脉。凡此八脉，皆不拘於經，故曰：奇經八脉也。經有十二，絡有十五，凡二十七，氣相隨上下，何獨不拘於經也。然，聖人圖設溝渠，通利水道，以備不虞[1]，天雨降下，溝渠溢滿，當此之時，雱霈[2]妄行，聖人不能復圖也。此絡脉滿溢，諸經不能復拘也。

【注释】

[1] 不虞（yú 于）：虞，原作"然"，据《难经校释》《脉经》改。《诗·大雅·抑》："谨尔候度，用戒不虞。"不虞，即不测。

［2］霶霈（pāngpèi 乓沛）：形容雨势之大。杨雄《甘泉赋》："云飞扬兮雨霶霈。"

【按语】

本段引用《难经・二十七难》内容，论述了奇经八脉与十二经脉的区别，阐述了奇经八脉的功用，认为络脉满溢，诸经不能复拘，而为奇经，故奇经为十二经脉之别派。奇经八脉与十二正经相配合，调节人身之气血，使之经常处于平衡状态，以维持人体的正常功能。

【原文】

答曰：經脉十二，絡脉十五，外布[1]一身，爲血氣之道路也。其源内根於腎，乃生命之本也，根在内而布散於外。猶樹木之有根本，若傷其根本則枝葉亦病矣。苟邪氣自外侵之，傷其枝葉，則亦累其根本矣，或病發内生，則其勢必然，故言五藏之道，皆出經隧，以行血氣。經爲正經，絡爲支絡，血氣不和，百病乃生。但一經精氣不足，便不和矣。

【注释】

［1］外布：分布在体表的意思。

【按语】

本段强调通过经络的联系，人全身上下内外、脏腑肢体、四肢百骸构成一个有机的整体。在生理情况下，经络是人体运行气血的通道；在病理情况下，病邪可通过经络由表及里，由外传内，由络传经，深入脏腑，也可以由内达表，反映病邪。所以经络又是病邪传变的途径。

【原文】

答曰：用鍼之法，候氣爲先，須用左指，閉其穴門，心無内慕，如待貴人，伏如横弩，起若發機，若氣不至，或雖至如慢，然後轉鍼取之。轉鍼之法，令患人吸氣，先左轉鍼，不至，左右一提也，更不至者，用男内女外之法，男即輕手按穴，謹守勿内，女即重手按穴，堅拒勿出，所以然者，持鍼居内是陰部，持鍼居外是陽部，淺深不同，左手按穴，是要分明。只以得氣爲度，如此而終不至者，不可治也。若鍼下氣至，當察其邪正，分其虛實。《經》言：邪氣來者緊而疾，穀氣來者徐而和，但濡虛者即是虛，但牢實者即是實，此其訣也。

【按语】

"气至"是取得疗效的先决条件。如"气不至"或"至如慢"，当使用催气之法。若"终不至者"，说明不适宜用针刺。原文还提出了辨识邪气与谷气、气虚与气实的方法，对临床提高疗效、判断预后均有重要参考价值。

【原文】

答曰：補鍼之法，左手重切十字縫紋，右手持鍼於穴上，次令病人咳嗽一聲，隨咳進鍼，長呼氣一口，刺入皮三分。鍼手經絡者，效春夏停二十四息，鍼足經絡者，效秋冬停三十六息。催氣鍼沉，行九陽之數，撚九撅九[1]，號曰天才。少停呼氣二口，徐徐刺入肉三分，如前息數足，又覺鍼沉緊，以生數[2]行之，號曰人才。少停呼氣三口，徐徐又插至筋骨之間三分，又如前息數足，復覺鍼下沉澀，再以生數行之，號曰地才。再推進一豆，謂之按，爲截[3]爲隨也。此爲極處，静以久留，却須退鍼至人部，又待氣沉緊時，轉鍼頭向病所，自覺鍼下熱，虛羸癢麻，病勢各散，鍼下微沉後，轉鍼頭向上，插進鍼一豆許，動而停之，吸之乃去，徐入徐出，其穴急捫之。岐伯曰：下鍼貴遲，太急傷血，出鍼貴緩，太急傷氣，正謂鍼之不傷於榮衛也，是則進退往來，飛經走氣[4]，盡於斯矣。

問：瀉鍼之要法。

凡瀉鍼之法，左手重切十字縱紋三次，右手持鍼於穴上，次令病人咳嗽一聲，隨咳進鍼，插入三分，刺入天部，少停直入地部，提退一豆，得氣沉緊，搓拈不動，如前息數盡，行六陰之

數，撚六擨六，吸氣三口回鍼，提出至人部，號曰地才，又待氣至鍼沉，如前息數足，以成數行之，吸氣二口回鍼，提出至天部，號曰人才。又待氣至鍼沉，如前息數足，以成數行之，吸氣回鍼。提出至皮間，號曰天才。退鍼一豆，謂之提，爲擔爲迎也。此爲極處。靜以久留，仍推進人部，待鍼沉緊氣至，轉鍼頭向病所，自覺鍼下冷，寒熱痛癢，病勢各退，鍼下微鬆，提鍼一豆許，摇而停之，呼之乃去，疾入徐出，其穴不閉也。

【注释】

［1］捻九擨（juē 掘）九：一种针刺手法。其法是：针呈 45°刺入，行针得气后将针提至浅层，顺着针下气传出的方向将针尖朝向病所，然后一次次地向后扳针柄，在扳针柄的同时，针尖向前掘，如此扳九次为“擨九”。擨，同“掘”。

［2］生数：与“成数”相对应。古代《河图》中将一、二、三、四、五称为“生数”，六、七、八、九、十称为“成数”。补法采用“生数”1～5分的深度，泻法采用“成数”6～10分的深度。这是一种以针刺深浅区分补泻的方法。十二经脉按脏腑分属五行，阳经与阴经按其本身五行属性，补用生数，泻用成数。阳络（穴）则按五行相克关系用克它的生成数补泻，如水经之络用火的生成数，火经之络用金的生成数等；阴络（穴）则按五行相克关系用克我的生成数补泻，如金经之络用火的生成数，土经之络用木的生成数等。

［3］截：即截法。与“担法”相对应。《针灸问对》：“截者，截穴，用一穴也；担者两穴，或手与足二穴，或两手两足各一穴也。一说右手提引为之担，左手推按谓之截。担则气来，截则气去。”杨氏担截法为后一说。

［4］飞经走气：指针下的经气沿经传导或经气传至病所。

【按语】

此段论述了针刺补泻手法的要领：补法强调留针的息数，要求留针的时间必须足够，并提倡用天、人、地三才法在三部行针。行九阳数时要“捻九擨九”，针下有热感。泻法也要注意得气和息数，要用三部行针捻六擨六，配合呼吸，侧重提针，要求气至病所和针下出现冷感。

由此可见，杨氏补泻手法中包括了进退针法、呼吸法、捻掘法、阴阳数和生成数、担截法等。复式补泻为明代补泻手法的特色。

【原文】

問：補瀉得宜。

答曰：大略補瀉無逾三法。

一則診其脉之動靜。假令脉急者，深内而久留之；脉緩者，淺内而疾發鍼；脉大者，微出其氣；脉滑者，疾發鍼而淺内之；脉濇者，必得其脉，隨其逆順久留之，必先按而循之，已發鍼，疾按其穴，勿出其血；脉小者，飲之以藥。

二則隨其病之寒熱。假令惡寒者，先令得陽氣入陰之分，次乃轉鍼退到陽分。令患人鼻吸口呼，謹按生成氣息數足，陰氣隆至，鍼下覺寒，其人自清凉矣。又有病道遠者，必先使氣直到病所，寒即進鍼少許，熱即退鍼少許，然後却用生成息數治之。

三則隨其診之虚實。假令形有肥有瘦，身有痛有麻癢，病作有盛有衰，穴下有牢有濡，皆虚實之診也。若在病所，用别法取之，轉鍼向上氣自上，轉鍼向下氣自下，轉鍼向左氣自左，轉鍼向右氣自右，徐推其鍼氣自往，微引其鍼氣自來，所謂推之則前，引之則止，徐往微來以除之，是皆欲攻其邪氣而已矣。

【按语】

本段就补泻问题提出了三个判定要素：一是诊查脉的变化来决定补泻；二是以寒热症状来决定补泻；三是根据患者身形、病情、正邪盛衰和针下得气情况来决定补泻。

复习思考题

1. 杨继洲对针刺中的“候气”与“得气”是如何论述的?
2. 如何理解杨继洲所说的“大略补泻无逾三法”?

第九章
《肘后备急方》选

扫一扫，查阅本章数字资源，含PPT、音视频、图片等

第一节　葛洪的针灸学术思想

葛洪，字稚川（约261—341年），自号抱朴子，人称葛仙翁，丹阳句容（今江苏句容县）人，是东晋自然科学、社会科学各领域无所不及的博物学家、哲学家。尤其在炼丹化学、医学、道教养生等方面成就显著，亦是岭南医史开山之祖。

葛洪具有注重实践、博采众长的治学态度。《晋书·葛洪传》谓葛洪“究览典籍，尤好神仙导养之法。从祖玄，吴时学道得仙，号曰葛仙公，以其炼丹秘术授予弟子郑隐。洪就隐学，悉得其法焉”。葛氏家传至葛洪，不仅继承发展了医学，也继承发展了道家的思想。

《肘后备急方》是代表葛洪医药学术成就的著作，约成书于3世纪末至4世纪初。葛氏选集各家著作，广泛搜求各地流传的验方，分类编成《玉函方》百卷。后为携带和使用方便，乃将其可供急救医疗、实用有效采自民间的单方、验方及灸法另为一编，初名《肘后救卒方》，又称《肘后备急方》，简称《肘后方》。全书8卷，分为73篇，是一部以治疗急症为主的综合性医籍。书中关于针灸疗法的内容非常丰富。葛氏将针灸治法特别是灸法广泛运用于各类疾病中，充分体现出针灸学术技术的创新和早期针灸取穴法的特点。

一、救治急症，善用针灸

《肘后方》是继《黄帝内经》《针灸甲乙经》之后，最早将针灸广泛运用于防治急症的著作，全书有32节载有针灸医方，共109条，且多用于救治急症。书中针灸所治疾病非常广泛，涉及内、外、妇、儿、五官、男科等多种疾病，仅内科急症就达20余种之多。如“针人中至齿”治“卒死尸厥”，“灸手中央长指端三壮”治“卒心痛”，“灸脐上十四壮”治“卒得霍乱先腹痛”，“度手指折度心下灸三壮”治“卒上气咳嗽”等。五官疾病如“卒风喑不得语，针大椎旁一寸五分”；外科疾病如“痈疽妒乳诸肿毒”，用“比灸其上百壮”进行治疗。

《肘后方》中记载的某些针灸医方还被列为救治某些急症的首选方。如“救卒客忤死”“治卒得鬼击方”及“治卒发癫狂病方”分别将“灸鼻人中三十壮”“灸鼻下人中一壮”和“灸阴茎上宛宛中三壮”列为首选方。而“治卒中五尸方”，“灸乳后三寸十四壮，男左女右，不止，而加壮数差；又方，灸心下三寸六十壮；又方，灸乳下一寸，随病左右，多其壮数，即差；又方，以四指尖其痛处，下灸指下际数壮，令人痛，上爪其鼻人中，又爪其心下一寸，多其壮即差。”此四条灸方一并载于其他急救方之前。

葛氏运用针灸治疗急症时，多取四肢末端的穴位。书中选用四肢穴位及部位共42处，于远

端腕、踝关节以下者20处。如“治卒狂言鬼语方”，处方为“针其足大指爪甲下少许，即止”；“治下利不止者”，处方为“灸足大指本节内侧寸白肉际，左右各七壮，名大都”等。古人喻经气运行如自然界之水流，由四末之井至肘膝之合，经脉之气由小到大、由浅入深，治病求本当从此出发，实则泻之，虚则补之，能促使经气恢复，在急症治疗中具有重要意义。

葛氏所记载的一些救卒灸法亦被后世所沿用。如治卒中风的“灸足大指下横纹中”“灸内踝”“灸季肋头”等见录于唐《千金要方》中；救治猝死、尸厥，灸人中、承浆、脐中、百会等穴的经验一直沿用至今，对倡导针灸学术有着重要意义。

二、深研灸法，辨证取穴

在《肘后方》中共有针灸医方109条，而灸方就占99条。提倡并善用灸法，是《肘后方》的特色之一。书中指出：灸法“用之有效，不减于贵药。以死未灸者，尤可灸”。且灸法操作简便、安全可靠，故葛氏对灸法尤为重视。

（一）擅用隔物灸

《肘后方》不拘一格创用了多种灸法，其中多应用各种隔物灸。据统计，书中隔物灸方共7首，包括隔盐、隔蒜、隔椒面饼、隔香豉饼、隔巴豆面、隔瓦甑、隔雄黄灸等。运用最多的属隔蒜灸，如“灸肿令消法：取独颗蒜横截厚一分，安肿头上，炷如梧桐子大，灸蒜上百壮，不觉消，数数灸，唯多为善，勿令大热，但觉痛即擎起蒜，蒜焦更换用新者，不用灸损皮肉，如有体干，不须灸”等。隔物灸一可减轻患者痛苦，二可灸药并用，提高疗效，故被历代沿用。隔盐灸、隔蒜灸至今尚应用于临床。

（二）重灸不废针

葛氏虽重视并善用灸法，却没有因此而偏废针法。如《救卒死尸厥方第二》“又针人中至齿”及“针百会当鼻中，入发际五寸，针入三分，补之”，不仅说明葛氏运用针刺治疗急症，还反映出他对针刺补泻手法已相当重视。葛氏还常以“指针”应急，如“治卒中恶死方”令爪其患者人中，取醒，即为施用“指针”之例。而《治卒中恶死方第一》“视其上唇里弦弦者，有白如黍米大，以针决去之”则为“挑刺法”，现代三棱针即在此基础上发展而来。此外，还有用“放血法”治外科肿毒，针刺石门的“放腹水法”等。葛氏这些针刺诸法，对后世针法的发展均有着实际意义。

（三）针灸药并用

灸药并用的治病方法最早见于《素问·调经纶》。在葛氏《肘后方》中，除针灸施治的论述外，亦有汤丸内服、药物外敷、舌下含药、推拿按摩和火烙等治法的记载，并据病情选用一种或多种方法进行治疗。如《救卒中恶死方第一》曰：“救卒死而张目及舌者，灸手足两爪后十四壮了，饮以五毒诸膏散有巴豆者。”“救卒死而四支不收矢便者，马矢一升，水三斗，煮取二斗以洗之。又取牛洞一升，温酒灌口中。洞者，稀粪也。灸心下一寸，脐上三寸，脐下四寸，各一百壮。差。”《治卒患腰胁痛诸方第三十二》曰：“治反腰有血痛方：捣杜仲三升许，以苦酒和涂痛上。干复涂。并灸足踵白肉际，三壮。”均为灸药并用的实例。尽管葛氏灸药并用的给药途径只是采用灸法，加以口服中药、外洗法配合治疗，但这在当时已算先进。而《治卒中五尸方第六》之“以四指尖其痛处，下灸指下际数壮，令人痛，上爪其鼻人中，又爪其心下一寸，多其壮即

差”，则是针灸合用。

（四）重辨证施灸

葛氏重视辨证，在《治卒霍乱诸急方第十二》中论到：“但明案次第，莫为乱灸。须有其病，乃随病灸之。”《治风毒脚弱痹满上气方第二十一》中云：“视病之宽急耳。”说明灸法亦当辨证论治，随病施灸。又指出：“灸之虽未即愈，要万死不复死矣。莫以不即愈而止灸。”强调灸法虽见效较慢，灸后未见立刻病愈，关键是病情不会再加重，所以不要因为灸后不立刻见效而不灸。不同疾病，不同灸方；同一疾病、不同证候，灸方相异。又如在《治中风诸急方第十九》中，罗列了 22 种中风的不同症状表现及治疗方法。《肘后备急方》对后世辨证施灸思想的确立产生了深远影响。

三、腧穴定位，取之有法

葛氏在《肘后方》中还记载了多种腧穴简便定位法。如“绳量法”是“以绳围其臂腕，男左女右，绳从大椎上度，下行背上，灸绳头五十壮”；“竹量法”则是“正去倚小竹，以度其人足下至脐，断竹，及以度之背后当脊中，灸竹上头处”。又如绝骨“在外踝上三寸余，指端取踝骨上际，屈指头四指便是”。其他如垂手取风市穴，“可平倚垂手直掩髀上，当中指头大筋上，捻之，自觉好也”等。

《肘后方》中记载的简便取穴法对后世影响最大的，是首创了“手指同身寸”简便取穴法。如《治卒上气咳嗽方第二十三》“又方，度手拇指折度心下，灸三壮差”，是“拇指横寸法”。又如《治风毒脚弱痹满上气方第二十一》记载“灸（足）三里……以病患手横掩，下并四指，名曰一夫。指至膝头骨下，指中节是其穴，附胫骨外边，捻之，凹凹然也”，是“一夫法”。此法被历代沿用，足见其实用性和学术价值。

第二节 《肘后备急方》文选

一、治中风诸急方第十九*

【原文】

治卒中急風，悶亂欲死方：灸兩足大趾下横紋中，隨年壯。又別有續命湯。若毒急不得行者，内筋急者，灸内踝；外筋急者，灸外踝上，二十壯。若有腫痹虚者，取白蔹二分，附子一分，擣，服半刀圭，每日可三服。若眼上睛垂者，灸目兩眦後，三壯。若不識人者，灸季脅[1]頭，各七壯，此脅小肋屈頭也。不能語者，灸第二槌[2]或第五槌上，五十壯。又別有不得語方，在後篇中矣。又方，豉、茱萸各一升，水五升，煮取二升，稍稍服。若眼反口噤，腹中切痛者，灸阴囊下第一横理，十四壯。又別有服膏之方。

【注释】

［1］季胁：即季肋，相当于侧胸第十一、十二肋软骨部分。

［2］槌（chuí）：原指敲打用具，此指后正中线，胸椎棘突高点处。

【按语】

本段介绍了中风急症灸方，体现了辨证施灸的学术思想。如“内筋急者，灸内踝；外筋急者，灸外踝”。另外，取穴十分简便，操作简单易行。

二、治风毒脚弱痹满上气方第二十一*

【原文】

脚氣之病[1]，先起嶺南，稍來江東，得之無漸，或微覺疼痹，或兩脛小滿，或行起忽弱[2]，或小腹不仁，或時冷時熱，皆其候也。不即治，轉上入腹，便發氣，則殺人。治之多用湯、酒、摩膏，種數既多，不但一劑，今只取單效，用兼灸法。

其灸法孔穴亦甚多，恐人不能悉皆知處，今止疏要者，必先從上始，若直灸脚，氣上不泄[3]則危矣。先灸大椎，在項上大節高起者，灸其上面一穴耳。若氣[4]，可先灸百會五十壯，穴在頭頂凹中也。肩井各一百壯，在兩肩小近頭凹處，指捏之，安令正得中穴耳。次灸膻中，五十壯，在胸前兩邊對乳胸厭骨解間，指按覺氣翕翕爾是也；一云正胸中一穴也。次灸巨闕，在心厭尖尖四下一寸[5]，以寸度之。凡灸以上部五穴，亦足治其氣。若能灸百會、風府、胃管及五藏俞，則益佳，視病之寬急耳。諸穴出《灸經》，不可具載之。次乃灸風市百壯，在兩髀外，可平倚垂手直掩髀上，當中指頭大筋上，撚之，自覺好也。次灸三里二百壯，以病患手横掩，下并四指，名曰一夫，指至膝頭骨下，指中節是其穴，附脛骨外邊，捻之，凹凹然也。次灸上廉一百壯，又在三里下一夫。次灸下廉一百壯，又在上廉下一夫。次灸絕骨二百壯，在外踝上三寸餘，指端取踝骨上際，屈指頭四寸便是，與下廉頗相對，分間二穴也。此下一十八穴，並是要穴，餘伏兔、犢鼻穴。凡灸此壯數，不必頓畢，三日中報灸合盡[6]。

【注释】

[1] 脚氣之病：指现代医学中的维生素 B_1 缺乏症。

[2] 行起忽弱：指脚痹不能行起。

[3] 气上不泄：气血上逆。

[4] 气：指气虚。

[5] 心厌尖尖四下一寸：即心尖下一寸。

[6] 报灸合尽：分数次灸完。

【按语】

本段论述了艾灸治疗脚气病的操作方法。原文先介绍脚气病的症状及危害性，指出“不即治，转上入腹，便发气，则杀人”，然后重点阐述了脚气病的艾灸方法。在治疗上，依从由上而下的施灸原则。在取穴方法上，首创“手指同身寸”取穴法，其中“一夫法”最为简便，至今仍在临床广泛运用。此外，还有简便取穴法，如垂手取风市穴等。

三、治痈疽妬乳诸毒肿方第三十六*

【原文】

灸腫令消法。取獨顆蒜，横截厚一分，安腫頭上，炷如梧桐子大，灸蒜上百壯，不覺消，數數灸[1]，唯多爲善。勿令大熱，但覺痛即擎[2]起蒜，蒜燋，更換用新者，不用灸損皮肉。如有體乾，不須灸。余嘗小腹下患大腫，灸即差[3]。每用之，則可大效也。

【注释】

[1] 数数灸：再继续灸。

[2] 擎：拿起。

[3] 差：通“瘥”，病愈。

【按语】

本段阐述了隔蒜灸的使用及注意事项。葛洪首创隔蒜灸法，用于消（痈）肿，达到消痈散结、拔毒止痛之效。同时提出禁忌证，“体干，不须灸”。

复习思考题

1. 葛洪对针灸学主要有哪些贡献？
2. 如何理解急证用灸的辨证意义？
3. 使用隔蒜灸应注意哪些问题？

下篇
歌赋选

第十章
《针经指南》歌赋

扫一扫，查阅本章数字资源，含PPT、音视频、图片等

第一节　窦汉卿的针灸学术思想

窦默，字子声，初名杰，字汉卿（约1196—1280年），广平肥乡（今河北省肥乡县）人，金元时代著名的针灸医家。据《元史》记载："幼知读书，毅然有志，族祖旺为郡功曹，令学习史事，不肯就。"后因战事纷起，流转他乡，在河南娶医者王翁之女为妻，始入医道，后在蔡州遇名医李浩，授予铜人针法。通过努力自学和医事实践，"继还肥乡，以经述教授，由是知名"。"窦氏为人乐易平居，未尝品评人物，与人居温然儒者，至论国家大计，面折廷争。"曾被元世祖封为太师，谥文贞，故后人称他为窦太师或窦文贞公。

窦氏重流注八穴（八脉交会穴），精针刺操作，阐发针刺得气理论，对后世医家特别是明代的许多针灸家（如徐凤、高武、楼英、杨继洲等）影响颇深，主要著作有《针经指南》。另有《铜人针经密语》1卷，已佚。

《针经指南》是窦氏学术思想和临床经验的集中总结。书中对针灸的穴位、针刺方法、得气、宜忌等方面作了深入阐述，在针灸理论与临床治疗方面具有重要的指导作用。

一、重流注八穴

重视"流注八穴"的应用，是窦氏用针的最大特点。他在《流注八穴序》中说："予少时，尝得其本于山人宋子华，以此术行于河淮间四十一年。起危笃患，随手应者，岂胜数哉。"但关于"流注八穴"及其应用，窦氏序称"乃少室隐者所传"。窦氏根据铜台王氏家藏本及宋子华所传，并结合自己的针灸实践，撰写成"流注八穴"的内容。首先论述了"流注八穴"的位置与取穴方法，并用大量篇幅详细介绍了"流注八穴"所治疗的213证。他指出"流注八穴"治疗疾病时，要先刺主证之穴，如病未已，再取与其相应的穴位，重在得气和停针待气，方能使气上下贯通，以提高疗效。如喉咙闭塞，可先取照海穴，后取相应的列缺穴，然后停针待气，使在下的照海穴和在上的列缺穴效应相和，使与咽喉肺系相关的肺经、任脉、肾经、阴跷脉经气皆通，以达到调气攻邪的目的。此"流注八穴"经明代徐凤、杨继洲整理和扩充，加上配穴，进一步增加了主治范围。如窦氏归纳公孙穴主治27证，《针灸大成》扩大为36种疾病，使八穴的治疗范围增加到244证，极大地丰富了针灸临床的特色疗法。

二、补泻重手法

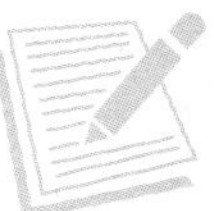

窦氏在《针经指南》中认为："原夫补泻之法，非呼吸而在手指。"强调手法操作是取得针

灸疗效的关键所在。书中详列了“呼吸补泻”“寒热补泻”“手指补泻”“迎随补泻”“生成数法”等。其中论“呼吸补泻”重在阐述《黄帝内经》的呼吸补泻思想；“寒热补泻”与“生成数法”，则是后世演变为“烧山火”“透天凉”的依据；而“迎随补泻”则解释了《难经》中“泻南补北”法的应用，认为“此实母泻子之法，非只刺一经而已”。窦氏重视补泻手法的学术观点，是以《难经·六十七难》为基础的。他在《针经指南》中详细论述了各式手法的具体操作，即动、摇、进、退、搓、盘、弹、捻、循、扪、摄、按、爪、切，后经高武整理，收入《针灸聚英》，称之为“十四法”。杨继洲撰写《针灸大成》时，总结为“十二字分次第手法及歌”，又演化成十二法。由此可见，窦氏补泻手法对后世针法研究与应用产生了深刻而久远的影响。

三、“气至沉紧”说

窦氏非常重视针刺得气，并在《标幽赋》中作了形象而生动的描述：“先详多少之宜，次察应至之气。轻滑慢而未来，沉涩紧而已至。既至也，量寒热而留疾；未至也，据虚实而候气。气之至也，如鱼吞钩饵之浮沉；气未至也，如闲处幽堂之深邃。”他把得气的概念具体化、形象化，并阐发了“气至”与疗效预后的密切联系。窦氏的“气至”理论成为后世判断针刺得气的有效方法。

窦氏将“气至”理论融入补泻之中。如论补法进针后，须“待针头沉紧时，转针头以手循扪，觉气至，却回针头向下”。泻法是针入一定分寸，“觉针沉紧，转针头向病所，觉气至病退，便转针头向下”。他强调的“气至”“候气”“调气”“行气”，皆是补泻的重要环节。

窦氏的“手指补泻”十四法，特别指出如何控制“行气”的速度问题，其动、进、弹、摄都是此意。如“摄者，下针如气涩滞，随经络上，用大指甲切其气血，自得通行也。”这些手法对提高针灸疗效具有重要意义。

窦氏的“气至”理论得到了同时代针灸名家的推崇。如罗天益在《卫生宝鉴》“灸之不发”医案中说：“学针于窦子声先生，因询穴腧，曰：凡用针者，气不至而无效，灸之亦不发。”罗氏还曾与针灸名家忽泰必烈谈及此事，忽氏也对此观点深表赞同。

窦氏对针刺“气至”理论认识深刻，阐明了针灸学中针刺操作方法与疗效的关系问题，为探求针灸治病的机理提供了重要的理论与实践依据。

复习思考题

窦汉卿强调针刺得气主要体现在哪些方面？

第二节　《标幽赋》

《标幽赋》是窦汉卿的代表作，旨在将幽冥隐晦、深奥难懂的针灸理论用歌赋的形式表达明白，故名“标幽赋”。

【原文】

拯救之法，妙用者鍼。察歲時於天道，定形氣於予心。春夏瘦而刺淺，秋冬肥而刺深。不窮經絡陰陽，多逢刺禁；既論臟腑虛實，須向經尋。

【按语】

针法是疗效奇特的治疗方法。应用针灸的方法，必须掌握四时之气对气血的影响，还要明了经络阴阳和脏腑虚实。此节是全赋的总纲。

【原文】

原夫起自中焦[1]，水初下漏[2]，太陰爲始，至厥陰而方終；穴出雲門，抵期門而最後。正經十二，别絡走三百餘支；正側偃伏，氣血有六百餘候。手足三陽，手走頭而頭走足；手足三陰，足走腹而胸走手。要識迎隨，須明逆順。况夫陰陽，氣血多少爲最。厥陰、太陽，少氣多血；太陰、少陰，少血多氣；而又氣多血少者，少陽之分；氣盛血多者，陽明之位。

【注释】

[1] 起自中焦：指十二经脉的气血流注始于手太阴肺经，手太阴肺经起于中焦。

[2] 水初下漏：古代用铜壶滴漏计时，将昼夜分为十二时辰，计一百刻。黎明寅时，壶水下漏，记时开始。

【按语】

本节论述经脉的起止流注规律，手足三阴三阳经的走行规律，及六经气血的多少问题。提出的“别络三百余支”“气血六百余候”，是对全身腧穴的概括。

【原文】

先詳多少之宜[1]，次察應至之氣。輕滑慢而未來，沈澀緊而已至。既至也，量寒熱而留疾[2]；未至也，據虚實而痏[3]氣。氣之至也，如魚吞鈎餌之浮沉；氣未至也，如閑處幽堂之深邃[4]。氣速至而速效，氣遲至而不治。

【注释】

[1] 先详多少之宜：先详审各经脉的气血多少情况，才能决定针刺补泻的方法，作为刺络泻血或者刺经导气的依据。经络气血多少的记载可见于《素问·血气形志》《灵枢·五音五味》《灵枢·九针论》等，内容稍有不同，可互参。

[2] 留疾：留，指留针。疾，指迅速出针而不留针。

[3] 痏：《针灸大成》引本作“候”，义长。

[4] 如闲处幽堂之深邃：好像在幽静的厅堂一样，寂静无所闻。形容未得气时，针下空虚的感觉。

【按语】

本节论述如何判断针刺得气及得气与疗效的关系，并提出候气之法。以经脉气血或多或少的不同，决定宜补宜泻的手法，在临床有一定参考意义。窦氏提出得气与针刺疗效的重要关系，即“轻滑慢而未来，沉涩紧而已至”，“气速至而速效，气迟至而不治”，并对针刺得气进行了形象具体的描述，“气之至也，如鱼吞钩饵之浮沉；气未至也，如闲处幽堂之深邃”，成为后世对针刺得气的经典论述。

【原文】

觀夫九鍼之法，毫鍼最微，七星上應，衆穴主持[1]。本形金[2]也，有蠲邪扶正[3]之道；短長水[4]也，有决凝開滯之機[5]。定刺象木[6]，或斜或正；口藏比火[7]，進陽補羸。循機捫而可塞以象土[8]，實應五行而可知。然是一寸六分，包含妙理；雖細楨於毫髮，同貫多岐[9]。可平五臟之寒熱，能調六腑之虚實。拘攣閉塞，遣八邪[10]而去矣；寒熱痛痹，開四關[11]而已之。

【注释】

[1] 七星上应，众穴主持：天有七星，毫针上应。九针之中，毫针排列第七，故言七星上应。《灵枢·九针论》：“九针者，天地之大数也，始于一而终于九……七以法星。”《灵枢·九针十二原》：“七曰毫针，长三寸六分。”由于毫针细小，用途广泛，可以用于任何穴位，故曰众穴主持。

[2] 本形金：本形，指针的本质。金，指金属。此论针的本质与五行之中金的属性相应。

[3] 蠲（juān 捐）邪扶正：蠲，除去。祛除邪气，扶助正气。

[4] 短长水：针体长短不一，像江河的水流，长短宽窄不一，供气血运行，像五行中的水。

［5］有决凝开滞之机：指毫针具有畅通气血瘀滞之经络的作用。

［6］定刺象木：针刺人体有不同的角度，有直刺、斜刺、横刺等，像树木的干枝有斜有正一样，应五行之木。

［7］口藏比火：古时针前口含温针，相当于火热温针，有增添阳气、补益虚弱的作用。故以五行之火性来比喻。现临床已不用。

［8］循机扪而可塞以象土：循机，指针刺前的循经切按。扪而可塞，指出针时的按压针孔，像用土填塞河堤缺口一样，故应五行之土。

［9］虽细桢于毫发，同贯多岐：岐，同"歧"，岔道，此指支脉。桢，古代筑墙时两端树立的木桩。比喻毫针虽然细小如毫发，却可以沟通诸多的经络支脉。

［10］八邪：指四时八风之邪，《灵枢·九宫八风》谓不符合季节的一切不正常气候变化。后世医家也有将其作为奇穴解释。

［11］四关：即两手的肘关节和两足的膝关节。后世多指四关穴，即两手的合谷穴和两足的太冲穴。

【按语】

本节以五行理论阐释毫针刺法之理。毫针是应用广泛、作用明显的针具，"可平五脏之寒热，能调六腑之虚实"。原文运用阴阳五行理论对毫针的性质、刺法、补泻及作用进行了详细说明，提示临床应重视两肘、两膝以下井、荥、输、原、经、合各穴的运用。

【原文】

凡刺者，使本神朝而後入[1]；既刺也，使本神定而氣隨。神不朝而勿刺，神已定而可施。定脚處[2]，取氣血爲主意；下手處，認水木是根基[3]。

【注释】

［1］凡刺者，使本神朝而后入：朝，朝见。意为针刺时要使病人气血稳定，精神集中到治疗上，方可进针。《灵枢·本神》："凡刺之法，必本于神。"

［2］定脚处：指针刺的部位。

［3］水木是根基：此指"短长水"与"定刺象木"，意在掌握气血变化及针刺角度。

【按语】

针刺时要审查病人的精神气血状态，待气血稳定、精神集中时，方可进行。操作时要注意针刺部位的气血多少情况，并根据经络及五输穴的五行属性，应用五行相生关系，正确进行补泻。

【原文】

天地人三才也，湧泉同璇璣、百會；上中下三部也，大包與天樞、地機。陽蹻、陽維並督脉[1]，主肩背腰腿在表之病；陰蹻、陰維、任衝脉，去心腹脅肋在裏之疑。二陵、二蹻、二交[2]，似續而交五大[3]；兩間、兩商、兩井[4]，相依而別兩支。

【注释】

［1］脉：《针灸大成》引本赋作"带"，义长。

［2］二陵、二跷、二交：二陵，脾经的阴陵泉和胆经的阳陵泉。二跷，即阳跷脉的申脉和阴跷脉的照海。二交，即脾经的三阴交和胆经的阳交。

［3］五大：指头部、两手和两足。

［4］两间、两商、两井：两间，即大肠经的二间和三间。两商，指肺经的少商和大肠经的商阳。两井，即三焦经的天井和胆经的肩井。

【按语】

本节论述腧穴有节段、表里、交叉的治疗作用。经络内连脏腑，外络肢节。由经脉、络脉、经别、奇经八脉等，构成了纵横交错的网络系统，故使腧穴具有了节段性、交叉性的治疗作用。本文举出“天地人”“上中下”“在表”“在里”“五大”部位的腧穴说明其治疗作用，并指出奇经八脉的主病特点。

【原文】

足見取穴之法，必有分寸，先審自意，次觀肉分，或伸屈而得之，或平直而安定。在陽部筋骨之側，陷下爲眞；在陰分郄膕之間，動脉相應。取五穴用一穴而必端，取三經用一經而可正。頭部與肩部詳分，督脉與任脉易定。明標與本，論刺深刺淺之經；住痛移疼，取相交相貫之逕[1]。

【注释】

[1] 取相交相贯之迳：迳，同“经”。即取多经相交会的腧穴。

【按语】

本节论述了正确取穴的方法和要领，即“取五穴用一穴而必端，取三经用一经而可正”，并强调骨度分寸、取穴体位、筋骨郄腘的定位标志，提倡使用多经贯通的交会穴，以达到取穴准确、确保疗效之目的。

【原文】

豈不聞臓腑病，而求門、海、俞、募[1]之微；經絡滯，而求原、别、交、會[2]之道。更窮四根、三結[3]，依標本而刺無不痊；但用八法、五門[4]，分主客[5]而鍼無不效。八脉始終連八會，本是紀綱；十二經絡十二原，是爲樞要。一日取六十六穴之法[6]，方見幽微；一時取一十二經之原[7]，始知要妙。

【注释】

[1] 门、海、俞、募：门，指以门命名的穴位，如期门、幽门、神门等。海，指以海命名的穴位，如血海、少海等。俞，指背俞，如肺俞、肾俞等。募，指胸腹部的募穴，如中府、中脘等。

[2] 原、别、交、会：原，指五脏六腑的原穴。别，指别络，络穴。交，指多经相交的腧穴，如三阴交。会，指八会穴。这些特定穴或联络脏腑，或贯通数经，能治疗多种疾病。

[3] 四根、三结：指十二经脉根结部位的腧穴。根穴分布在四肢的远端，结穴分布在头、胸、腹部。如《灵枢・根结》：“太阳根于至阴，结于命门。命门者，目也。阳明根于厉兑，结于颡大。颡大者，钳耳也。”

[4] 八法、五门：八法，指流注八法。五门，指五门十变之五门。意指流注针法。

[5] 主客：杨继洲《针灸大成・标幽赋》注：“主客者，公孙主，内关客之类也。”使用八脉交会穴治疗疾病时，须分主和客，如冲脉主、阴维客，相应取公孙、内关。

[6] 一日取六十六穴之法：《子午流注针经》阎明广称：“昼夜十二时，气血行过六十俞也。”此指子午流注针法。

[7] 一时取一十二经之原：《针灸大成》注：“此言一时之中，当审此日是何经所主，当此之时，该取本日此经之原穴而刺之，则流注之法，玄妙始可知矣。”指一个时辰取一脏腑原穴的方法。按照子午流注纳子法，十二经脉配十二时辰，则每个时辰取相应脏腑的原穴。

【按语】

本段论述具有特殊作用的腧穴。其中原穴、络穴、募穴、背俞穴、五输穴等，已经列为特定穴，但还有很大部分未得到深入研究，如门、海、交会、四根、三结、标本等，应进一步整理总结，以充分发挥经穴的特殊作用。

本段还强调了按时开穴的流注针法，反映了窦氏的学术特点。

【原文】

原夫補瀉之法，非呼吸而在手指；速效之功，要交正而識本經[1]。交經繆刺，左有病而右

畔取；瀉絡遠鍼[2]，頭有病而脚上鍼。巨刺與繆刺各異，微鍼與妙刺相通[3]。觀部分而知經絡之虛實，視沉浮而辨臟腑之寒温。

【注释】

[1] 交正而识本经：交正，指十二经脉的阴阳表里配合。凡正经属阴经、属里属脏者，其交经必是阳经，属表属腑。表里两经配穴是针灸临床常用的配穴方法，可以提高腧穴的治疗作用。

[2] 泻络远针：泻络，浅刺络脉出血。远针，指循经远道取穴。

[3] 微针与妙刺相通：微针，指毫针。妙刺，指各种巧妙的针刺方法。两者配合，能发挥针刺的神奇疗效。

【按语】

本段论述了针灸要掌握补泻方法及经络的左右上下联系，提出多种取穴方法，如左病右取、右病左取、上病下取、下病上取和远道取穴等，并提出络脉病的缪刺法和经脉病的巨刺法，指出依据经络、脏腑辨证施治的重要性。这些方法展示了窦氏针灸用穴的神思与技巧，极大地丰富了针灸配穴理论。

【原文】

且夫先令鍼耀，而慮鍼損，次藏口内，而欲鍼温。目無外視，手如握虎；心無内慕，如待貴人[1]。左手重而多按，欲令氣散；右手輕而徐入，不痛之因。空心恐怯，直立側而多暈；背目沈掐[2]，坐卧平而没昏。

【注释】

[1] 心无内慕，如待贵人：内心安宁，像等待贵客来临一样。比喻针刺时的谨慎状态。

[2] 背目沉掐：背目，即背着病人的视线进针，以减轻恐惧之心。沉掐，在进针的部位用指重切穴位，以减轻进针时的疼痛。

【按语】

本段阐述针刺前必须做好各种准备，以防止出现针刺意外，保证针刺的安全问题。具体包括针具完整清洁、患者体位恰当、医者专心致志、手法轻巧等。并特别提示对饥饿、恐惧之人，不要急于针刺，否则易导致晕针。这些临床操作原则对于减轻针刺疼痛、防止晕针、断针等意外事故的发生，具有实践指导意义。

【原文】

推於十干、十變[1]，知孔穴之開闔[2]；論其五行、五臟，察日時之旺衰。伏如横弩，應若發機。

【注释】

[1] 十干、十变：十干，即甲、乙、丙、丁、戊、己、庚、辛、壬、癸十天干，是古代计算日时的符号。十变，指五门十变的法则。此处指自然界阴阳盛衰的十干与经络气血流注规律结合的子午流注针法。

[2] 孔穴之开阖：阖，指闭合。在子午流注、灵龟八法等按时取穴中，应时经穴经气旺，为开穴；不应时经穴经气衰，为闭穴。

【按语】

本段论述按时取穴。应时的经穴经气旺，不应时的经穴经气衰，是针刺按时开穴的理论依据，也是针刺理论中独特的取穴配穴方法。

【原文】

陰交、陽别而定血暈[1]，陰蹻、陽維而下胎衣[2]。痹厥偏枯，迎隨俾經絡接續；漏崩帶下，温補使氣血依歸。静以久留，停鍼待之。

【注释】

[1]阴交、阳别而定血晕：阴交，指脾经的三阴交或任脉的阴交。阳别，指三焦经的阳池。配合应用，能治疗妇科因失血而造成的血晕证。

[2]阴跷、阳维而下胎衣：阴跷，指阴跷脉与肾经相通的照海。阳维，指阳维脉与三焦经相通的外关。胎衣在胞中，赖肾气以维持，故泻肾经的照海，补外关行气，有下胎衣的作用。

【按语】

针灸治疗血晕、胎衣不下、崩漏、带下等妇科疾病疗效明显。针灸补泻在妇科急证治疗中的重要作用，应进一步探讨。

【原文】

必準者，取照海治喉中之閉塞[1]；端的處，用大鐘治心內之呆痴。大抵疼痛實瀉，癢麻虛補[2]。體重節痛而俞居[3]，心下痞滿而井主。心脹咽痛，鍼太衝而必除[4]；脾冷胃疼，瀉公孫而立愈。胸滿腹痛刺內關，脅疼肋痛鍼飛虎[5]。筋攣骨痛而補魂門，體熱勞嗽而瀉魄户。頭風頭痛，刺申脉與金門；眼癢眼疼，瀉光明於地五。瀉陰郄止盗汗，治小兒骨蒸[6]；刺偏歷利小便，醫大人水蠱[7]。中風環跳而宜刺，虛損天樞而可取[8]。

【注释】

[1]取照海治喉中之闭塞：照海，是阴跷脉与肾经相通的腧穴。肾经循喉咙夹舌本，肾阴不足，虚火上炎，则致喉痹。补照海穴可滋阴降火，治疗喉痹。

[2]疼痛实泻，痒麻虚补：疼痛多属经络气血瘀滞不通之实证，故用泻法。痒麻多由气血虚弱、营卫不和所致，故用补虚之法。

[3]俞居：俞，指五输穴中的输穴；居，治也。

[4]心胀咽痛，针太冲而必除：古人常把“心胸”二字并用，此心胀实属心胸胀满。太冲，肝的原穴，肝气郁结则心胸胀满，故泻太冲。

[5]飞虎：手少阳三焦经支沟穴的别称。

[6]泻阴郄止盗汗，治小儿骨蒸：阴郄，手少阴心经的郄穴。盗汗为阴虚内热迫液外出，汗为心之液，故泻心经阴郄穴治小儿骨蒸潮热、阴虚盗汗之症。

[7]刺偏历利小便，医大人水蛊：偏历，手阳明大肠经络穴。水蛊，即水鼓，临床以大腹水肿为主症。手阳明大肠经主津液所生病；又肺为水之上源，有通调水道的作用。偏历为手阳明大肠经络穴，兼通两经，故治水鼓。

[8]虚损天枢而可取：虚弱劳损的疾病，可取天枢治疗。天枢，足阳明胃经腧穴，大肠的募穴。胃为水谷之海，气血生化之源。天枢在脐旁，为治疗中下焦脏腑病症要穴，多种虚损疾病也可取天枢配合治疗。

【按语】

本段列举了十余种内科疾病的针刺治疗，其中不乏重证，绝大部分都是循经取穴，并以五输穴、原穴、络穴、郄穴为主，经验可贵。“疼痛实泻，痒麻虚补”只是大体而言，临证还须灵活使用。

【原文】

由是午前卯後，太陰生而疾温[1]；離左酉南，月朔死而速冷[2]。循捫彈努，留吸母而堅長[3]；爪下伸提，疾呼子而嘘短[4]。動退空歇，迎奪右而瀉凉[5]；推內進搓，隨濟左而補暖[6]。

【注释】

[1]午前卯后，太阴生而疾温：午前卯后，指辰巳两个时辰。太阴，指月亮。太阴生，指农历每月初一之后，全晦的月亮由月缺至月圆。每天中午前的辰巳两个时辰内，太阳的光热由弱转强，气温渐高，相当于月亮在

十五之前由缺至圆一样，此时宜使用温补之法。

[2] 离左西南，月朔死而速冷：离，是八卦中的一卦，属火位，居南方，地支是午时。酉在西方。由午向左转至酉时，经过申未两个时辰。月朔死，指农历每月十五之后，月亮由圆渐缺，至初一（朔）而全晦。每天下午申未两个时辰，太阳西下，光热由强转弱，气温渐低，相当于每月十五之后月亮由圆转缺，此时可行凉泻之法。

[3] 留吸母而坚长：此指补法可以使气血旺盛。留，留针取热。吸，吸气时出针。母，是“虚则补其母，实则泻其子”的补母穴的方法。坚长，指用补法之后，病人精神充沛，气血旺盛。

[4] 疾呼子而嘘短：疾，疾速进针。呼，呼气时出针。子，补母泻子法中的泻子法。嘘，通“虚”。嘘短，指用泻法后病人邪气衰减。

[5] 动退空歇，迎夺右而泻凉：动，指针进入深层之后的提插捻动。退，将针提出。空，将针提高少许，让针下留一点空间。歇，留针。迎夺，指泻法。右，以右手拇食指持针，拇指向后，食指向前，使针体右转的泻法。泻凉，泻后病人有针下寒凉的感觉。

[6] 推内进搓，随济左而补暖：推内，指针入穴内浅层后，缓慢将针推入深层。进搓，进行搓捻手法。随济，指补法。左，以右手拇食指持针，拇指向前，食指向后，使针体左转的补法。补暖，补后病人针下有热感。

【按语】

本节论述了时间补泻的宜忌、手法、要领。根据“天人相参”的整体观念，以日月之光的强弱变化论述针刺的补泻之法。提出午前卯后（辰巳两个时辰）宜使用温补法，离左酉南（申未两个时辰）可用凉泻法，并详细论述了补泻手法的操作。参考《素问·八正神明论》“是以天寒无刺，天温无疑，月生无泻，月满无补，月郭空无治，是谓得时而调之”，能更好地理解此法并进一步探究其应用价值。关于补泻手法，可与其他相关文献互参。

【原文】

慎之！大患危疾，色脉不順[1]而莫鍼；寒熱風陰[2]，飢飽醉勞而切忌。望不補而晦不瀉[3]，弦不奪而朔不濟[4]。精其心而窮其法，無灸艾而壞其皮；正其理而求其原，免投鍼而失其位。避灸處而加四肢，四十有九[5]；禁刺處而除六俞，二十有二[6]。

【注释】

[1] 色脉不顺：指形色和脉象不相符。

[2] 寒热风阴：指天气的大寒大热，大风和阴晦。

[3] 望不补而晦不泻：望，即望月，指农历每月十五。晦，即晦日，指农历每月三十。望月之日，不宜用补法。晦日之时，不宜用泻法。

[4] 弦不夺而朔不济：弦，有上弦，有下弦，上弦为农历的每月初七、初八日；下弦，为农历的每月二十二、二十三日。朔，为每月的初一。意为上弦下弦不宜用泻法，朔日不宜用补法。

[5] 避灸处而加四肢，四十有九：指头目、胸腹、四肢禁灸部位共有四十九处。

[6] 禁刺处而除六俞，二十有二：禁刺的穴位，除去《灵枢·背腧》所论的肺俞等六个背俞穴，共有二十二个禁刺穴。

【按语】

本文将色脉不顺、寒热风阴、饥饱醉劳等因素列为针刺禁忌，是中医学整体观念和辨证论治思想在针灸临床上的具体应用。所论禁针禁灸穴可供临床参考。

【原文】

抑又聞高皇抱疾未瘥，李氏刺巨闕而後甦[1]；太子暴死爲厥，越人鍼維會[2]而復醒。肩井、曲池，甄權刺臂痛而復射；懸鐘、環跳，華佗刺躄足而立行。秋夫鍼腰俞而鬼免沉疴，王纂鍼交俞而妖精立出[3]。取肝俞與命門[4]，使瞽士視秋毫之末；刺少陽與交別[5]，俾聾夫聽夏蚋之聲。

嗟夫！去聖逾遠，此道漸墜[6]。或不得意而散其學，或愆其能而犯禁忌。愚庸智淺，難契於玄言[7]，至道淵深，得之者有幾？偶述斯言，不敢示諸明達者焉，庶幾乎童蒙之心啓[8]。

【注释】

[1] 高皇……刺巨阙而后苏：吴崑《针方六集》："高皇，金之高皇。李氏，今不能考。巨阙，心之募穴也，主五脏气相干，卒心痛，尸厥，此巨刺也。"

[2] 维会：此指《史记·扁鹊仓公列传》中所提到的"三阳五会"，对此，后世医家多释为百会穴。

[3] 王纂针交俞而妖精立出：王纂，南北朝刘宋时期医家。此典出自《异苑》。

[4] 命门：似指睛明穴。

[5] 取少阳与交别：少阳，指听会穴；交别，指阳池穴。

[6] 此道渐坠：意为这些高深的学术逐渐走向衰落。

[7] 契于玄言：契，切合，符合。玄言，深奥的道理。

[8] 庶几乎童蒙之心启：也许对初学者有所启发。

【按语】

本段重申撰写《标幽赋》之目的与意义。列举古代名家的针灸病案，用以说明针灸治病的神奇作用。作者感于针道的渐衰，究其原因，"或不得意而散其学，或愆其能而犯禁忌"，因而总结针灸理论，揭示深奥医理，编著成《标幽赋》，希望能对初学者有所启迪。

复习思考题

1.《标幽赋》对针刺得气是怎样描述的？如何理解？
2. 如何评价《标幽赋》中用五行论述说明毫针的用途和性质？
3. 窦氏对腧穴的治疗特点和取穴方法是如何论述的？有什么特点？
4.《标幽赋》对腧穴性质的归纳和应用有什么特点？

第三节 《通玄指要赋》

《通玄指要赋》是窦汉卿另一著名针灸歌赋，旨在将深奥难明的针灸理论与临床实践相互贯通，故名为"通玄指要赋"。本赋侧重于取穴治疗，充分体现了窦氏针灸的临床经验，具有重要的临床参考价值。

【原文】

必欲治病，莫如用鍼。巧運神機之妙，工開聖理之深。外取砭鍼，能蠲邪而扶正；中含水火[1]，善回陽而倒陰[2]。

【注释】

[1] 水火：此指寒热。指针刺的补热泻凉作用。

[2] 善回阳而倒阴：善于补泻阴阳。

【按语】

针刺有祛邪扶正、调和阴阳的作用。

【原文】

原夫絡別支殊，經交錯綜，或溝池谿谷以歧異[1]，或山海丘陵而隙共[2]。斯流派以難揆[3]，

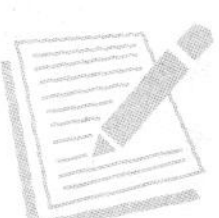

在條綱而有統。理繁而昧，縱補瀉以何功？法捷而明，曰迎隨而得用。

【注释】

[1] 沟池溪谷以歧异：以自然的沟池溪谷比喻人体经穴所在的部位特点，并含有经脉气血流注差异之意，是腧穴命名的重要来源。沟，狭窄为沟，故有水沟、支沟。池，是比较浅处，而有曲池、阳池。溪，是肉之小会，故曰解溪、阳溪。谷，是肉之大会，如合谷、阳谷等。

[2] 山海丘陵而隙共：形容经穴所在的部位特点。山，腧穴位于肌肉丰厚之处，如承山。海，形容深远，如血海、少海。丘陵，指骨肉高突部位的腧穴，如商丘、阳陵泉。隙共，指骨节间隙。

[3] 斯流派以难揆（kuí 葵）：揆，掌握。指经脉的支流繁多而难以掌握。

【按语】

本节论述了经穴的部位特点。经穴处于经络的纵横交错之中，多位于体表的凹陷之处，看似繁杂，实有纲领，“或沟池溪谷以歧异，或山海丘陵而隙共”。针刺应该明了经络的循行分布和腧穴的作用，方可进行迎随补泻。

【原文】

且如行步難移，太衝最奇[1]。人中除脊膂之强痛[2]，神門去心性之呆痴。風傷項急，始求於風府[3]；頭暈目眩，要觅於風池[4]。

【注释】

[1] 行步难移，太冲最奇：太冲是足厥阴肝经腧穴，肝之原穴，肝主筋，藏血。《素问·五脏生成》：“肝受血而能视，足受血而能步，掌受血而能握，指受血而能摄。”故取太冲治疗下肢的痿、痹、瘫证。

[2] 人中除脊膂之强痛：人中，督脉穴。督脉行脊膂，《难经·二十九难》曰：“督之为病，脊强而厥。”故取人中，通调督脉气血而治腰痛。

[3] 风伤项急，始求于风府：风府为督脉穴。督脉属阳，为阳脉之海。表属阳。风寒外束肌表，颈项强痛，泻风府有疏风散寒、解除颈项强痛的作用。

[4] 头晕目眩，要觅于风池：风池为足少阳胆经穴。肝胆相表里，肝开窍于目，肝血虚，目视不明，肝胆火旺，则目赤痛。故风池可祛风通络、清利头目，用于治疗眩晕。

【按语】

膂强、项急皆为督脉病，故取督脉人中、风府穴治疗。行步难移与头晕目眩皆为肝风之证，故用肝之原太冲、胆经风池穴治疗。

【原文】

耳閉須聽會而治也，眼痛則合谷以推之。胸結身黄，取湧泉而即可[1]；腦昏目赤，瀉攢竹以偏宜。但見兩肘之拘攣，仗曲池而平掃；四肢之懈惰，憑照海以消除[2]。

牙齒痛，吕細堪治[3]；頭項强，承漿可保[4]。太白宣導於氣衝[5]，陰陵開通於水道[6]。腹膨而脹，奪内庭以休遲；筋轉而疼，瀉承山而在早。

大抵脚腕痛，崑崙解愈；股膝疼，陰市能醫。癎發癲狂兮，憑後谿而療理；瘧生寒熱兮，仗間使以扶持。期門罷胸满血膨而可已[7]，勞宫退胃翻心痛亦何疑。

【注释】

[1] 胸结身黄，取涌泉而即可：胸结身黄是肝胆热邪结于胸中，表现为胸胁胀满疼痛、黄疸、口干、烦热之症。《灵枢·经脉》：“肾足少阴之脉……从肾上贯肝膈，入肺中……注胸中。”故取肾经井穴涌泉清热祛湿，开郁退黄。

[2] 四肢之懈惰，凭照海以消除：照海，足少阴肾经腧穴，阴跷脉始发之处，八脉交会穴之一。肾主骨生髓。《难经·二十九难》：“阴跷为病，阳缓而阴急；阳跷为病，阴缓而阳急。”故取照海穴治疗四肢无力、活动困

难的病症。

［3］牙齿痛，吕细堪治：吕细，足少阴肾经太溪穴的别名，肾的原穴。肾主骨，齿为骨之余。故取太溪穴治疗虚火牙痛。

［4］头项强，承浆可保：承浆，任脉穴。头项强，属督脉病。冲任督三脉同起于胞中，一源而三歧。任督二脉气相交通，取前面承浆穴治头项痛，属从阴引阳之法。

［5］太白宣导于气冲：太白，足太阴脾经输穴、脾之原穴，可宣导气血，平逆降冲。气冲，足阳明胃经腧穴，与冲脉交会，因能主治腹部诸病及气逆上冲而得名。

［6］阴陵开通于水道：阴陵，指脾经合穴阴陵泉，属水，与属水的肾和膀胱关系密切，能健脾利水，通利小便。水道，足阳明胃经腧穴，可治疗小便不利、水肿等。

［7］期门罢胸满血膨而可已：期门，足厥阴肝经腧穴，肝的募穴。肝藏血，布胁肋，故取期门穴治疗气滞血瘀胸胁胀满的病证。

【按语】

本段五官科疾病的治疗，多选用局部单穴。四肢病中，上肢列举曲池穴的应用，下肢按部位列举了承山、阴市、昆仑治疗相应疾病，并特别介绍了照海穴治疗四肢懈惰的经验。对水道不通、腹膨而胀、胃翻心痛等胸腹病症，则选用原穴、募穴等特定穴。疟疾和癫狂则使用间使、后溪两穴。

【原文】

稽夫大敦去七疝之偏墜，王公謂此；三里却五勞之羸瘦[1]，華佗言斯。固知腕骨祛黄[2]，然骨瀉腎[3]，行間治膝腫目疾[4]，尺澤去肘疼筋緊。目昏不見，二間宜取；鼻窒無聞，迎香可引。肩井除兩臂難任，攢竹療頭疼不忍。咳嗽寒痰，列缺堪治；眵𥌓冷淚，臨泣尤準[5]。髖骨[6]將腿痛以祛殘，腎俞把腰疼而瀉盡。

【注释】

［1］三里却五劳之羸瘦：五劳，指肺劳、心劳、脾劳、肝劳、肾劳。足三里穴是身体的强壮穴，能健脾胃而生气血，以补五劳之虚。

［2］腕骨祛黄：腕骨，小肠原穴。《灵枢·经脉》云小肠病候："是主液所生病者，耳聋、目黄。"故泻腕骨有清热利湿退黄的作用。

［3］然骨泻肾：然骨，足少阴肾经荥穴。泻之能清热除烦，故称泻肾。

［4］行间治膝肿目疾：行间，足厥阴肝经荥穴。肝经过膝关节，上连于目，肝火炽热则膝肿目痛，故泻行间。

［5］眵𥌓（miè 灭）冷泪，临泣尤准：眵𥌓，眼分泌物较稠厚，属热证。冷泪，泪出清稀，或迎风流泪，多属虚证。临泣，指头临泣，足少阳、足太阳、阳维脉的交会穴。胆经起于外眼角，膀胱经起于内眼角，故取头临泣治疗眼病，热则泻之，虚则补之。

［6］髋骨：足少阳胆经环跳穴的别名。

【按语】

本节论述了虚劳、目黄、疝痛等全身疾病的针刺治疗；对于头痛、腿痛等经脉病证，多循经近取；咳嗽寒痰、眼病等，循经远取。

【原文】

以見越人治尸厥於維會，隨手而甦；文伯瀉死胎於陰交，應鍼而隕。聖人於是察麻與痛，分實與虛。實則自外而入也，虛則自內而出歟，以故濟母而裨其不足，奪子而平其有餘。觀二十七之經絡[1]，一一明辨；據四百四之疾證[2]，件件皆除。故得夭枉都無，躋[3]斯民於壽域；幾微

已判[4]，彰往古之玄書。

【注释】

[1] 二十七之经络：指经脉十二，络脉十五，合称二十七经络。

[2] 四百四之疾证：古代针灸能治疗的疾病，大约有四百余种。

[3] 跻（jī 屐）：意与"登"同。

[4] 几微已判：近乎微妙的道理已经分析明了。

【按语】

本节列举古之名医病案，进一步论述针刺道理。

【原文】

抑又聞心胸病，求掌後之大陵；肩背患，責肘前之三里。冷痹腎餘，取足陽明之土[1]；連臍腹痛，瀉足少陰之水[2]。脊間心後者，鍼中渚而立痊；脅下肋邊者，刺陽陵則即止。頭項痛，擬後谿以安然；腰脚疼，在委中而已矣。夫用鍼之士，於此理苟能明焉，收祛邪之功，而在乎撚指。

【注释】

[1] 冷痹肾余，取足阳明之土：肾余，指疝气。冷痹、疝气均为寒冷湿邪所致，属久病肾气不足。《素问·至真要大论》："跗肿、骨痛、阴痹，阴痹者，按之不得，腰脊头项痛，时眩，大便难，阴气不用，饥不欲食，咳唾则有血，心如悬，病奉于肾，太溪绝，死不治。"足阳明之土，即胃经足三里穴。胃经属土，三里亦属土，取土能胜湿之意。

[2] 连脐腹痛，泻足少阴之水：连脐腹痛，多属寒痛。足少阴之水，指足少阴肾经合穴阴谷。肾经夹脐行于腹，五行属水，阴谷穴亦属水，故泻阴谷能除寒湿之邪以止痛。

【按语】

以上三节进一步强调经络理论在针刺治疗中的重要作用。如心胸病，针心包经大陵穴，取心包经循胸出胁之理。胁肋疾病，取身侧少阳之经穴。腰脚疼痛，取身后足太阳经穴。肩部病，针手阳明经穴。与四总穴歌相似，皆是循经取穴原则的具体应用。其在一定意义上补充了胸、胁、肩部的循经取穴方法，可以与《四总穴歌》参考应用。

复习思考题

1.《通玄指要赋》对针灸和临床辨证的关系是怎样论述的？

2.《标幽赋》与《通玄指要赋》在论述重点方面有何不同？

第十一章
《百证赋》

扫一扫，查阅本章数字资源，含PPT、音视频、图片等

第一节 《百证赋》的针灸学术思想

本赋首载于明·高武的《针灸聚英》。书中高氏的按语说："右《肘后》《百证》二赋，不知谁氏所作，辞颇不及于《旨微》《标幽》。曰百证者，宜其曲尽百般病证针刺也。而病名至多，亦有所遗焉。"本赋流传较广，尤其受到针灸临床医生的欢迎。

《百证赋》作为一篇全面、系统介绍针灸治病取穴经验的歌赋，它的学术思想主要体现在以下几方面：

一、百证治疗可用针灸

文中所治病证虽不及百，但非常多，据统计，有 96 个。在这些针灸治疗的病证中，头面五官有 28 证，咽喉颈项有 6 证，肩背腰腿有 6 证，女科有 7 证，儿科有 1 证，诸风伤寒有 5 证，其他有 43 证。所治的这些病证有难有易，有外感，有内伤。由此可充分体现出针灸作为一种治疗方法，在临床上有着广泛的应用范围。

二、用穴少而精

本赋中记载的针灸治疗的近百种病证中，共用穴 164 穴次，每一证的取穴均为一穴或二穴，不可谓不精。从这些病证的取穴中可以看出，有些是对前人著述的总结，有些是当时临床经验的总结。

三、取穴配穴有法可循

在本赋治疗的近百种疾病中，不管是妇科病证，还是内科杂证，每证的用穴虽少，但也是有法可循的。如"悬颅、颔厌之中，偏头痛止"是典型的循经局部取穴；"目眩兮，支正、飞扬""喉痛兮，液门、鱼际去疗"则是循经远端取穴；而"刺长强于承山，善主肠风新下血""脱肛百会，尾翠之所"是局部和远端配合取穴；除此外，取穴、配穴方法还有表里经配合取穴、上病下取、下病上取等。这些也是今天针灸临床选穴、配穴的常用方法。

四、明病源方可治病

如前所述，赋中记录了近百种病证的针灸取穴，而且这些取穴均有一定的法则可循。究其源，所有这些选配穴方法，关键在于了解疾病之源。在了解疾病之源的基础上，可根据相关经脉的循行、经脉与脏腑及相关组织器官的关系，进而确定正确的取配穴。故作者在最后总结说“先究其病源，后攻其穴道”。鉴于此，文中所述取穴、配穴，要根据具体疾病性质不同进行取舍。

第二节　《百证赋》

【原文】

百證俞穴，再三用心。顖會連於玉枕，頭風療以金鍼[1]。懸顱、頷厭之中，偏頭痛止[2]；强間、豐隆之際，頭痛難禁[3]。原夫面腫虛浮，須仗水溝、前頂[4]；耳聾氣閉，全憑聽會、翳風[5]。面上蟲行有驗，迎香可取[6]；耳中蟬噪有聲，聽會堪攻。目眩兮，支正、飛揚[7]；目黄兮，陽綱、膽俞[8]。攀睛攻少澤、肝俞之所[9]；淚出刺臨泣、頭維之處[10]。目中漠漠，即尋攢竹、三間[11]；目覺䀮䀮，急取養老、天柱[12]。觀其雀目肝氣，睛明、行間而細推[13]；審他項强傷寒，溫溜、期門而主之[14]；廉泉、中衝，舌下腫疼堪取[15]；天府、合谷，鼻中衄血宜追[16]。耳門、絲竹空，住牙疼於頃刻；頰車、地倉穴，正口喎於片時。喉痛兮，液門、魚際去療[17]；轉筋兮，金門、丘墟來醫[18]。陽谷、俠谿，頷腫口噤並治[19]；少商、曲澤，血虛口渴同施[20]；通天去鼻內無聞之苦[21]，復溜祛舌乾口燥之悲[22]。瘂門、關衝，舌緩不語而要緊[23]；天鼎、間使，失音囁嚅而休遲[24]。太衝瀉脣喎以速愈[25]，承漿瀉牙疼而即移[26]。

【注释】

[1] 囟会连于玉枕，头风疗以金针：囟会，督脉腧穴，在前头部。玉枕，足太阳膀胱经腧穴，在后头部。督脉与膀胱经均入络脑，故二穴前后配合，有祛风、通络、止头痛的作用。头风，即外感或内伤引起的以头痛为主症的疾病。

[2] 悬颅、颔厌之中，偏头痛止：悬颅、颔厌二穴皆为足少阳胆经腧穴，在侧头部。二穴相配可以宣泄局部风热邪气，起到通经止痛的作用。偏头痛多为肝胆风热等邪客少阳所致。

[3] 强间、丰隆之际，头痛难禁：丰隆乃足阳明胃经络穴，与头部督脉的强间穴相配有健脾除湿化痰、通经镇痛的功效。二穴配合为远道与局部配穴法。

[4] 面肿虚浮，须仗水沟、前顶：面肿虚浮，指颜面及眼睑浮肿。《金匮要略·水气病脉证并治》：“腰以上肿，当发汗乃愈。”水沟、前顶属督脉，有宣通阳气、发汗解表的作用。《针灸聚英》论前顶穴时有“主头风目眩，面赤肿，水肿，小儿惊痫”之论。

[5] 听会、翳风：二穴均在耳的周围，能疏通耳部经络，为治疗耳聋、耳鸣的效穴。

[6] 面上虫行有验，迎香可取：面部皮肤似有虫爬行的感觉，多是血燥风动所致。迎香是手足阳明经的交会穴，阳明经多气多血，刺迎香能清热凉血、润燥祛风止痒。

[7] 支正、飞扬：分别为手太阳小肠经和足太阳膀胱经络穴。手足太阳经在目内眦交接，心经连目系；膀胱经起于目内眦，与肾经相表里。《灵枢·大惑论》：“骨之精为瞳子。”可见以上二穴与眼的关系很密切，上下配合，可治目眩。

[8] 目黄兮，阳纲、胆俞：目黄是黄疸病特有的症状。肝胆湿热或脾胃寒湿是常见原因。阳纲、胆俞均属膀胱经。胆俞乃胆之背俞穴，能疏通胆道，清热化湿；阳纲泄热。二穴配合有退黄的作用。

[9] 攀睛攻少泽、肝俞之所：攀睛，即目翳攀睛。少泽，小肠经井穴，小肠经脉分布于眼内外眦；肝俞为肝的背俞穴，肝开窍于目。二穴相配有清火明目退翳的作用。

[10] 泪出刺临泣、头维之处：头临泣属足少阳胆经，是胆、膀胱、阳维三脉之会；头维是足阳明胃经穴，能泄热，又为胃经与胆经的交会穴。二穴皆居于前额，故能治目疾、泪出。

[11] 目中漠漠，即寻攒竹、三间：漠漠，密布貌。目中漠漠，指视物纷乱不清，多为外感风热或郁热内生

所致。攒竹、三间二穴局远相配，能清热明目去翳。

［12］目觉𥆨𥆨，急取养老、天柱：目觉𥆨𥆨，指视物不清。养老，手太阳小肠经穴；天柱，足太阳膀胱经穴。《灵枢·口问》："泣不止则液竭，液竭则精不灌，精不灌则目无所见矣，故命曰夺精，补天柱。"

［13］观其雀目肝气，睛明、行间而细推：雀目，为夜间视物不清。肝藏血，开窍于目，肝血不能上荣于目，故在暗处不能视物。睛明属足太阳膀胱经，是手足太阳、阳明与阴跷、阳跷脉之会；行间为足厥阴肝经荥穴，上病下取，与眼之附近睛明穴相配，滋肝明目。

［14］项强伤寒，温溜、期门而主之：项强伤寒，指由外感寒邪引起的项背强痛。温溜，手阳明大肠经郄穴，能疏通卫阳，解表退热，常用于外感病早期。期门，肝之募穴。伤寒刺期门有宣泄邪气，使不再传经的作用。

［15］廉泉、中冲，舌下肿疼堪取：舌为心之苗，舌下肿疼多为心火炽盛。廉泉居于下颌，是任脉与阴维脉的会穴，可清局部之热以止痛。中冲为手厥阴心包经井穴，故泻中冲能清心泻火。

［16］天府、合谷，鼻中衄血宜追：天府，手太阴肺经穴。肺开窍于鼻。《灵枢·寒热病》："暴瘅内逆，肝肺相抟，血溢鼻口，取天府。"合谷，手阳明大肠经腧穴，大肠之原穴，大肠经上夹鼻孔，与肺相表里。二穴相配，有疏风清热止血的作用。

［17］喉痛兮，液门、鱼际去疗：咽喉为肺胃门户，喉痛有寒、热、虚、实之分，此处指肺胃热炽之实证。液门，三焦经的荥穴。鱼际，肺经荥穴。《难经·六十八难》："荥主身热。"泻液门、鱼际，有疏风清热、利咽喉的作用。

［18］转筋兮，金门、丘墟来医：金门，膀胱经的郄穴，阳维脉发之处。《灵枢·经脉》云膀胱经的循行"下合腘中，以下贯腨内"，故金门穴能缓解小腿转筋。丘墟，胆之原穴。胆与肝相表里，肝主筋，故刺丘墟能舒筋活络。

［19］阳谷、侠溪，颔肿口噤并治：颔肿口噤，多由外感风热，湿毒侵袭所致。阳谷，小肠经经穴，属火。小肠经的支脉循颈上颊至目外眦。侠溪，足少阳胆经荥穴。《灵枢·经脉》云胆经"下耳后，循颈"，"别锐眦，下大迎，合于手少阳，抵于䪼，下加颊车，下颈，合缺盆"，故泻此二穴，有清热解毒、消肿散结的作用，能治疗颔肿口噤。

［20］少商、曲泽，血虚口渴同施：血虚口渴，指温热病血虚生热，化燥伤津，见口干渴饮的症状。少商，手太阴肺经井穴，能泻肺热；曲泽，手厥阴心包经合穴，能清心火。二穴配合，有清热泻火、生津解渴的功效。

［21］通天去鼻内无闻之苦：鼻内无闻，指鼻不闻香臭或鼻塞不通。通天，足太阳膀胱经腧穴，治疗鼻疾常用。

［22］复溜祛舌干口燥之悲：舌干口燥，多因阴虚火旺。复溜，足少阴肾经的经穴，属金。肾经循喉咙、夹舌本，肾经属水，复溜属金，肾阴不足，补复溜，是虚则补其母的取穴法。补复溜能滋阴降火，生津解渴，故治舌干口燥之症。

［23］哑门、关冲，舌缓不语而要紧：哑门，督脉腧穴。《针灸甲乙经》："喑门……入系舌本"（喑门即哑门），"舌缓，喑不能言，刺哑门"。关冲，三焦经井穴。《灵枢·经筋》谓三焦经筋"其支者，当曲颊，系舌本"，"其病当所过者，即转筋舌卷"。故哑门、关冲能治舌缓不语。

［24］天鼎、间使，失音嗫嚅而休迟：天鼎，手阳明大肠经腧穴，为局部取穴。间使，手厥阴心包经经穴。心包为心之外卫，代心受邪。心开窍于舌，与发声有密切关系。《灵枢·顺气一日分为四时》："病变于音者，取之经。"故二穴配合，可治失音嗫嚅，语言謇涩，想说又说不出话来的病症。

［25］太冲泻唇㖞以速愈：太冲，肝之原穴。肝主筋，主风。《灵枢·经脉》指出，肝经支脉是"下颊里，环唇内"。唇㖞属于肝阳上逆，肝风内动，风中经络者，泻太冲有平肝息风的作用，可治疗唇㖞。

［26］承浆泻牙疼而即移：承浆为任脉与足阳明之会。任脉上颐环唇，足阳明胃经"入上齿中，还出夹口，

环唇，下交承浆”，故承浆治风火或阳明郁热的牙痛，有清热泻火、消肿止痛的作用。

【按语】

本段阐述了伤寒、转筋及头面五官疾病的针灸辨证取穴配方。

列举了20多种头面五官病证的主治处方。取穴原则为五官邻近取穴、循经远道取穴、背俞取穴3类。其中以五官邻近取穴最多，循经远道取穴次之，背俞取穴又次之。这与脏腑病证多用俞募取穴法不同。在五官邻近取穴，有疏泄局部邪气，宣通局部经气，活血散瘀，消肿止痛的作用，是治疗五官病证的重要取穴方法。循经远道取穴和背部取穴多用于慢性病证，可起到互相配合的作用。

【原文】

項强多惡風，束骨相連於天柱[1]；熱病汗不出，大都更接於經渠[2]。

【注释】

[1] 项强多恶风，束骨相连于天柱：项强恶风，是伤寒太阳的症状。束骨、天柱都是足太阳膀胱经的腧穴，束骨又是输穴。天柱在颈项局部，有疏散头部风邪、缓解颈项强痛的疗效。

[2] 热病汗不出，大都更接于经渠：肺主皮毛。热病肺气不足，则无以鼓汗外出。大都，足太阴脾经荥穴。经渠，手太阴肺经的经穴，能发汗解表，止咳平喘。二穴配合有益气生津、发汗解表、退热的作用。

【按语】

原文提出治疗外感风寒以太阳经穴为主，外感风热以肺经穴为主，虚者佐以脾经腧穴，对外感疾病的针灸配穴有一定启示。

【原文】

且如兩臂頑麻，少海就傍於三里；半身不遂，陽陵遠達於曲池[1]。建里、內關，掃盡胸中之苦悶[2]；聽宮、脾俞，祛殘心下之悲凄[3]。久知脅肋疼痛，氣户、華蓋有靈[4]；腹內腸鳴，下脘、陷谷能平[5]。胸脅支滿何療，章門、不容細尋[6]。膈疼飲蓄難禁，膻中、巨闕便鍼[7]。胸滿更加噎塞，中府、意舍所行；胸膈停留瘀血，腎俞、巨髎宜徵。胸滿項强，神藏、璇璣已試；背連腰痛，白環、委中曾經[8]。

【注释】

[1] 半身不遂，阳陵远达于曲池：阳陵泉为胆经合穴，筋之会穴。胆经与肝经相表里，肝藏血、主筋。阳陵泉有通经活络、舒筋壮骨的作用，可治疗四肢筋骨不利。曲池为手阳明大肠经合穴，与阳陵泉相配，可治疗半身不遂，偏枯瘫痪。

[2] 建里、内关，扫尽胸中之苦闷：建里，任脉经穴。内关，手厥阴心包经络穴，八脉交会穴之一，通于阴维。二穴配合，有宽胸利膈、降逆止呕的作用，可治疗胸部疾患。

[3] 听宫、脾俞，祛残心下之悲凄：听宫，手太阳小肠经穴，手太阳、手足少阳三脉的会穴。小肠与心相表里，心藏神。脾俞，脾的背俞穴，有健脾生血作用。二穴配合，可消除因心气虚怯而出现的悲哀、消极、忧愁、不安的症状。

[4] 胁肋疼痛，气户、华盖有灵：气户，足阳明胃经腧穴；华盖，任脉腧穴。二穴皆在胸中，有宣通胸胁局部经络、行气止痛的作用。

[5] 腹内肠鸣，下脘、陷谷能平：下脘，任脉经穴，是任脉与足太阴脾经的会穴。陷谷，足阳明胃经的输穴，经脉内连脾胃。二穴均有化湿行湿、调理脾胃的作用，故可治胃肠疾病。

[6] 胸胁支满何疗，章门、不容细寻：章门，肝经腧穴，肝胆经之会穴，脾的募穴，脏之会穴，在胁肋部，有疏肝解郁、宽胸止痛作用。不容，足阳明胃经穴，近胸膈，与章门穴配合，可治肝郁或食滞之胸胁胀痛。

[7] 膈疼饮蓄难禁，膻中、巨阙便针：《金匮要略·痰饮咳嗽病脉证治》：“饮后水流在胁下，咳唾引痛，谓

之悬饮。”膻中是任、脾、肾、三焦、小肠诸脉之会，气之会穴，心包的募穴，有清肃肺气、加强气机运化水液作用。巨阙，任脉腧穴，心的募穴，有治心胸满痛、咳逆痰饮的作用。

［8］背连腰痛，白环、委中曾经：腰背痛多为风寒湿、湿热等邪侵袭，或肾气不足，跌仆损伤所致。白环，即白环俞，在腰骶部。委中，在腘窝横纹中点。二者均为足太阳膀胱经腧穴。本经循行于腰背，下腘中。委中又是膀胱的下合穴。《灵枢·经脉》：“是主筋所生病……项背腰尻腘脚皆痛。”二穴同用，属局部与循经远道取穴配穴法，为治疗腰腿病常用配方。

【按语】

本节阐述了四肢、胸胁疾病的取穴配方。胸为心肺所在，十二经脉除了膀胱经外，其他经脉都循行于胸胁部，或起于胸中，故引起胸胁疾病的原因较复杂。本文按胸胁病证的病位、症状、病因、病机，提出辨证取穴方法。如属气机不舒作痛者，以局部取穴与循经远道取穴、宣通气机为主；如因痰饮或瘀血内停者，以局部取穴或用募穴以利气散结，消除局部病邪。有一定的临床参考价值。

【原文】

脊强兮水道、筋縮[1]，目眩兮顴髎、大迎[2]。痓病非顱息而不愈[3]，臍風須然谷而易醒[4]。委陽、天池，腋腫鍼而速散[5]；後谿、環跳，腿疼刺而即輕[6]。

【注释】

［1］脊强兮水道、筋缩：筋缩，对筋脉挛缩所致的脊柱强直有较好疗效。水道，足阳明胃经腧穴。《素问·骨空论》：“督脉生病治督脉，治在骨上，甚者在脐下营。”二穴前后配合，是治疗脊强直的有效配方。

［2］目眩兮颧髎、大迎：眩，《针灸大成》引本赋作“瞤”，亦通。颧髎，手太阳小肠经腧穴，是手太阳、少阳之会。大迎，足阳明胃经腧穴，手足阳明之会。胃经起于鼻，从眼眶循鼻外侧下行。因二穴均有经脉与眼睑连系，故能治目眩或眼睑瞤动。

［3］痓病非颅息而不愈：痓病多由高热伤津，筋脉失养，以致出现痉挛抽搐或角弓反张的症状。颅息，手少阳三焦经分布在耳后的腧穴。在颅息泻出血，有清热泻火、镇痉和止吐的作用。

［4］脐风须然谷而易醒：脐风，即婴儿破伤风。然谷，足少阴肾经的荥穴。《灵枢·经脉》云肾经“上贯肝膈，入肺中，循喉咙”，“其支者，复从肺出络心，注胸中”。《难经·六十八难》：“荥主身热。”然谷一穴并通心、肝、肺、肾诸经，泻然谷，有清热泻火、益阴潜阳、息风镇痉的作用，可治疗脐风。

［5］委阳、天池，腋肿针而速散：委阳，足太阳膀胱经腧穴，三焦腑的下合穴。天池，手厥阴心包经腧穴。《灵枢·经脉》云心包经“其支者，循胸出胁，下腋三寸，上抵腋下”，“是动则病……腋肿”。三焦与心包相表里，在心包经脉所过之处发生肿痛，二穴上下相应，俾能宣通经络，加速腋肿的消散。

［6］后溪、环跳，腿疼刺而即轻：后溪，手太阳小肠经的输穴，八脉交会穴之一，通于督脉。《素问·骨空论》云督脉“别绕臀，至少阴与巨阳中络者合，少阴上股内后廉，贯脊属肾”。后溪通于督脉，与膀胱经连接，故治下肢疼痛而有效，是下病上取法。环跳，足少阳胆经在髀枢部的腧穴，亦是足少阳与足太阳之会穴。足太阳膀胱经是动病，“腰似折，髀不可以曲，腘如结，腨如裂”。胆经所生病，“胸、胁、肋、髀、膝外至外踝前、胫绝骨及诸节皆痛”。故环跳穴是针灸治疗下肢疾病的重要经穴。

【按语】

本段阐述了痉挛抽搐、腿痛等病证的针灸取穴配方，列举了各种痉挛抽搐、角弓反张等证候的取穴配方。使用的穴位包括督脉、手足太阳、足阳明、手足少阳等阳经以及足少阴经腧穴，均有清热泻火、镇痉息风、滋水涵木的作用。但抽搐一证病情复杂，临证时须根据具体病情进行辨证施治。

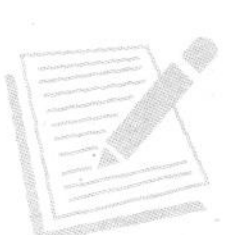

【原文】

夢魘不寧，厲兑相諧於隱白[1]；發狂奔走，上脘同起於神門[2]。驚悸怔忡，取陽交、解谿勿悮[3]；反張悲哭，仗天衝、大横須精。癲疾必身柱、本神之令[4]，發熱仗少衝、曲池之津[5]。歲熱時行，陶道復求肺俞理[6]；風癇常發，神道還須心俞寧[7]。

【注释】

[1] 梦魇（yǎn 演）不宁，厉兑相谐于隐白：魇，恶梦，或睡中惊叫，多由痰火扰心，或思虑伤脾，或心肾不交，或气血虚弱所致。厉兑，足阳明胃经井穴。隐白，足太阴脾经井穴，十三鬼穴之一。二穴配合清热泻火，健脾除痰，使心神安宁，梦魇亦随之消失。

[2] 发狂奔走，上脘同起于神门：《难经·二十难》："重阳者狂，重阴者癫。"《灵枢·经脉》记载足阳明胃经"病至则恶人与火，闻木声则惕然而惊，心欲动，独闭户塞牖而处，甚则欲登高而歌，弃衣而走……"上脘是任脉、手太阳、足阳明之会，有化滞除痰、安神定志作用。神门，手少阴心经输穴，心之原穴，心藏神，故神门统治心烦、癫狂、失眠、怔忡、健忘。二穴配合，有清热除痰、宁心安神的作用。

[3] 惊悸怔忡，取阳交、解溪勿误：阳交，足少阳胆经腧穴，足少阳、阳维之会，阳维之郄穴。胆主决断，胆气虚则易惊。《难经·二十九难》："阳维维于阳，阴维维于阴，阴阳不能自相维，则怅然失志，溶溶不能自收持。"故阳交能调摄阴阳。解溪，足阳明胃经的经穴，本穴属火，为胃经的母穴，补火生土，故能健脾。

[4] 癫疾必身柱、本神之令：身柱，督脉经穴。"诸风掉眩，皆属于肝"，肝胆相表里，而本神为足少阳胆经、阳维脉之交会穴。《难经·二十八难》："督脉者，起于下极之俞，并于脊里，上至风府，入属于脑。"二穴配合，可清热息风，开窍醒神。

[5] 发热仗少冲、曲池之津：心藏神，属火。少冲，手少阴心经井穴。泻少冲能清热泻火，开窍醒神。曲池，手阳明大肠经合穴。阳明为两阳合明，阳气至盛，泻曲池有解表清热的作用。二穴配合，可治疗一般热证。

[6] 岁热时行，陶道复求肺俞理：岁热时行，指季节性的温热病。陶道，督脉腧穴，督脉、足太阳之会。督脉统诸阳，《针灸大成》谓其"主咳疟寒热，洒淅脊强，烦满"。肺俞，足太阳膀胱经腧穴，为肺脏精气在背部转输之处。温邪上受，首先犯肺，故肺俞为调理肺脏的要穴。本方以陶道治标，肺俞治本，为标本兼治之法。

[7] 风痫常发，神道还须心俞宁：风痫，即癫痫病。神道，督脉腧穴。心俞，膀胱经腧穴，心的背俞穴，心脏精气在背部输注之处。心藏神，督脉入属于脑，故取神道、心俞能治癫痫病。《素问·刺热论》："五椎下间主肝热。"故神道又治肝热。二穴配合，有清心开窍、镇肝息风止痉的作用。

【按语】

本段除了论及一般热病的取穴外，重点论述了神志病证，用督、任、心、脾、足三阳等经腧穴治疗；此外，总结了针灸治疗惊悸怔忡、失眠多梦、癫、狂、痫等神志疾病的辨证取穴规律。

【原文】

濕寒濕熱下髎定[1]，厥寒厥熱湧泉清[2]。寒栗惡寒，二間疏通陰郄暗[3]；煩心嘔吐，幽門開徹玉堂明[4]。行間、湧泉，主消渴之腎竭[5]；陰陵、水分，去水腫之臍盈[6]。癆瘵傳尸，趨魄户、膏肓之路[7]；中邪霍亂，尋陰谷、三里之程[8]。治疸消黄，諧後谿、勞宫而看；倦言嗜卧，往通里、大鐘而明。咳嗽連聲，肺俞須迎天突穴；小便赤澀，兑端獨瀉太陽經[9]。刺長强於承山，善主腸風新下血；鍼三陰於氣海，專司白濁久遺精。且如肓俞、横骨，瀉五淋之久積[10]；陰郄、後谿，治盗汗之多出。脾虚穀以不消，脾俞、膀胱俞覓；胃冷食而難化，魂門、胃俞堪責。

【注释】

[1] 湿寒湿热下髎定：下髎，足太阳膀胱经腧穴，是足太阴脾经、足厥阴肝经、足少阳胆经之会，有健脾利湿、清下焦湿热的作用。

［2］厥寒厥热涌泉清：厥寒厥热指阴阳失调，厥气上逆的症状。《素问·厥论》："阳气衰于下，则为寒厥，阴气衰于下，则为热厥。"涌泉，足少阴肾经井穴。肾为人身元阴元阳所在。《灵枢·顺气一日分为四时》："病在脏者取之井。"故涌泉可治厥证，热厥宜针泻，寒厥宜灸补。

［3］寒栗恶寒，二间疏通阴郄暗：寒栗恶寒，为热病早期症状之一。《素问·至真要大论》："诸噤鼓栗，如丧神守，皆属于火。"二间，手阳明大肠经荥穴。《灵枢·经脉》云手阳明经"气盛有余，则当脉所过者热肿，虚则寒栗不复"。阴郄，手少阴心经郄穴，二穴配合，可治因热病而发生的寒栗恶寒病证。热证宜针泻，虚证可灸补。

［4］烦心呕吐，幽门开彻玉堂明：幽门，足少阴肾经在腹部的腧穴，是肾经、冲脉之会。肾经从肾上贯肝膈。玉堂，任脉腧穴，在胸骨部。幽门、玉堂都属于局部取穴，有宽胸和胃、降逆止呕的作用。

［5］行间、涌泉，主消渴之肾竭：行间，足厥阴肝经的荥穴，属火，又为肝经子穴。实则泻其子，泻之有清热泻火的作用。涌泉，足少阴肾经井穴，属木，有清热养阴的作用。

［6］阴陵、水分，去水肿之脐盈：阴陵泉，足太阴脾经合穴。水分，任脉腧穴。《铜人腧穴针灸图经》："若水病，灸之大良，可灸七壮至百壮止，禁不可针，针水尽即毙。"二穴同用，有健运脾阳、利水消肿的作用。

［7］痨瘵传尸，趋魄户、膏肓之路：痨察传尸，即痨瘵病。魄户，足太阳膀胱经腧穴，在肺俞穴旁开一寸半，与肺俞同为治疗肺病的要穴。膏肓，足太阳膀胱经腧穴，在魄户穴下一椎，为治疗虚痨、虚损疾患常用的有效经穴。

［8］中邪霍乱，寻阴谷、三里之程：中邪，指突然发病。霍乱，见胃肠绞痛，上吐下泻，主要由秽浊之气乱于胃肠，气机升降失常所致。阴谷，足少阴肾经合穴。《灵枢·顺气一日分为四时》："病在胃，及以饮食不节得病者，取之于合。"三里，即足三里，足阳阴胃经合穴，胃的下合穴。《灵枢·邪气脏腑病形》："合治内府。"故二穴同用，有健脾胃、止吐泻的作用。

［9］小便赤涩，兑端独泻太阳经：小便色赤艰涩疼痛，多为心热移于小肠所致。兑端，督脉穴。督脉统督诸阳，为阳脉之海，在头项的经穴多与膀胱经相交会，故泻兑端有清利湿热的作用。太阳经，指手太阳小肠经合穴小海。小肠有分清别浊的功能。小肠与心相表里，心热移于小肠所致的小便赤痛、口舌溃烂，泻兑端、小海二穴，有清热泻火、利尿通淋的作用。

［10］肓俞、横骨，泻五淋之久积：肓俞、横骨都是足少阴肾经腧穴，足少阴和冲脉的交会穴。肾主水，与膀胱相表里。二穴位于小腹，属局部取穴，有清热利尿、通淋止痛的作用。

【按语】

本段阐述了针灸治疗消渴、黄疸、水肿、痨瘵、淋病、呕吐等常见内科杂病的取穴配方，对脏腑疾病的辨证取穴有一定的临床指导价值。

【原文】

鼻痔必取齦交[1]，瘿氣須求浮白[2]。大敦、照海，患寒疝而善蠲[3]；五里、臂臑，生瘰瘡而能治[4]。至陰、屏翳，療癢疾之疼多[5]；肩髃、陽谿，消癮風之熱極[6]。

【注释】

［1］鼻痔必取龈交：鼻痔，即鼻息肉。龈交是督脉在上唇内的腧穴，为督、任、胃三经之会。督脉从额至鼻柱，胃经起于鼻，任脉至口唇而与督脉相接，三经均与鼻有密切关系，故针刺龈交能祛风湿邪气，泻除鼻内蕴热。《针灸甲乙经》："鼻中息肉不利，鼻头额頞中痛，鼻中有蚀疮，龈交主之。"

［2］瘿气须求浮白：浮白，胆经与膀胱经的交会穴。胆经起于目锐眦，循颈，下入缺盆。膀胱经起于目内眦，经头顶而下行于颈项。二经均循行颈项，浮白是两经的交会穴，故可调和气血，治疗颈项肿大的瘿气疾患。

［3］大敦、照海，患寒疝而善蠲：大敦，足厥阴肝经井穴。肝经"循股阴，入毛中，过阴器，抵小腹"。胆经"出气街，绕毛际，横入髀厌中"，与外阴、小腹关系密切。照海，足少阴肾经腧穴，阴跷脉气所发之处。肾

经从肾上贯肝膈，足少阴的经筋结于阴器。照海并通肾和阴跷，故能治疝痛。二穴配合，可治因寒气侵袭下焦，肝肾脉气壅滞所致的少腹疼痛、阴囊肿大、偏坠作痛的疝证。

［4］五里、臂臑，生疬疮而能治：疬疮，即瘰疬。五里、臂臑都是手阳明大肠经腧穴。《灵枢·经脉》云手阳明大肠经“从缺盆，循颈上颊”，臂臑是手阳明、手足太阳、阳维之会。一穴而通多经到颈项，为治瘰疬有效要穴。二穴配合，宣导阳明气血，除痰化湿，开郁散结，为治疗瘰疬常用要穴。

［5］至阴、屏翳，疗痒疾之疼多：至阴，足太阳膀胱经井穴，肾经始发之处。《灵枢·经脉》：“肾足少阴之脉，起于小趾之下，斜走足心……”肾水不足，心火亢盛，热盛血燥，则皮肤痒痛。膀胱主一身之表，至阴滋补肾阴，以水济火，凉血润燥，止皮肤之痒痛。屏翳，会阴穴别名，任脉穴。《铜人腧穴针灸图经》记载会阴穴可治“皮痛，谷道瘙痒”。另《针灸大成》载本赋“屏翳”作“屋翳”。屋翳为足阳明胃经腧穴，阳明多气多血，胃经主血所生病，泻之可以清阳明气血之热而止痛痒，主治皮肤痛不能近衣，故作“屋翳”亦通。

［6］肩髃、阳溪，消瘾风之热极：瘾风，即瘾疹。肩髃和阳溪都是手阳明大肠经的腧穴，肩髃又是手阳明、手太阳、阳跷三脉之会。大肠与肺相表里，肺合皮毛，故风热所致的瘾疹，取肩髃、阳溪有效。

【按语】

本段论述了鼻痔、瘿气、寒疝、疬疮、痒疾、瘾风等外科病证的针灸取穴配方，由于针灸有散风、消肿、止痛、散结的作用，故治疗这类外科病效果较好。

【原文】

抑又論婦人經事改常，自有地機、血海[1]；女子少氣漏血，不無交信、合陽[2]。帶下產崩，衝門、氣衝宜審[3]；月潮違限，天樞、水泉細詳[4]。肩井乳癰而極效[5]，商丘痔瘤而最良[6]。脫肛趨百會、尾翠之所，無子搜陰交、石關之鄉[7]。

【注释】

［1］妇人经事改常，自有地机、血海：经事改常，指月经不调。地机，足太阴脾经郄穴。血海，脾经腧穴。脾统血，与胃相表里，脾胃为后天气血生化之源。郄穴是气血深聚之处，血海为血聚汇之所。二穴配合，有调气养血作用，可治疗妇女月经不调。

［2］女子少气漏血，不无交信、合阳：少气漏血，是气虚不能摄血，冲任不固，经血淋沥不断的病证。交信，足少阴肾经腧穴，阴跷脉的郄穴。肾乃元阴元阳所系，肾气不足，冲任不固可致少气漏血。交信有固肾培元、补气摄血的作用。合阳，足太阳膀胱经腧穴，膀胱与肾相表里，合阳是膀胱经第一行的腰中支脉与第二行夹脊支脉在腘窝会合后的经穴，故名。《千金要方·瘿瘤》中云合阳“主疝，崩中”。二穴配合，有补虚摄血的功效。

［3］带下产崩，冲门、气冲宜审：带下多由脾肾气虚，湿热或痰湿所致。产崩多因冲任损伤，脾不统血，或肝经火旺，血热妄行，或瘀血阻滞，血不归经而致。冲门是脾经分布在小腹部的腧穴，脾肝二经的交会穴，有调理脾肝两脏功能、固摄收敛、引血归经、健脾祛湿止带作用。气冲，足阳明胃经腧穴，胃经与冲脉交会穴，有固摄冲任作用。二穴均靠近胞宫，为治妇科病的腧穴。

［4］月潮违限，天枢、水泉细详：天枢，足阳明胃经腧穴，大肠募穴，足阳明胃经、足少阴肾经、冲脉之会穴。胃为后天气血之源，肾藏精，为先天之本，冲为血海，肾气盛，冲任通，月事按时而下。水泉，足少阴肾经郄穴，为肾经气血深聚之处。二穴配合有调脾补肾益精、通经止痛的作用。

［5］肩井乳痈而极效：肩井，足少阳胆经腧穴，是足少阳胆经、手少阳三焦经、足阳明胃经和阳维四脉之会穴。胃经在胸部经乳而下行，胆经循胸过季胁，结募穴于乳下，胆与肝相表里，故肩井有疏肝解郁、清热散结肿止痛的作用，对治疗因饮食厚味，胃火上蒸，或忿怒忧郁，肝郁气滞所致的乳痈，有一定的疗效。

［6］商丘痔瘤而最良：痔瘤，即痔漏。商丘，足太阴脾经的经穴。脾主肌肉，运化水湿，若湿热注入大肠，则生痔瘤。商丘清热化湿，可治疗痔瘤。

［7］无子搜阴交、石关之乡：阴交是任脉、冲脉、足少阴肾经之会穴。石关为肾经与冲脉之会。任脉冲脉

皆起于胞中，冲为血海，任主胞胎，故与女子精血有密切关系。肾为先天之本，藏精之处。二穴是冲任脉、肾经分布在脐腹部的腧穴，有温补下焦、益精培元、调理冲任作用，故可治不孕症。

【按语】

本段论述妇女月经不凋、闭经、崩漏、带下、不孕等疾病的取穴配方。取穴多选任、冲、督、脾、胃、肾经等与精血胎产有关经脉的腧穴。配方以局部取穴和循经远道取穴为主，尤其多选取能贯通数经的交会穴。这些经验对临床有一定指导意义。

【原文】

中脘主乎積痢[1]，外丘收乎大腸[2]。寒瘧兮商陽、太谿驗[3]，痃癖兮衝門、血海强[4]。

【注释】

[1] 中脘主乎积痢：积痢，指胃肠湿热积滞，气血凝结所致的痢疾。中脘有补益脾胃、调理三焦机能以清除肠胃积滞、治疗积痢的作用。

[2] 外丘收乎大肠：意即外丘能治疗脱肛。外丘，足少阳胆经郄穴。足少阳胆经的经筋结于尻部，胆经又与督脉络穴长强交会，故针灸外丘穴可以治疗脱肛。

[3] 寒疟兮商阳、太溪验：寒疟是由于寒气内伏，再感风邪而发作的疟疾，以寒多热少、头痛、无汗、脉紧为主要症状。商阳，手阳明大肠经井穴，大肠与肺相表里，故针灸商阳有解表发汗退热的作用。太溪，足少阴肾经输穴，肾之原穴，有振奋肾阳、消除阴寒作用。二穴配合，有温阳解表、扶正祛邪、发汗退热的作用。

[4] 痃癖（xuán pǐ 悬匹）兮冲门、血海强：痃，在脐两旁，有条状筋块隆起，或痛或不痛。癖，指潜匿于两胁之间的积块，平时寻摸不见，痛时才有形迹。冲门、血海均为足太阴脾经腧穴，冲门是足太阴脾经与足厥阴肝经的会穴。脾统血，肝藏血。二穴同用，有健脾疏肝、行气活血、消除积块的作用。

【按语】

本节阐述了积痢、寒疟、痃癖等慢性病证的针灸取穴配方。痃癖积块，向来被认为难治，但前人用针灸治疗有效。对这些辨证施治、取穴配方规律，有必要做进一步研究。

【原文】

夫醫乃人之司命，非志士而莫爲；鍼乃理之淵微，須至人[1]之指教。先究其病源，後攻其穴道，隨手見功，應鍼取效。方知玄裏之玄[2]，始達妙中之妙。此篇不盡，略舉其要。

【注释】

[1] 至人：思想道德等方面达到最高境界的人。《荀子·天论》："故明于天人之分，则可谓至人矣。"《庄子·田子方》："得至美而游乎至乐，谓之至人。"

[2] 玄里之玄：深奥中的深奥。

【按语】

本段根据针灸理论深奥、内容丰富、适应证广、疗效迅速等特点，对针灸医生提出要求：首先要树立良好医德，有牢固的专业知识，因为"医乃人之司命，非志士而莫为"。其次要深入钻研针灸理论，学习前人的经验，"针乃理之渊微，须至人之指教"。同时要结合临床实践，进行辨证论治、取穴和行针。只有这样，才能达到"随手见功，应针取效"，才能达到针灸"玄里之玄""妙中之妙"的治疗效果。

复习思考题

1. 头面五官病证的配穴处方特点是什么？
2. 试述针灸治疗神志疾病的主要经脉和辨证取穴规律。

第十二章
《席弘赋》

扫一扫，查阅本章数字资源，含PPT、音视频、图片等

第一节　席弘的针灸学术思想

席弘，或名宏，字宏远，号梓桑君，后名横。南宋时期（12 世纪）江西临川县席坊（今江西抚州市）人。据《神应经》一书之前的传宗图记载：席氏家传针灸十二代，由宋代到明代，经久不衰，影响甚远。他的第十代孙席信卿，还把针灸传给了江西丰城人陈会。陈会著有《广爱书》，又授徒 20 余人。据《四库全书》记载：“嫡传者二人，一曰康叔达，一曰瑾也（即刘瑾）。”后刘瑾在陈会《广爱书》基础上，经改编校正后，更名为《神应经》。席氏门徒众多，遍及江西各地，形成了我国历史上较大的地域针灸派系。

其主要著作《席横家针灸书》已佚。关于席弘的针灸学术思想，可从《席弘赋》的“补泻雪心歌”“天元太乙歌”，特别是《神应经》中表现出来。

一、重补泻手法，精针刺操作

《席弘赋》首曰“凡欲行针须审穴，要明补泻迎随诀”，《神应经》中也论述了多种复式补泻手法，都表明了席弘重手法、精补泻的学术思想。

《神应经》手法的独特之处是，强调在多数情况下宜先泻后补，并名之为“平补平泻”，原因是：“凡人有病，皆邪气所凑，虽患者瘦弱，不可专行泻法。经曰：邪之所凑，其气必虚。如患赤目等疾，明见其邪热所致，可专行泻法；其余诸疾，只宜平补平泻，须先泻后补，谓之先泻其邪，后补真气，此乃先师不传之秘诀也。”其在手足腰腋门中论述，“两手拘挛，偏风隐疹”，先泻曲池，后补肩髃、手三里；在头目门中论曰：“头痛项强，重不能举，脊反折不能反顾。”先泻承浆，后补风府。这些都是先泻后补法的应用。席氏还有“不补不泻”的刺法，如论“胸满血膨有积块、霍乱肠鸣、善噫”，取期门穴，“向外刺二寸，不补不泻”。

席氏针法还在《席弘赋》《针灸聚英》的“补泻雪心歌”中有所记载。后世如明代杨继洲著《针灸大成》，收载《神应经》所论的“补泻迎随诀”，并命名为“《神应经》补泻”。

二、详审腧穴，巧妙选配

《神应经》中提出要对穴位部位、取穴方法、针刺深度、艾灸壮数、针灸宜忌等进行详细审查。在“百穴法歌”“穴法图”中，共论述 100 余穴，尤以常用的五输穴为多。《席弘赋》论述 50 余种病症的选穴配穴，也有许多独到之处。其中，大便闭塞用大敦穴，取肝之井穴泻除内热，行气通闭；咽喉闭塞，取百会、照海、阴交，也是独特的用穴方法。又高武《针灸聚英》载

有“天元太乙歌”，与《席弘赋》相近，但增加了一些内容，也是席氏所传，足以体现他的穴法思想。

《神应经》的选穴配穴用心巧妙，内容丰富。全书共分23个大类，叙述了诸风、伤寒、痰喘咳嗽、诸般积聚、心脾胃、心邪癫狂、霍乱、疟疾、肿胀、汗、痹厥、肠痔大便、阴疝小便、头目、咽喉、耳目、鼻口、胸背胁、手足腰腋、妇人、小儿、疮毒等，共有540多种疾病的处穴配方。其规律和特点如下：一是病症用穴少，一般4～6穴，极少用到10穴；二是用穴范围小，重用五输穴；三是多用经穴，少用经外奇穴，并论述了一些经验用法，如咽喉肿痛、闭塞、水粒不下时，用刺大指背甲根后“排刺三针”的方法。

席弘及其传人既重视穴法，又重视手法。其穴法特点是重用经穴和五输穴，手法特点是强调先泻后补，重视捻转提插及得气，对后世针灸手法的发展影响重大。其独特的配穴方法和经验，也对临床具有一定的参考价值。

复习思考题

1. 席弘的补泻手法有何特点?
2. “凡欲行针须审穴，要明补泻迎随诀”在席弘的针灸学术思想中是如何体现的?

第二节　《席弘赋》

《席弘赋》是席弘针灸经验的汇聚，其内容反映南宋时期的针灸学成就，特别是席弘的刺法特点和取穴特点，其影响可至元明时期。作者选用的配穴和经验穴，都对临床具有一定的参考价值。

【原文】

凡欲行鍼須審穴，要明補瀉迎隨[1]訣，胸背左右不相同[2]，呼吸陰陽男女別[3]。

【注释】

[1] 补泻迎随：《灵枢·九针十二原》：“迎而夺之，恶得无虚，追而济之，恶得无实。迎之随之，以意和之，针道毕矣。”迎随是补泻的总则，按照各经气血的深浅、流注盛衰时间、经脉走向顺逆，采取不同的针刺补泻方法，都可称之为迎随。后世具体应用时有针向迎随，即逆着经脉来的方向斜针为泻法，顺着经脉去的方向斜针为补法。

[2] 胸背左右不相同：指人体各部的阴阳分属，胸腹为阴，背为阳；右为阴，左为阳。

[3] 呼吸阴阳男女别：古代认为针刺补泻可因阴阳、男女、呼吸而有区别。《医经小学》：“呼气时左转为补，吸气时右转为泻。”《神应经》：“人身左边，右手以大指向前为补，大指后退为泻；人身右边，右手以大指后退为补，大指向前为泻。男子为阳，午前左转为补，右转为泻；午后右转为补，左转为泻。女人为阴，与此相反。”

【按语】

本节论述了针刺要掌握补泻的原理和手法。席弘的针刺补泻手法特点是将《黄帝内经》的呼吸、迎随等手法，结合阴阳、男女、左右等，发展成为复式补泻手法，在历史上影响深远。其临床作用和机理，还应进一步深入探讨。

【原文】

氣刺兩乳求太淵，未應之時瀉列缺[1]；列缺頭痛及偏正，重瀉太淵無不應[2]。耳聾氣痞聽會鍼，迎香穴瀉功如神[3]。誰知天突治喉風[4]，虛喘須尋三里中。手連肩脊痛難忍，合谷鍼時

要太衝[5]。曲池兩手不如意，合谷下鍼宜仔細。心疼手顫少海間，若要除根覓陰市。但患傷寒兩耳聾，金門聽會疾如風[6]。五般肘痛尋尺澤，太淵鍼後却收功[7]。

【注释】

[1] 气刺两乳求太渊，未应之时泻列缺：气，指气病。两乳，指胸中。气刺两乳指胸中气机阻滞，血瘀致痛。太渊，手太阴经腧穴，肺的原穴，八会穴之脉会。列缺，肺经的络穴。肺主气，司呼吸，故取上两穴。《灵枢·九针十二原》："五脏六腑有疾者，皆取其原也。"

[2] 列缺头痛及偏正，重泻太渊无不应：即泻列缺和太渊穴，属表里原络配穴法。"头项寻列缺"，故泻列缺治偏头痛及外感头痛。太渊，肺的原穴。肺主皮毛，开窍于鼻，外邪侵犯，先从皮毛口鼻而入，后合于肺。泻太渊，可疏风解表，治外感头痛。

[3] 耳聋气痞听会针，迎香穴泻功如神：气痞，指耳内气满、闭塞无闻，多因胆火上扰或新感外邪，循经上行，耳窍被蒙所致。听会为胆经腧穴，位于耳部，具有通窍聪耳之功，为治疗耳疾常用穴。迎香为大肠经腧穴，临近于耳，可宣通肺气，疏风散邪，增强听会穴之效用。

[4] 天突治喉风：喉风，指肺胃皆有积热，复感风热之邪，风火相煽，蕴结喉部，表现为咽喉突然肿痛，呼吸困难，吞咽不利，或伴有痰涎壅盛、牙关紧闭、神志不清等症状。天突，任脉咽喉部穴，能疏泄局部邪气，清热解毒，利咽平喘，为急则治标之法。

[5] 合谷针时要太冲：合谷、太冲为人体"四关穴"，具有通经行气、治疗肢体痹痛的作用。

[6] 金门听会疾如风：金门，足太阳膀胱经的郄穴，有疏风解表散寒之功。听会穴，足少阳胆经穴，其脉"从耳后入耳中，出走耳前"。两穴配合，可治疗因外感所引起的耳聋耳痛，是局部治标之法。

[7] 五般肘痛寻尺泽，太渊针后却收功：五般肘痛，指风、寒、湿、火、痰所引起的肘痛。尺泽、太渊均属于手太阴肺经，肘部为经脉所过，故取尺泽、太渊治疗肘痛。《灵枢·终始》："腰以上者，手太阴阳明皆主之。"

【按语】

本段论述头痛、耳聋、喉风、心疼手颤、虚喘及肩肘痹痛的取穴配方。

【原文】

手足上下鍼三里，食癖氣塊憑此取[1]。鳩尾能治五般癇，若下湧泉人不死[2]。胃中有積刺璇璣，三里功多人不知。陰陵泉治心胸滿，鍼到承山飲食思。大杼若連長强尋，小腸氣痛[3]即行鍼。

【注释】

[1] 手足上下针三里，食癖气块凭此取：食癖，多因饮食不节，伤及脾胃，邪气搏结成块，潜匿于两胁；气块，多因情志郁结，气机阻滞、积聚而成。手三里，手阳明大肠经腧穴。足三里，胃经合穴，胃之下合穴。手足三里皆为阳明经穴，阳明之经多气多血，故取两穴，健运脾胃，行气活血，治疗食癖。

[2] 鸠尾能治五般痫，若下涌泉人不死：五般痫，古代按痫证发作时喉中所发出的声音，分为牛痫、马痫、猪痫、羊痫、鸡痫，仅供参考。鸠尾，任脉络穴，能调理任督二脉的阴阳之气，祛痰宁神定志。涌泉，足少阴经井穴，有交通心肾、开窍醒神的作用，主治癫痫。

[3] 小肠气痛：指疝痛。

【按语】

本段论述心胸胃肠病、痫证的针刺治疗。

【原文】

委中專治腰間痛，脚膝腫時尋至陰。氣[1]滯腰疼不能立，横骨大都宜救急。氣海專能治五淋，更鍼三里隨呼吸[2]。期門穴主傷寒患，六日過經猶未汗，但向乳根二肋間[3]，又治婦人生産難。

【注释】

［1］气：此上二十一字原无，据《针灸聚英》《针灸大成》补。

［2］随呼吸：行呼吸补泻法。

［3］乳根二肋间：指乳根两肋间期门穴。

【按语】

本段阐述腰膝脚痛、淋证、伤寒、难产等病的治疗。

【原文】

耳內蟬鳴腰欲折，膝下明存三里穴。若能補瀉五會間，且莫逢人容易説[1]。睛明治眼未效時，合谷光明[2]安可缺。

【注释】

［1］耳内蝉鸣……容易说：肾主藏精，开窍于耳，又腰为肾之府，故耳鸣、腰痛为肾虚之证。肾藏先天之精，赖后天之水谷精微以充养，故取胃经足三里穴以生气血，补充肾精。胆脉入耳中，地五会能通胆经之气，故能治耳聋耳鸣。

［2］光明：足少阳胆经的络穴，能通肝胆两经，又胆经起于目锐眦，故为治疗眼病的要穴。

【按语】

本段阐述耳病、眼病的针灸治疗。

【原文】

人中治癲功最高，十三鬼穴[1]不須饒。水腫水分兼氣海，皮內隨鍼氣自消。冷嗽先宜補合谷，却須鍼瀉三陰交[2]。牙疼腫痛并咽痹，二間陽谿疾怎逃[3]。更有三間腎俞妙，善除肩背浮風勞。若鍼肩井須三里，不刺之時氣未調。最是陽陵泉一穴，膝間疼痛用鍼燒。委中腰痛脚攣急，取得其經血自調。脚疼膝腫鍼三里，懸鍾二陵三陰交，更向太衝須引氣，指頭麻木自輕飄。

【注释】

［1］十三鬼穴：是治疗癫狂痫证的经外奇穴。孙真人十三鬼穴包括：人中（鬼宫）、少商（鬼信）、隐白（鬼垒）、大陵（鬼心）、申脉（鬼路）、大杼（鬼枕）、颊车（鬼床）、承浆（鬼市）、间使（鬼营）、上星（鬼堂）、女玉门头男阴下（鬼藏）、曲池（鬼臣）、舌下中缝（鬼封）。徐秋夫鬼病十三穴包括：人中、神庭、风府、舌下中缝、承浆、颊车、少商、大陵、间使、乳中、阳陵、隐白、行间。可互参。

［2］冷嗽先宜补合谷，却须针泻三阴交：冷嗽，即寒咳，属外感风寒表证，见发热恶寒、喉痒咳嗽、痰白而清稀等。合谷为手阳明大肠经穴，肺与大肠相表里，补合谷能温补阳气，驱散寒邪。三阴交，脾经穴，泻三阴交能健脾利湿，除痰止咳。

［3］牙疼肿痛并咽痹，二间阳溪疾怎逃：肿痛，《针灸聚英》引本赋作“腰痛”。咽痹，即咽喉肿痛。二间，手阳明大肠经荥穴，泻热解毒利咽。阳溪，手阳明大肠经穴。手阳明经“循咽上颊，入下齿中”，外感风热或胃肠积热，火热之邪循经上犯，可见齿痛、咽喉肿痛。二穴同用，有清热泻火、消肿止痛的作用。治疗腰痛，应是外感发热所致的腰脊酸痛。

【按语】

本段论述了癫证、寒嗽、牙痛及肩、腰、膝、脚痛的针刺治疗。

【原文】

轉筋目眩鍼魚腹[1]，承山崑崙立便消。肚疼須是公孫妙，內關相應必然瘳[2]。冷風冷痹疾難愈，環跳腰間鍼與燒。風府風池尋得到，傷寒百病一時消[3]。陽明二日尋風府，嘔吐還須上脘療。

【注释】

［1］鱼腹：即小腿腓肠肌的肌腹部。因其形似鱼腹，故名。

［2］肚疼须是公孙妙，内关相应必然瘳：公孙，足太阴脾经络穴，别走足阳明胃经，八脉交会穴之一，通冲脉。内关，手厥阴心包经络穴，八脉交会穴之一，通阴维脉。公孙与内关配合治疗腹疼，是八脉交会穴上下配穴法，主治心、胸、胃的疾病。

［3］风府风池寻得到，伤寒百病一时消：风府，督脉穴，足太阳、阳维与督脉的交会穴。督脉总督诸经，为阳脉之海。风池，胆经穴，手足少阳、阳维的交会穴。两穴有疏风解表的作用，是治疗伤寒病的要穴。

【按语】

本段论转筋、腹痛、寒痹、伤寒病的取穴治疗。

【原文】

婦人心痛心俞穴，男子痃癖三里高[1]。小便不禁關元好，大便閉澀大敦燒[2]。髖骨腿疼三里瀉，復溜氣滯便離腰。

【注释】

［1］男子痃癖三里高：癖，原作痛，据《针灸大成》改。足三里为足阳明胃经的合穴。阳明为多气多血之经，泻足三里穴，有活血散瘀、行气散结的作用，是治疗胁腹部积块的要穴。

［2］大便闭涩大敦烧：大敦，足厥阴肝经的井穴。肝主疏泄，其脉“绕阴器，抵少腹”，灸大敦穴可通腹气，治疗大便闭塞。

【按语】

本段阐述心痛、痃癖、小便不利、便秘、腰腿疼痛的针灸治疗。

【原文】

從來風府最難鍼，却用工夫度淺深，倘若膀胱氣未散，更宜三里穴中尋。若是七疝小腹痛，照海陰交曲泉鍼。又不應時求氣海，關元同瀉效如神[1]。小腸氣撮痛連臍，速瀉陰交莫得遲，良久湧泉鍼取氣，此中玄妙少人知。

【注释】

［1］若是七疝……效如神：七疝，指冲疝、狐疝、㿗疝、厥疝、瘕疝、㿉疝、癃疝；另有一说，如《诸病源候论·七疝候》曰：“七疝者，厥疝、癥疝、寒疝、气疝、盘疝、胕疝、狼疝，此名七疝也。”据本赋，七疝可用照海、三阴交、曲泉、气海、关元等穴来治疗。三阴交，脾经穴；照海，肾经穴；曲泉，肝经穴。肝脾肾三经均过小腹，与疝病密切相关。气海、关元为任脉穴，任脉起于胞中，任主诸阴。诸穴合用，有调和气血、疏肝解郁、行气止痛的功效。

【按语】

本段论疝气、小肠气等的取穴治疗。

【原文】

小兒脱肛患多時，先灸百會次鳩尾。久患傷寒肩背痛，但鍼中渚得其宜。肩上痛連臍不休，手中三里便須求[1]，下鍼麻重即須瀉，得氣之時不用留。腰連胯痛急必大，便於三里攻其隘，下鍼一瀉三補之，氣上攻噎[2]只管在，噎不住時氣海灸，定瀉一時立便瘥。

【注释】

［1］肩上痛连脐不休，手中三里便须求：肩上痛连脐，属手阳明大肠经的循行，故取大肠经手三里穴，与足三里相应，治疗肩痛腹痛。

［2］噎：指食物咽下困难的症状。

【按语】

本段论小儿脱肛、噎膈和肩背、腰胯疼痛的取穴治疗。

【原文】

補自卯南轉鍼高[1]，瀉從卯北莫辭勞[2]，逼鍼瀉氣令須吸[3]，若補隨呼氣自調[4]。左右撚鍼尋子午[5]，抽鍼瀉氣自迢迢[6]，用鍼補瀉分明說，更用搜窮本與標。咽喉最急先百會，太衝照海及陰交[7]。學者潛心宜熟讚（讀），席弘治病名最高。

【注释】

［1］补自卯南转针高：捻转补泻法中，拇指向前，食指向后，针体从卯东位向南转的方法，为补法。

［2］泻从卯北莫辞劳：捻转补泻法中，拇指后退，食指向前，针体从卯东位向北转的方法，为泻法。

［3］逼针泻气令须吸：吸气时将针推进，是呼吸补泻法的泻法。

［4］若补随呼气自调：呼气时进针，是呼吸补泻法的补法。

［5］左右捻针寻子午：针刺补泻手法有“子午倾针”“子午捣臼”等。

［6］迢迢：远长之意。

［7］咽喉最急先百会，太冲照海及阴交：伤于风者上先受之，百会位于头顶部，可治疗外感风寒、风热等外感表证。而喉痹急性发作多由外感而来，故取百会以疏散外来风邪。肝经“循喉咙之后，上入颃颡，连目系，上出额，与督脉会于巅”。肾经“入肺中，循喉咙，夹舌本”。取肝之原穴太冲、肾经照海及具有疏肝益肾功效的三阴交与百会上下相配，以提高治疗喉病的效果。

【按语】

本段主要论述捻转补泻、子午补泻的操作。

本赋是著名针灸家席弘的经验，是宋金元以来针灸歌赋的代表作。其内容丰富，取穴精确，针法考究，论及针灸理论及临床的诸多内容。本赋结合呼吸、阴阳、男女等，发展了《黄帝内经》的迎随补泻方法，对后世补泻手法产生了一定的影响。在治疗方面，列举了50余种疾病的取穴配方，充分运用了循经取穴法、上病下取法、下病上取法和局部取穴法等，治疗各科疾病和疑难病症。其配穴规律可归纳为：五官病，多用局部取穴与循经取穴法配合；四肢病，多在患肢循经取穴；脏腑病，多用俞募穴配五输穴的方法；外感病，多用风池、风府、金门等三阳经的腧穴。总之，席弘的经验和配穴方法对针灸临床具有重要的指导意义。

复习思考题

1. 席弘的补泻手法有什么特点?
2. 席弘的急证取穴配方有哪些?

第十三章
《行针指要歌》

扫一扫，查阅本章数字资源，含PPT、音视频、图片等

第一节 《行针指要歌》的针灸学术思想

《行针指要歌》首载于明代高武的《针灸聚英》，杨继洲引入《针灸大成》，并略作了改动。本歌诀列举了风、水、结、劳、虚、气、嗽、痰、吐等九种常见病证的针灸配穴处方，提及腧穴11个（除重复者），并要略地指出何者用针、何者用灸、何时当补、何时当泻。因可作为针灸治疗时配穴处方的准则、要领，故名“行针指要歌”。其学术思想主要有以下四方面：

一、辨证论治

本歌诀强调临床上当先辨明不同类别的病证，再对证选取相应的腧穴。如针风，取祛风的风府；针水，取通利水湿的水分；针结，取行气散结的大肠俞、二间；针虚，取补虚的气海；针嗽，取止咳平喘的肺俞、风门等。

二、精取会穴

“观会可以得要”，掌握了交会穴可执简驭繁。如针风取风府、百会，因风府为督脉、足太阳经、阳维脉的交会穴，百会为督脉、足太阳经、手足少阳经、足厥阴经五脉之会。针气取膻中，因膻中为任脉、足太阴经、足少阴经、手少阳经、手太阳经五脉之交会穴。取穴少而精，充分体现了交会穴之作用。

三、针灸各宜

《行针指要歌》中大部分病症使用了针法，但特殊的部位（如背部）或不同的证型（如虚证、寒证），也发挥了灸法的特长。如“或针嗽，肺俞、风门须用灸”。可以是温针灸，也可以是隔物灸或艾条灸。

四、巧用配穴

本歌诀9种病症中，有5种巧用了对穴治疗。对穴，一主穴一配穴，在临床上相互辅佐，简明易记，方便快捷，疗效显著，是古代医家常用配穴法。

第二节 《行针指要歌》

【原文】

或鍼風，先向風門、百會中[1]。或鍼水，水分俠臍上邊取[2]。或鍼結，鍼著大腸瀉水穴[3]。或鍼勞，須向風門及膏肓[4]。或鍼虛，氣海、丹田、委中奇[5]。或鍼氣，膻中一穴分明記[6]。或鍼嗽，肺俞、風門須用灸[7]。或鍼痰，先鍼中脘、三里間[8]。或鍼吐，中脘、氣海、膻中補。翻胃吐食一般醫，鍼中有妙少人知[9]。

【注释】

[1] 或针风，先向风门、百会中：风门、百会，《针灸大成》作“风府、百会”，义长。风，这里泛指各种内外风病证。头为诸阳之会，督脉总督诸阳，故凡风证，宜取风府、百会。《针灸大成》改此条为：“或针风，先向风府、百会中。”风府，督脉经穴，督脉、足太阳、阳维脉的交会穴，能疏风解表，清热开郁，醒脑开窍，治各种内外风证。百会，属督脉，为足太阳、手足少阳、足厥阴五脉之会，亦称三阳五会，具有祛风苏脑、平肝开窍之功能，为主治一切风病的要穴。二穴相配，泛治各种风证。

[2] 或针水，水分侠脐上边取：上，原作“脐”，据《针灸大成》改。水，指水湿内停而引起的水肿病。凡患水证，均可首选具有通利水湿和利尿消肿作用的水分穴。水分，任脉经穴。《铜人腧穴针灸图经》：“水病灸之人良，可灸七壮至百壮止，禁不可针，针水尽即毙。”古代以灸为主，现代针灸并用，但要特别注意针刺的角度和深度。

[3] 或针结，针著大肠泻水穴：结，凝结，凝聚。指病邪凝结经络，气血运行受阻的病证。病邪凝结的部位不同，就会出现不同的症状。大肠，一指膀胱经之大肠俞，一指大肠经之荥水穴二间。大肠俞与大肠经有着密切关联，可治疗该经所主津液病变，如目黄、口干、鼻衄、喉痹等。二间是大肠经的水穴，亦治大肠经循行通路上所出现的喉痹及隔塞类病证。二穴相配，有通腠理、宣泄水液、消肿散结的作用，故能治疗腹痛、肠痈、便秘、便血、喉痹等邪结的病证。

[4] 或针劳，须向风门及膏肓：劳，是一种慢性虚损性疾病。本法偏重于补虚益气与清火除烦相结合。膏肓属足太阳膀胱经，为主治慢性虚损的要穴。在该穴施灸可扶阳固卫，济阴安营，调和全身气血，而获恢复强壮之功。风门，足太阳经穴，针刺该穴可固表。两穴相配可加强补虚之功效。又《针灸大成》载本歌作“或针劳，须向膏肓及百劳”。

[5] 或针虚，气海、丹田、委中奇：虚，泛指一切正气不足，抗病能力减弱之虚证。气海为任脉经穴，可理气、益肾、固精，具有总调下焦气机的特殊功效。丹田，任脉关元穴的别称，为脾经、肾经、肝经、任脉之交会穴，亦是小肠的募穴。《类经图翼》：“此穴当人身上下四旁之中，故又名大中极，乃男子藏精、女子蓄血之处。”是治男精女血之要穴，主治诸虚百损。二穴相配，主治气虚阳衰或肾阴不足证。委中为膀胱经合穴、膀胱之下合穴。膀胱与肾相表里，两经经别在腘窝会合，上至肾，故补委中可强腰健肾。三穴相配，有补虚扶羸作用，主治各种虚证。

[6] 或针气，膻中一穴分明记：气，指气病。广义之气病，泛指各种病因导致脏腑气机失调引起的病证。狭义的气病，指肺失肃降的病变。膻中位于胸中，又称上气海，为八会穴中之“气会”，可止咳平喘，宣肺降气，宽胸利膈，主治气机失调所致上焦病变，如咳嗽、气喘、胸痹、心痛、心悸、心烦、噎膈、鼓胀、呕吐、瘿气、胸膈痞满、产后无乳等。

[7] 或针嗽，肺俞、风门须用灸：肺俞为肺之精气转输之处，是治肺病要穴。风门有风邪出入之门户之称，具有益气固表、祛风止咳、解表退热之功效。二穴相配，主治各种内伤、外感咳嗽，但此二穴均在背部，针刺宜浅不宜深，多用灸法。

［8］或针痰，先针中脘、三里间：不论是因痰致病，还是因病生痰，均与脾不健运，水湿内停关系密切。脾胃相表里，健运脾胃多选中脘、足三里穴相配。中脘属任脉，是任脉与小肠经、三焦经、胃经的交会穴，亦为胃之募穴、八会穴的腑会。足三里，胃的下合穴。二穴相配，能调理脾胃，化湿除痰，主治痰湿为患的各种疾患。

［9］或针吐，中脘、气海、膻中补。翻胃吐食一般医，针中有妙少人知：吐是由胃失和降，气逆于上所致，有寒、热、虚、实之分。取中脘、气海、膻中，用补法来治疗，乃三焦并治之法。膻中为心包络之募穴，又为“气会”，补膻中可益气宽胸利膈，总调上焦气机；补中脘有温中焦、降逆止呕作用，可统治中焦脾胃积滞之疾患；气海可促使气机旺盛，温补脾肾之虚寒，益火以生土。三穴相配为上中下配穴法，可兼筹并顾，以中脘为主，膻中、气海上下呼应，主治一切脾胃疾患及翻胃吐食、噎膈呃逆诸症。

【按语】

歌诀指出了风、水、结、劳、虚、气、嗽、痰、吐等9种病证的针灸配穴处方，强调在进行针灸治疗的过程中，尽管疾病种类繁多，应根据穴性的特点配合成方，主次穴位搭配恰当、合理，才能应对复杂的病变，获得显著疗效。本歌赋还简略点出了不同病证选择用针用灸、当补当泻的原则。所选用的腧穴很有代表性，有经穴，有奇穴，有交会穴，有对穴，值得临床上参考及研究。

复习思考题

1. 灸肺俞、风门的意义何在?
2. 原文哪些属于交会穴取穴?
3. 原文辨证取穴的应用体现在哪些方面?
4. 本歌赋是如何运用配穴方法的?

附篇

医案选

第十四章
《针灸资生经》医案

扫一扫，查阅本章数字资源，含PPT、音视频、图片等

《针灸资生经》是宋·王执中所著，其推崇《黄帝内经》《难经》，重视临床实践。全书记载了200余种病症的针、灸、药治疗，并附验案80余例，特别是将针灸验案与理论研究相互印证，诊疗施治独具特色，重视按压取穴与灸法运用。这些医案对后世医家掌握针灸治疗规律，深入开展临床实践具有重要意义。

现节选心痹、喘证、带下3个医案。

【原文】

予舊患心痹[1]，發則疼不可忍，急用瓦片置炭火中，燒令通紅，取出投米醋中，漉出，以紙三二重裹之，置疼處，稍止，冷即再易。耆[2]舊所傳也。後閱《千金方》有云：凡心腹冷痛，熬鹽一半熨，或熬蠶沙、燒塼石、蒸熨，取其裹溫煖止，或蒸土亦大佳。始知予家所用，蓋出《千金方》也。他日心疼甚，急灸中管[3]數壯，覺小腹兩邊有冷氣自下而上，至灸處即散，此灸之功也。《本事方》載王思和論心忪[4]，非心忪也。胃之大絡，名曰建里[5]，絡胸鬲及兩乳間，虛而有痰則動，更須臾發一陣熱，是其證也。審若是，又當灸建里矣。但不若中管爲要穴云。

【注释】

[1] 心痹：出《素问·痹论》等篇。症见胸中窒闷、心痛、心悸、突发气喘等。多见于冠心病、心绞痛等心脏疾病。

[2] 耆：指60岁以上的老人。

[3] 中管：即中脘穴。

[4] 心忪：即怔忡。《素问玄机原病式》："心胸躁动，谓之怔忡。"

[5] 胃之大络，名曰建里：建里应为虚里。《素问·平人气象论》："胃之大络，名曰虚里。贯膈，络肺，出于左乳下，其动应衣，脉宗气也。"

【按语】

本案采用热敷和艾灸等外治法治疗心痹。《诸病源候论·心痹候》云："思虑烦多则损心，心虚故邪乘之，邪积而不去……谓之心痹。"心痹以心阳不足、寒凝心脉、气滞血瘀为主要病机，症状表现以剧烈心痛为主，而非怔忡表现为心悸、心慌。

王氏依据"寒者温之"的治疗原则，提出心痹的治疗可用烧热的瓦片"置疼处"，或用盐等物品加热蒸熨，也可"急灸中管数壮"，艾灸中脘或建里以健脾化痰止痛。尤应注意的是，治疗后如"觉小腹两边有冷气自下而上，至灸处即散"，则病随灸愈。其治疗方法对临床辨证施治具有指导意义。古代也常"心腹痛"并称，临床注意鉴别。

【原文】

有貴人久患喘，夜臥不得而起行，夏月亦衣夾背心。予知是膏肓病[1]也，令灸膏肓[2]而

愈。亦有暴喘者，予知是痰爲梗。令細锉厚朴七八錢重，以薑七片，水小碗煎七分服，滓再煎服，不過數服愈。若不因痰而喘者，當灸肺俞。凡有喘與哮者，爲按肺俞無不痠疼。皆爲繆刺肺俞，令灸而愈。亦有只繆刺不灸而愈，此病有淺深也。舍弟登山，爲雨所搏，一夕氣悶，幾不救，見昆季[3]必泣，有欲別之意。予疑其心悲，爲刺百會，不效，按其肺俞，云其疼如錐刺。以火鍼微刺之即愈。因此與人治哮喘，只繆肺俞，不繆他穴。惟按肺俞不疼痠者，然後點其他穴云。

【注释】

［1］膏肓病：此处指病位而言。膏肓，位于心之下，膈之上（《肘后方》），非指病情危重难治之“病入膏肓”。

［2］膏肓：膏肓俞。足太阳膀胱经穴位。

［3］昆季：兄弟。长者为昆，为兄；幼者为季，为弟。

【按语】

本案以治疗喘证为例体现“同病异治”，不仅虚证、实证治法不同，同为实证的不同疾病阶段，亦采用针灸、中药等不同治疗手段，体现了“同病异治”的中医治疗特色。同时，着重阐述了特定穴肺俞的临床诊断及治疗作用。

喘证有外感或内伤、实喘或虚喘之不同。虚喘者，病程延绵，久病及阳，治疗灸膏肓穴，补其虚以治其本，滋补肺肾，补虚培元，以治“夏月亦衣夹背心”。实喘暴喘者，多为痰邪所致，用理气化痰之药通气机以平喘。外感喘证“为雨所搏”者，因感受寒湿而气喘胸闷、神志恍惚，先“刺百会不效”，后“按其肺俞，云其疼如锥刺”，说明此为寒湿犯肺，肺气不利，故采用火针微刺肺俞以散寒除湿。

喘证其病在肺，而肺俞为肺之经气灌注之处。《千金要方》云：“人有病痛，即令捏其上，若果当其处，不问孔穴，即得便快或痛，即云阿是，灸刺皆验。”治疗喘证，按肺俞酸痛者，只取肺俞，不取他穴，实为临床效验。且同是选取肺俞，不同病情采用不同针法，功效各异，可谓“同穴异治”。

【原文】

有來覓赤白帶藥者，予並以鎮靈丹與之。鎮靈丹能活血溫中故也。以其神效，故書於此，但有孕不可服爾。若灸帶脉穴，尤奇於此丹也。有婦人患赤白帶，林親得予鍼灸經，初爲灸氣海穴未效。次日爲灸帶脉穴，有鬼附患身云：“昨日灸亦好，只灸我未着，今灸着我，我今去矣，可爲酒食祭我。”其家如其言祭之，其病如失，此實事也。

予初怪其事，因思晋景公膏肓之病[1]，蓋有二鬼焉，以其虚勞甚矣，鬼得乘虚而居之。今此婦人之疾，亦有鬼者，豈其用心而虚損，故有此疾，鬼亦乘虚居之。灸既着[2]穴，其鬼不得不去，雖不祭之可也。自此有來覓灸者，每爲之按此穴，莫不應手痠疼，予知是正穴也。令歸灸之，無有不愈。其穴在兩脅季肋之下一寸八分，有此疾者，速宜灸之。婦人患此疾而喪生者甚多，切不可忽。若更灸百會尤佳，此疾多因用心使然故也。

【注释】

［1］晋景公膏肓之病：指秦医缓为晋景公诊病的故事，反映了医缓高明的诊断医术。《左传・秦医缓》：“公疾病，求医于秦。秦伯使医缓为之。未至，公梦疾为二竖子，曰：‘彼良医也。惧伤我，焉逃之？’其一曰：‘居肓之上，膏之下，若我何？’医至，曰：‘疾不可为也。在肓之上，膏之下，攻之不可，达之不及，药不至焉。不可为也。’公曰：‘良医也！’厚为之礼而归之。”

［2］着：接触。

【按语】

本案介绍了艾灸带脉穴治疗寒湿带下病，强调妇科临床的中医情志病治疗特色。治疗寒湿血瘀而致的带下病，用活血温中的镇灵丹以获良效。若为怀孕妇女，则不可服用有活血作用的镇灵丹，而改用艾灸带脉穴，以其既不伤胎，又可止带，疗效尤佳，而选穴要有“应手酸疼”之感则疗效尤甚。灸气海穴不效，因穴证不符。盖气海为“肓之原”“生气之海”，用于气虚冲任不固之带下病有效，用治寒湿显然不符。

同时，王氏提出带下等妇科疾病多与情志失调密切相关，故治疗时当选取百会穴以镇静安神，加强疗效。

此医案中“鬼附患身”之说颇有荒诞之嫌，医者但采其效穴即可，不必纳其言。

第十五章
《针灸大成》医案

扫一扫，查阅本章数字资源，含PPT、音视频、图片等

《针灸大成》是明·杨继洲在家传《卫生针灸玄机秘要》的基础上，汇集经典著作及历代医家学说，并结合自身的临床实践著成。其所述内容十分广泛，首论《内经》《难经》中有关针灸的论述，其次有针灸歌赋选、经络腧穴、刺法针法、灸法、针灸证治、杨继洲医案和小儿按摩法。《针灸大成》总结了明代以前中国针灸的主要学术经验，尤其是收载了众多的针灸歌赋；重新考订了穴位的名称和位置，并附以全身图和局部图；阐述了历代针灸的操作手法，加以整理归纳，如“杨氏补泻十二法”等；记载了各种病证的配穴处方和治疗验案。该书卷末记载了杨继洲治疗颈结核、臂结核、腰及四肢症、痞积、癫痫、痞块、痢疾、便血、妇人血崩、血厥、神志病、情志病等31个医案，虽然不多，但论法结合，脉症俱备，情节分明，实为针灸医籍中不可多得的佳作。

现节选腰痛、痞积、痢疾3个医案。

【原文】

壬戌歲，吏部許敬庵公，寓[1]靈濟宮，患腰痛之甚。同董龍山公推予視之。診其脉，尺部沉數有力。然男子尺脉固宜沉實，但帶數有力，是濕熱所致，有餘之疾[2]也。醫作不足治之，則非矣。性畏鍼，遂以手指于腎俞穴行補瀉之法，痛稍減，空心[3]再與除濕行氣之劑，一服而安。

公曰：手法代鍼[4]，已覺痛減，何乃再服滲利之藥乎？予曰：鍼能劫病，公性畏鍼，故不得已而用手指之法，豈能驅除其病根，不過暫減其痛而已。若欲全可[5]，須鍼腎俞穴，今既不鍼，是用滲利之劑也。豈不聞前賢云：腰乃腎之府，一身之大關節。脉沉數者，多是濕熱壅滯，須宜滲利之，不可用補劑。今人不分虛實，一概誤用，多致綿纏，痛疼不休（出玉機[6]中）。大抵喜補惡攻，人之恒情[7]也。邪濕去而新血生，此非攻中有補存焉者乎？

【注释】

［1］寓：居住的地方，在此作寄居解。

［2］有余之疾：实证，可由感受外邪或痰火、瘀血、水湿、食积、虫积等阻滞所致。

［3］空心：空腹。

［4］手法代针：以手指在穴位上行紧按揉压的手法，可代替针刺治疗，即现代的指针疗法。操作时，一般用拇食指捏住中指末节，以中指尖点按揉压穴位。《针灸大成》：“如急惊、天吊惊、掐手上青筋……以上数法乃以手代针之神术也。”

［5］全可：疾病痊愈。

［6］玉机：即《素问·玉机真脏论》篇，是论脉的重要篇章。

［7］恒情：即常情。

【按语】

本案患者为湿热腰痛证，治疗应针刺肾俞穴，而患者畏针，故以手指代针，刺激肾俞穴以暂缓疼痛（治标），同时服用渗利性药物以泄热除湿（治本）。

本案对腰痛的辨证施治有一定的指导意义。湿热腰痛的临床诊断在于尺脉是否沉数、舌苔是否黄腻；治疗上应泄热除湿，寓补于攻，并且要因人施治，切不可按部就班。另外，强调疾病虚实辨别的重要性，这是临床取效的关键。

【原文】

戊辰歲，給事楊後山公祖乃郎[1]患疳疾，藥日服而人日瘦。同科鄭湘溪公迎予治之。予曰：此子形羸[2]，雖是疳症，而腹內有積塊附於脾胃之旁，若徒治其疳，而不治其塊，是不求其本，而揣其末矣。治之之法，宜先取章門灸，鍼消散積塊，後次第理治脾胃，是小人已除，而君子得行其道於天下矣。果如其言，而鍼塊中，灸章門，再以蟾蜍丸藥兼用之，形體漸盛，疳疾俱痊。

【注释】

［1］乃郎：他的儿子。

［2］形羸：形体瘦弱。

【按语】

本案介绍针灸结合药物治疗小儿疳积。“疳者，干也”。本病多由喂养不当，脾胃虚损，营养不良所致，表现为面黄肌瘦、能食易饥等脾胃虚弱之症。若迁延日久，脾失健运，积滞内停，转为“疳积”。本案患儿为疳积，且腹内有积块，是为虚中有实之证。治疗上选择先攻后补，先去除疾病之根，针刺阿是穴，艾灸章门穴，后服用蟾蜍丸以调理脾胃，补益后天之本。

疳证是一种虚实夹杂的病症，正确判断疾病虚实是治疗的关键。杨氏并不主张以疳疾为虚证，一味用补，认为用补过度就会陷入徒治其疳、不消其痞的误区，导致“药日服而人日瘦”的不良后果。

【原文】

甲戌夏，員外熊可山公患痢，兼吐血不止，身熱咳嗽，繞臍一塊痛至死，脉氣將危絕。衆醫云：不可治矣。工部正郎隗月潭公素善迎予，視其脉雖危絕，而胸尚暖，臍中一塊高起如拳大，是日不宜鍼刺[1]，不得已，急鍼氣海，更灸至五十壯而蘇，其塊即散，痛即止。後治痢，痢愈，治嗽血，以次調理得痊。次年升職方，公問其故。予曰：病有標本，治有緩急，若拘於日忌，而不鍼氣海，則塊何由而散？塊既消散，則氣得以疏通，而痛止脉復矣。正所謂急則治標之意也。公體雖安，饮食後不可多怒氣，以保和其本；否則正氣乖[2]而肝氣盛，致脾土受克，可計日而復矣。

【注释】

［1］是日不宜针刺：（依据针灸宜忌理论）当天不宜进行针刺治疗。

［2］乖：不协调。

【按语】

本案介绍痢疾危候的治疗方法。患者患有痢疾，且咳嗽吐血，脐中有肿块，脉象危绝。医家以针刺、艾灸气海穴以治其标，缓解疾病危候，既温通经脉，又疏通气机，使气行血行，块消痛止。当气血运行通畅后，再治疗痢疾及嗽血症，充分体现了“急则治其标，缓则治其本”的治疗原则。同时强调了情志的调节作用。情志不畅，肝气旺盛，易克脾土，可致复发，所以，在治疗过程中和病愈后一定要注意养生调摄。

关于“针灸禁忌”，本案体现了务实的态度。《针灸大成·卷四》有论“人神禁忌”一节，杨氏注云急病“不必避也”，表明了不泥于古、注重实际的学术思想。

第十六章
《名医类案》医案

扫一扫，查阅本章数字资源，含PPT、音视频、图片等

《名医类案》是明代医家江瓘编辑，其子江应元、江应宿增补，后经清代名医魏之琇（玉璜）重校的古代名医类案，成书于1552年。全书集录了明以前历代名医治案，按病证分类编排，共12卷，205门，录病案2400余则，内容涉及内、外、妇、儿、五官等临床各科，反映了前贤的精湛医术和学术特点。其中有针灸、针药并用医案30余则。

现节选脾弱食积、背部痈疽、上热下寒诸症、暴喑4个医案。

【原文】

羅謙甫治真定一士人，年三十餘，肌體本弱，左脅下有積氣[1]，不敢食冷物，覺寒則痛，或嘔吐清水，眩暈欲倒，目不敢開，惡人煩冗[2]，靜臥一二日。及服辛熱之劑，則病退。

延至初秋，因勞役及食冷物，其病大作。腹痛不止，冷汗自出，四肢厥冷，口鼻氣亦冷，面色青黃不澤，全不得臥，扶几而坐。又兼咳嗽，咽膈不利，與藥則吐，不得入口。無如奈何，遂以熟艾半斤，白紙一張，鋪於腹上，紙上攤艾令勻。又以憨葱[3]數枝，批作兩片，置艾上數重。再以白紙覆之，以慢火熨斗熨之，冷則易之。覺腹中熱，腹皮暖不禁，以綿三襜[4]多縫帶繫之，待冷方解。初熨時，得暖則痛減，大暖則痛止。至夜得睡。翌日，再與對症藥服之，良愈。

【注释】

[1]积气：因饮食所伤而致的食滞气结。

[2]烦冗：厌烦。

[3]憨葱：较粗大的葱白头。

[4]襜（chān 搀）：短衣、围裙、衣袖。此指用棉帛像围裙一样围三层。

【按语】

本案患者素有脾弱食积，因劳役及食冷物而出现腹痛不止、四肢厥冷等阴寒内盛之证。罗谦甫先以灸熨法治疗寒厥腹痛，再予药物治疗脾弱食积。

葱熨的操作方法主要有两种。一是用熨斗的葱熨法：先在施术部位（多用于腹部）垫一张白纸，铺上一层艾绒，再将葱白头数棵，去除根、叶后捆成一束长2寸许，如大饼，置于艾绒上，盖一张白纸，以小火熨斗熨之，葱饼烫坏则换饼熨之。亦有不铺艾绒者（多用于脐部）。治疗寒性腹痛、气虚阳脱、伤寒阴厥、男子缩阴、女子缩乳、癃闭诸症。本例患者即采用此法。二是无需熨斗的葱熨法：取葱白150～250g，切碎，捣烂，放至铁锅内炒热，以皮肤可耐受为度，敷于施术部位。冷却后继续炒热熨烙，反复二三次。适用于陈旧性外伤疼痛、产后腰腿痛、慢性膀胱炎等。罗谦甫在艾绒上施葱熨法，以辛温通阳，散寒止痛，治疗寒厥腹痛，再予药物治疗脾弱食积。灸（熨）药兼施，效如桴鼓。

【原文】

秋官高竹真患背癰，色黯堅硬，重如負石，神思昏憒[1]。遂以蒜杵爛[2]，置瘡頭，以艾如錢大灸二十餘壯，竟不知[3]。又以蒜隨攤黯處，以艾鋪蒜上，灸亦不知。乃著肉灸[4]，良久方知。再灸方痛。內用大溫補劑而起。

【注释】

［1］昏愦：愦，通“聩”。

［2］杵烂：捣烂。

［3］知：知觉，感觉。

［4］著肉灸：用艾炷直接着肤灸。

【按语】

背部痈疽，色暗坚硬，重如负石，若出现神志昏聩，则病情险恶。通常痈疽多用隔蒜灸治疗。本案患者隔蒜灸不应，“著肉灸”方有知觉。可见外科痈疽也应辨证施灸，不能拘于隔蒜灸法。本案背痈施“著肉灸”，可大补元气，温阳散寒，拔毒散结，配合大温补剂获愈，便是明证。

【原文】

羅謙甫治中書右丞姚公茂，六旬有七，宿有時毒[1]。至元戊辰春，因酒再發，頭面耳腫而疼，耳前後腫尤甚，胸中煩悶，咽嗌不利，身半以下皆寒，足脛尤甚，由是以床相接作炕，身半以上臥於床，身半以下臥於炕，飲食減少，精神困倦而體痛。命羅治之。診得脉浮數，按之弦細，上熱下寒明矣。《內經》云熱勝則腫。又曰春氣者，病在頭。《難經》云畜則腫熱，砭射[2]之也，蓋取其易散故也。遂於腫上約五十餘刺，其血紫黑如露珠之状，頃時腫痛消散。又于氣海中大艾炷灸百壯，乃助下焦陽虛，退其陰寒。次於三里二穴各灸三七壯，治足胻冷，亦引導熱氣下行故也。遂處一方，名曰既濟解毒湯，以熱者寒之。然病有高下，治有遠近，無越其制度[3]。以黃芩、黃連苦寒，酒製炒亦爲引，用以瀉其上熱爲君。桔梗、甘草辛甘溫上升，佐諸苦藥以治其熱。柴胡、升麻苦平，味之薄者，陰中之陽，散發上熱以爲臣。連翹苦辛平以散結消腫。當歸辛溫，和血止痛。酒煨大黃苦寒，引苦性上行至巔，驅熱而下以爲使。投劑之後，腫消痛減，大便利，再服減大黃，慎言語，節飲食。不旬日[4]良愈。

【注释】

［1］宿有时毒：因外感时邪未及时宣泄，以致时毒蓄积体内。

［2］砭射：用砭石或三棱针等工具放血以宣泄热毒的方法。

［3］制度：规定，法度。

［4］旬日：一旬为十天。

【按语】

本案患者年事已高，宿有时毒，因酒而发，出现上热下寒诸症。然上焦热毒壅盛，经络为之闭塞，经气不通，遂致下寒，是知下寒实由于上热也。治以刺血、艾灸、中药并用。

罗天益宗《黄帝内经》《难经》经旨，用砭射放血法以宣泄上部之热毒，艾灸气海、足三里以温补阳气，散下部之阴寒，同时内服既济解毒汤以祛时毒，砭、灸、药兼施而痊愈。古代医家孙思邈、王执中等都主张针、灸、药兼施并重，不可偏废。在本案中，罗天益秉承了这一学术思想，以针砭宣泄上部之热毒，以灸法温散下部之阴寒，以药物泻热消肿以祛时毒，故疗效速捷。

【原文】

一男子，年近五十，久病痰嗽。忽一日感風寒，食酒肉，遂厥氣[1]走喉，病暴喑[2]。與灸足陽明別豐隆二穴各三壯，足少陰照海穴各一壯，其聲立出。信哉，聖經之言也。仍以黃芩降火爲君，杏仁、陳皮、桔梗瀉厥氣爲臣，訶子瀉逆，甘草和元氣爲佐。服之良愈。

【注释】

［1］厥气：逆乱之气。

［2］暴喑：症见突然嘶哑或失音，咽喉部灼热微痛。

【按语】

本案患者的暴喑乃痰火随逆气走喉，郁阻足少阴所致。久病痰嗽乃土湿之象，治宜化痰湿、祛风寒、利咽喉。本案灸药并用，外取丰隆、照海灸之以化痰利咽，内服汤药以降火泻逆。

医者灸足阳明胃经络穴丰隆逐涤痰浊，灸足少阴肾经照海涤痰通经，“其声立出”。后以黄芩诸药降火，泻除厥逆之气。通常治疗暴喑失语，多就近取穴，取通里、哑门、廉泉等，且大多采用针刺。而本案取丰隆、照海两穴施灸获效，说明暴喑失语应辨证取穴，且灸法也是治疗失语的方法之一。

第十七章
《续名医类案》医案

扫一扫，查阅本章数字资源，含PPT、音视频、图片等

《续名医类案》由清代医家魏之琇编辑，成书于1770年。魏之琇在校订《名医类案》时发现该书内容有缺漏，故补辑了清初以前历代名医治案，更多的是增录当时各家医案。全书分345门，内容涉及伤寒、温病及内、外、妇、儿、五官、针灸等科疾病，反映了各家流派的学术经验。

现节选头痛、中风先兆、口眼歪斜、脾胃虚寒4个医案。

【原文】

婁全善治一老婦人，頭痛歲久不已，因視其手足，有血絡皆紫黑，遂用三棱鍼盡刺出其血，如墨汁者數盞。後視其受病之經刺灸之，而得全愈。即《經》所謂大痹[1]爲惡，及頭痛，久痹不去身，視其血絡，盡出其血是也。

【注释】

[1] 大痹：指严重的痹证。《灵枢·厥病》："头痛不可刺者，大痹为恶。"《太素·厥头痛》注："谓寒湿之气入脑，以为大痹。"张志聪注："大痹者，风寒客于筋骨而为恶也。"

【按语】

本案老妇人的头痛岁久不已，乃风寒湿邪侵袭脑窍，客于筋骨，久之造成气血瘀滞，闭阻经络。娄全善宗《黄帝内经》"菀陈则除之"之旨，先视手足血络紫黑者，尽刺出其瘀血，后视其受病之经，刺灸调理而获痊愈。

头痛，从经络辨证有阳明头痛、太阳头痛、少阳头痛、厥阴头痛之分，从病因辨证有外感和内伤之别。外感有风寒、风热、风湿等，内伤有阴虚阳亢、气血亏虚、痰浊上蒙、瘀血阻络等。本案患者属瘀血头痛，故刺出其恶血，辨受病之经刺灸，调理而愈。

【原文】

穆大司农和伦，先是左手患木风[1]，指不能伸屈，此半身不遂之兆也。召韩[2]治，为用七针[3]，指即伸缩无恙。愈两月，复患腿疾，必恃杖而行[4]，因力辞乞休，已而韩为针环跳、风市、三里，针数次而疾顿瘳。遂视事如故。

【注释】

[1] 木风：指手指麻木、伸缩不利等症。

[2] 韩：指韩贻丰。

[3] 七针：即中风七穴。包括百会、风池、大椎、肩井、曲池、间使、足三里。一说为百会、曲鬓、肩井、曲池、风市、足三里、悬钟七穴。

[4] 恃杖而行：依赖拐杖行走。恃，依赖。

【按语】

中风先兆除针刺外，亦可灸之。凡年高气虚，痰多或有眩晕、心悸，有时出现肢强语謇，指端发麻，或足胫发酸重麻，良久方解等都是中风先兆，当急灸足三里、悬钟二穴，有预防中风的作用。

【原文】

穎長吏病口眼喎斜，張療之。目之斜，灸以承泣；口之喎，灸以地倉，俱效。苟不效者，當灸人迎。夫氣虚風入而爲偏，上不得出，下不得瀉，真氣[1]爲風邪所陷，故宜灸。《內經》曰陷下則灸之，正謂此也，所以立愈。

【注释】

[1] 真气：由藏于肾的先天元气和化生于饮食的后天水谷之气结合而成，为生命的动力。《灵枢·刺节真邪》曰："真气者，所受于天，与谷气并而充身者也。"

【按语】

口眼歪斜，病由"气虚风入"。然兼寒者多，兼热者未曾见也。无论病之新久，皆当灸之。新病灸之，意在祛风散寒，病久则气滞血涩，意在活血祛风也。

【原文】

羅謙甫治副使覃郎中，年四十九歲，至正丙寅春，病臍腹冷痛，完穀不化，足胻[1]寒而逆，皮膚不仁[2]，精神困弱，診其脉沉細而微。遂投以大熱甘辛之劑，及灸氣海百壯，三里二穴各三七壯，陽輔二七壯。三日後，以葱熨灸[3]，瘡[4]皆不發，復灸前穴，依然壯數，亦不發。十日後，瘡亦更不作膿，瘡口皆平。

癸丑歲，予隨朝承應，冬屯于卓多地面，學鍼于竇子聲[5]先生。因論穴，竇曰：凡用鍼者，氣不至而不效，灸之亦不發。大抵本氣空虚，不能作膿，失其所養故也。

【注释】

[1] 胻：指胫骨。

[2] 不仁：麻木不仁。

[3] 葱熨灸：在艾绒上置葱，再以熨斗慢火熨之。

[4] 疮：灸疮。

[5] 窦子声：即窦汉卿，名杰，字汉卿，后改名默。

【按语】

古人无论针刺、艾灸，都要求"气至"。针刺不得气者没有疗效，艾灸不得气者亦没有疗效。艾灸的"气至"，实指化脓灸的灸疮透发。无灸疮透发，则治疗无效。正如王执中在《针灸资生经》中所说："凡着艾得灸疮，所患即瘥，若不发，其病不愈。"不透发灸疮的原因很多，多因本气空虚，不能作脓。本案患者因脾胃虚寒，健运失司，元气大亏，气血不足，因而不能化脓。

第十八章
《古今医案按》医案

扫一扫，查阅本章数字资源，含PPT、音视频、图片等

《古今医案按》是清代俞震纂辑的一部评注式医案著作，成书于1778年，凡10卷，选辑了上至仓公、下至叶天士共60余名医家的1000余则医案。该书按证列目，以证统案，明确指出辨证与施治的关键所在，并结合自身临床经验对部分医案详加按语。按语注重说理，概括性强，共计530条。

现节选脾胃虚弱兼有热证、胁痛两个医案。

【原文】

羅謙甫治建康道周卿子，年二十三，至元戊寅春間，病發熱，肌肉消瘦，四肢困倦，嗜臥，盜汗，大便溏多，腸鳴，不思飲食，舌不知味，懶言，時來時出，約半載餘。羅診脉浮數，按之無力，正應《浮脉歌》云：藏中積冷營中熱，欲得生津要補虛。先灸中脘，乃胃之紀[1]也，使引清氣上行，肥腠理。又灸氣海，使生发元氣，滋榮百脉，長養肌肉。又灸三里，乃胃之合穴，亦助胃氣，撤上熱使下于陰分。以甘寒之劑瀉火熱，佐以甘温養其中氣。又食粳米、羊肉之類，固其胃氣。戒以慎言語，節飲食，懲忿室欲[2]。病日減，數月後，氣得平復。逮二年，肥甚倍常。

【注释】

[1] 胃之纪：纪，纲纪。中脘穴居胃脘之中，为胃之募穴、六腑之会，故称“胃之纪”。

[2] 惩忿室欲：克制愤怒，抑制嗜欲。

【按语】

本案属脾胃虚弱，虚中有热证。灸中脘，温中健脾，生胃气；灸气海，益气补虚；足三里为胃之下合穴，灸之可调理脾胃，恢复生化气血的功能；佐以甘寒，补益中气；适当食用粳米、羊肉等具有温补作用之品，对该疾病的康复极为重要。

五脏功能衰退，气血阴阳亏损是虚劳的基本病机。根据具体病因不同，可以采用益气、养血、滋阴、温阳的治法。结合五脏病位的不同，可选用与之相关的腧穴，多用补法和灸法，同时配合饮食、运动疗法，防止久病失于调理。

【原文】

景岳治一少年，素日飲酒，亦多失饑傷飽。一日偶因飯後脅肋大痛，自服行氣化滯等藥，復用吐法，盡出飲食。吐後逆氣上升，脅痛雖止，而上壅胸膈，脹痛更甚，且加嘔吐，再用行滯破氣等藥，嘔痛漸止，而在乳胸肋之下結聚一塊，脹實拒按，臍腹膈閉，不能下達。每於戌亥子丑之時[1]，則脹不可當，因其嘔吐既止，已可用下，凡大黃、芒硝、棱、莪、巴豆等藥，及菔子、朴硝、大蒜、橘葉搗罨[2]等法，毫不能效，而愈攻愈脹，因疑爲脾氣受傷，用補，尤覺不便，湯水不入者，凡二十餘日，無計可施，窘劇待斃，只得用手揉按其處，彼云肋下一點按著則痛連

胸腹，及細爲揣摸，則正在章門穴也。章門爲脾之募，爲藏之會。且乳下肋間，正屬虛里大絡，乃胃氣所出之道路，而氣實通于章門。因悟其日輕夜重，本非有形之積，而按此連彼，則病在氣分無疑也，必須經火則氣散。乃以艾灸章門十四壯，兼製神香散[3]，使日服三四次，脹果漸平，食亦漸進，始得保全。

【注释】

［1］戌亥子丑之時：即晚上 7 时至次日凌晨 3 时。

［2］搗罨：搗敷。指将朴硝、大蒜等药捣烂后外敷穴位。

［3］神香散：由丁香、白豆蔻（或砂仁）各等分组成，具有理气宽中、温中祛寒的功用。出自《景岳全书·新方八阵》。

【按语】

本案患者嗜酒无度，饮食不节，损伤脾胃，脾失健运，生湿蕴热。内外之湿热均可蕴结于肝胆，导致疏泄不利，气机阻滞，不通则痛，而成胁痛。章门为足厥阴肝经腧穴，八会穴中的脏会，脾之募穴，五脏气血汇聚之处，具有疏肝健脾的作用。艾灸可以通经活络、行气活血，配合神香散理气宽中，温中祛寒。募穴具有诊断和治疗脏腑疾病的作用。本案患者在汤水不入，无计可施的情况下，景岳按压胸腹，诊得章门穴处的痛点，说明其胁痛病根仍在脾胃，故艾灸章门而愈。

胁痛主要责之于肝胆，且与脾、胃、肾相关。胁痛的基本病机为气滞血瘀，湿热蕴结，致肝胆疏泄不利，不通则痛，或肝阴不足，络脉失养，不荣则痛。本症的发生，与情志所伤、饮食不节相关。因此，切忌过度饮酒或嗜食辛辣肥甘，以防湿热内生。平素宜保持情绪稳定，心情舒畅，避免过怒、过悲、过劳及过度紧张，同时配合清淡饮食。

第十九章
《扁鹊心书》医案

扫一扫，查阅本章数字资源，含PPT、音视频、图片等

《扁鹊心书》是南宋绍兴年间开州巡检窦材所辑录，撰于绍兴十六年（1146年）。窦材为真定（今河北省正定县）人，官武翼郎，祖上四世业医。初学医，习张仲景、王叔和、孙思邈、孙兆等之书，只能治小疾，不能治大病。后遇关中老医，授以方术，复参以《内经》之旨，此后医术日精，疗效显著，而以三世扁鹊自任。全书以《内经》为医学正传，上卷论经络、灸法、病理、虚实等，中下卷合述伤寒诸证和内科杂病，兼及外、妇、儿科病证。另有神方一卷，列90余方，分别介绍其主治及服用法。

现节选中风、消渴、情志病3个医案。

【原文】

一人病半身不遂，先灸關元五百壯，一日二服八仙丹[1]，五日一服換骨丹[2]，其夜覺患處汗出，來日病減四分，一月痊癒。再服延壽丹[3]半斤，保元丹[4]一斤，五十年病不作。

【注释】

[1] 八仙丹:《扁鹊心书》神方卷附录方，由附子、高良姜、荜拨、砂仁、肉豆蔻、生姜、厚朴研末，醋糊为丸，主治脾胃久冷，大便泄泻，饮食不进等症。

[2] 换骨丹:《扁鹊心书》神方卷附录方，由乌蛇、白花蛇、石菖蒲、荆芥穗、首乌等药物研末，和酒冲服，主治肌肉麻木、手足疼痛等症。

[3] 延寿丹:《扁鹊心书》神方卷附录方，由硫黄、雄黄、紫石英、阳起石等药物研末，醋糊为丸，主治一切虚羸、黄黑疸、急慢惊风、百余种欲死大病。

[4] 保元丹:《扁鹊心书》神方卷附录方，又名金液丹、壮阳丹，出自《王氏博济方》，由雄黄研末为丸，主治一切虚劳、水肿、消渴、肺胀、心腹疼痛、水谷不化等症。

【按语】

本案患者因中风而致半身不遂，窦氏重灸关元穴五百壮，续服具有温补脾肾、通经活络的药物，从其所附效验来看，疗效确切持久。

窦氏治病力主温补扶阳，强调养阳气，禁寒凉。以灼艾为第一，饵丹药为第二，附子为第三，认为“阴气未消终是死，阳精若在必长生”。窦氏认为半身不遂是真阳衰损的“阴盛阳虚”证候，治疗原则是先扶其真元，同时兼顾病邪的部位，故先灸关元五百壮，再服以八仙丹、换骨丹、延寿丹和保元丹，标本兼治，用之得当，确有意想不到的效果，足以启迪思路。

【原文】

一人頻飲水而渴不止，余曰：君病是消渴也，乃脾肺氣虛，非內熱也。其人曰，前服涼藥六劑，熱雖退而渴不止，覺胸脅氣痞而喘。余曰：前證止傷脾肺，因涼藥復損元氣，故不能健運而水停心下也。急灸關元、氣海各三百壯，服四神丹[1]，六十日津液復生。

【注释】

[1] 四神丹：此丹功用与延寿丹同，治虚证更多。

【按语】

本案患者口渴欲饮，误诊为内热而用寒凉之剂，损伤元阳，致使津不得上荣而成消渴。窦氏重灸关元、气海穴峻补元阳，续服温补肾阳的药物以温化水湿，使津液得复。

窦氏认为消渴病由心肺气虚，多食生冷，冰脱肺气，或色欲过度，重伤于肾，致津不得上荣而成。盖肾脉贯咽喉，系舌本，若肾水枯涸，不能上荣于口，令人多饮而小便反少。历代方书对消渴病作热治之，窦氏认为用降火药暂时有效，日久肺气渐损，肾气渐衰，变成虚劳而死矣。

【原文】

一人年十五，因大憂大惱，卻轉脾虛，庸醫用五苓散及青皮、枳殼等藥，遂致飲食不進，胸中作悶。余令灸命關[1]二百壯，飲食漸進，灸關元五百壯，服姜附湯[2]一二劑，金液丹[3]二斤方愈。

【注释】

[1] 命关：食窦穴。

[2] 姜附汤:《扁鹊心书》神方卷附录方，由附子、生姜组成，主治伤寒阴证，心胸作痛，心腹痞闷，小儿急慢惊风等。

[3] 金液丹：即保元丹。

【按语】

本案患者因忧怒情志损伤，误诊误治而致饮食不进、胸中作闷，重灸关元穴后阳气得复，饮食渐进而愈。

窦氏认为伤肝脾则泄泻不止，伤胃则昏不省人事，伤肾则成痨，伤肝则失血筋挛，伤肺则咯血吐痰，伤心则颠冒，当先服姜附汤以散邪，后服金液丹以保脾胃，再详其证而灸之。

第二十章
《儒门事亲》医案

扫一扫，查阅本章数字资源，含PPT、音视频、图片等

《儒门事亲》由金·张从正撰，初刊于1262年。其秉承张氏“唯儒者能明其理，而事亲者当知医”之思想，故命名为《儒门事亲》。全书共15卷，论述病证分风、暑、火、热、湿、燥、寒、内伤、内积、外积共十形。张氏治学态度严谨，务在求实，立论必以古代医学文献为依据，学术观点私淑刘完素，并有所发展。在治疗方法上，从疾病发生的实际出发，认为邪气是一切疾病发生的根本原因，主张治病必先祛邪，邪去则正安。其倡言汗、吐、下攻病三法，所以后世谓“攻邪派”。书中记载医案200余则，记述病因、辨证、治法、立方较详，其中针灸医案约30则，多以针刺放血取效。

现节选目赤、舌肿两则医案。

【原文】

李民範，目常赤。至戊子年火運，君火司天[1]，其年病目者，往往暴盲，運火炎烈故也。民範是年[2]目大發，遂遇戴人，以瓜蒂散涌之，赤立消。不數日，又大發。其病之來也，先以左目内眦赤發牽睛，狀如鋪麻[3]，左之右[4]。次鋭眦發，亦左之右。赤貫瞳子，再涌之又退。凡五次，交亦五次，皆涌。又刺其手中出血，及頭上鼻中皆出血，上下中外皆奪，方能戰退[5]。然不敢觀書及見日。張云：當候秋凉再攻則愈。

【注释】

[1] 君火司天：少阴君火，司天为热，因此疾病易从热化。

[2] 是年：这年。

[3] 铺麻：形容眼睛干涩、疼痛难忍。

[4] 左之右：从左到右。之，动词，到。

[5] 战退：治疗后疾病减轻。

【按语】

本案选自《十形三疗一·火形》，叙述因天气炎热所致目赤肿痛的治疗方法。类似于现代医学的慢性结膜炎急性发作。本案患者素患目疾，肝经血热，目常赤，遇戊子年，正值天气炎热，而致症状加重。张氏因势利导，以吐法治之，但其病情反复发作，经数次诊治未愈。于手中（十二井穴）、头上（上星、百会、攒竹、丝竹空、眉际、神庭、囟会、前顶）、鼻中（内迎香）等穴位处行刺血治疗，病势明显减轻，病情反复缠绵，终未痊愈。考虑病情与气候有关，告知患者待秋凉后，火热之气减退再治。

本案病情反复，证属疑难，书中真实介绍了临床治疗的过程及疾病转归，显示了“因时制宜”原则在临床施治中的具体应用。

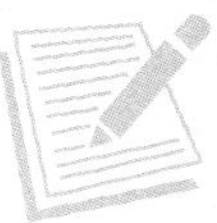

【原文】

南鄰朱老翁，年六十餘歲，身熱，數日不已，舌根腫起，舌尖亦腫，腫至滿口，比原舌大二倍。一外科以燔鍼[1]刺其舌下兩旁下廉泉穴，病勢轉凶，將至顛巇[2]。戴人曰：血實者宜決之[3]。以鈚鍼磨令鋒極尖，輕砭[4]之，日砭八九次，血出約一二盞，如此者三次，漸而血少，痛減腫消。

【注释】

[1] 燔针：即火针。

[2] 颠巇（xì 细）：颠，通“癫”。巇，危险。

[3] 血实者宜决之：出自《素问·阴阳应象大论》。决，疏通。此处指对气血壅实之证，可采用刺血方法治疗。

[4] 砭：《说文解字·石部》：“砭，以石刺病也。”此处指针刺。

【按语】

本案选自《十形三疗一·火形》，患者身热舌肿，乃由心火上炎所致。前医误用燔针，病情加剧。患者气热内结，自身热渐至舌肿，盖其病机为少阴君火循经结于舌中。此时误施火针，心火郁而不发，致神志错乱。张氏认为，血热属实，刺其局部，令其出血，热随血泻，病势可减。宗《内经》“血实者宜决之”之旨，采用刺血疗法治愈。刺血疗法在金元时代颇为盛行，当时的名医刘完素、李东垣、罗天益、朱丹溪等，都擅长刺血疗法，其中以张从正最为突出。他力主驱邪以扶正，经验丰富，胆识过人，《儒门事亲》中多次使用刺血疗法，用铍针居多，放血部位多，且出血量大，具有鲜明的治疗特色。

第二十一章
《卫生宝鉴》医案

扫一扫，查阅本章数字资源，含PPT、音视频、图片等

《卫生宝鉴》由元·罗天益撰，刊行于1281年。全书24卷，内容包括“药误永鉴”“名方类集”“药类法象”“医验纪述”。补遗1卷，主要论述外感、伤寒等证。其中“药误永鉴”以病案形式，结合一个专题进行辨析，以警示后学及同行不要犯误治之。该书理论上本于《素问》《难经》以求其因，倡导李杲的脾胃学说，吸取了张元素、张璧、钱乙等医家的经验，围绕脏腑杂病的辨证论治理论进行系统阐发，具有鲜明的易水学派特色。全书附案73则，其中针灸医案17则。罗天益长于用药，善于针灸，临证时往往根据病证特点，结合针灸与药物之专长，联系临床实例予以阐述，诊治思路活跃，每能圆机活法，颇多经验之谈。

现节选脚气、风痰眩晕两个医案。

【原文】

中書黏合公，年四旬有餘，軀幹魁梧。丙辰春，從征至揚州北之東武隅，腳氣[1]忽作，遍身肢體微腫，其痛手不能近，足脛[2]尤甚，履不任穿，跣[3]以騎馬，控兩鐙而以竹器盛之，以困急來告。予思《內經》有云：飲發於中，胕腫於上[4]。又云：諸痛爲實。血實者宜決之。以三棱鍼數刺其腫上，血突出高二尺餘，漸漸如線流於地，約半升許，其色紫黑。頃時腫消痛減，以當歸拈痛湯重一兩半服之，是夜得睡，明日再服而愈。

【注释】

［1］脚气：病症名，见于《金匮要略·中风历节病脉证并治》。以两脚软弱无力、足胫肿满强直为特征的疾病。

［2］胫：小腿，从膝盖到脚踝的一段。

［3］跣（xiǎn 显）：光着脚。

［4］饮发于中，胕（fú 浮）肿于上：出自《素问·至真要大论》。胕，通“浮”。胕肿，即浮肿。水饮发于内而浮肿发于上部。

【按语】

本篇选自《北方脚气治验》，接前篇《北方下疰脚气论》，针对湿热下注脚气病的病因及临床表现，采用刺血的方法治疗。北方人多饮酒，喜嗜肥甘厚味，饮食不节，致脾胃运化失常，久而湿热内聚，下注足胫，发为脚气病。本案为脚气重症，表现为四肢浮肿，疼痛难忍，小腿及足尤甚，此为湿热下注之实证。医者根据《黄帝内经》“血实者宜决之”的治疗原则，采用三棱针于肿痛部位多处刺血治疗，令湿热消散，瘀血得出，继以当归拈痛汤清热利湿、疏风止痛而愈。该案为针药结合治疗的典范，可为临床医者所遵循。

【原文】

參政楊公七旬有二，宿有風疾。於至元戊辰春忽病頭旋眼黑，目不見物，心神煩亂，兀兀欲

吐，復不吐，心中如懊憹之狀，頭偏痛，微腫而赤色，腮頰亦赤色，足胻[1]冷，命予治之。予料之，此少壯之時喜飲酒，久積濕熱於內，風痰內作，上熱下寒，是陽不得交通，否之象[2]也。經云：治熱以寒。雖良工不敢廢其繩墨[3]，而更其道也。然而病有遠近，治有輕重。參政今年高氣弱，上焦雖盛，豈敢用寒涼之劑損其脾胃。經云：熱則疾之[4]。又云：高巔之上，射[5]而取之。予以三棱鍼約二十餘處刺之，其血紫黑，如露珠之狀，少頃，頭目便覺清利，諸證悉減。

【注释】

[1] 胻（héng 横）：《说文解字》：胻，胫端也。指小腿上部接近膝的地方。

[2] 否之象：否（痞），卦名。表示天地不交、上下不通之象。

[3] 绳墨：比喻规矩或法度。

[4] 热则疾之：出自《灵枢·经脉》。指对邪热亢盛、体温较高的实热证，采用针刺法泻热驱邪。

[5] 射：《说文解字》谓“弓弩发于身而中于远也”，这里指采用刺血方法。

【按语】

本案选自《风痰治验》，叙述风痰致眩晕、上热下寒证的临床表现及具体治疗方法。本案由热痰阻于膈上，风邪夹痰上扰清窍，清阳不升，而发眩晕。中上焦湿热积于内，足胻冷，下焦虚寒，上下阴阳之气不相交和而发该证。考虑患者虽年事已高，但头痛眩晕，时时欲呕，上焦热盛，病势较为急迫，采用《内经》“热则疾之”治疗原则，予三棱针刺血泻其血热，待病势缓和，再予天麻半夏汤息风化痰，缓治其本。提示临证治病当因人施治，准确把握“急则治其标，缓则治其本”的原则。

主要参考书目

1. 灵枢经（影印本）. 北京：人民卫生出版社，1956.
2. 黄帝内经素问（影印本）. 北京：人民卫生出版社，1956.
3. 王九思 . 黄帝八十一难经集注（影印本）. 北京：人民卫生出版社，1956.
4. 皇甫谧 . 针灸甲乙经（影印本）. 北京：人民卫生出版社，1956.
5. 孙思邈 . 备急千金要方（影印本）. 北京：人民卫生出版社，1982.
6. 王惟一 . 铜人腧穴针灸图经 . 宗文堂本 .
7. 王执中 . 针灸资生经（《珍本医书集成》收录）. 上海：上海科学技术出版社，1985.
8. 汪机 . 针灸问对 . 上海：上海科学技术出版社，1956.
9. 杨继洲 . 针灸大成（《中国医学大成三编》收录）. 长沙：岳麓书社，1996.
10. 窦汉卿 . 针经指南（《针灸四书》收录）. 北京：人民卫生出版社，1983.
11. 高武 . 针灸聚英 . 上海：上海科学技术出版社，1961.
12. 徐凤 . 针灸大全 . 北京：人民卫生出版社，1987.
13. 杨上善 . 黄帝内经太素 . 北京：人民卫生出版社，1983.
14. 张介宾 . 类经（影印本）. 北京：人民卫生出版社，1957.
15. 张介宾 . 类经图翼 . 北京：人民卫生出版社，1965.
16. 马莳 . 黄帝内经灵枢注证发微 . 北京：人民卫生出版社，1994.
17. 马莳 . 黄帝内经素问注证发微 . 北京：人民卫生出版社，1998.
18. 吴崑 . 黄帝内经素问吴注 . 济南：山东科学技术出版社，1984.
19. 张志聪 . 黄帝内经灵枢集注 . 上海：上海科学技术出版社，1957.
20. 张志聪 . 黄帝内经素问集注 . 上海：上海科学技术出版社，1959.
21. 姚止庵 . 素问经注节解 . 北京：人民卫生出版社，1963.
22. 高世栻 . 素问直解 . 北京：科学技术文献出版社，1980.
23. 许慎 . 说文解字（影印本）. 北京：中华书局，1963.
24. 滑寿 . 难经本义 . 北京：商务印书馆，1956.
25. 徐大椿 . 难经经释（影印本）. 北京：中国书店，1985.
26. 叶霖 . 难经正义 . 上海：上海科学技术出版社，1981.
27. 张灿玾 . 针灸甲乙经校注 . 北京：人民卫生出版社，1996.
28. 靳瑞 . 针灸医籍选 . 上海：上海科学技术出版社，1986.
29. 王树权 . 图注八十一难经译 . 北京：科学技术文献出版社，1992.
30. 丁锦 . 古本难经阐注（《珍本医书集成》收录）. 上海：上海科学技术出版社，1985.

31. 巢元方 . 诸病源候论（影印本）. 北京：人民卫生出版社，1982.
32. 魏稼 . 各家针灸学说 . 上海：上海科学技术出版社，1987.
33. 高希言 . 针灸医籍选 . 上海：上海科学技术出版社，2008.
34. 江瓘 . 名医类案（影印本）. 北京：人民卫生出版社，1957.
35. 魏之琇 . 续名医类案（影印本）. 北京：人民卫生出版社，1957.
36. 葛洪 . 肘后备急方（影印本）. 北京：人民卫生出版社，1963.

全国中医药行业高等教育“十四五”规划教材

全国高等中医药院校规划教材（第十一版）

教材目录（第一批）

注：凡标☆号者为“核心示范教材”。

（一）中医学类专业

序号	书　名	主　编	主编所在单位	
1	中国医学史	郭宏伟　徐江雁	黑龙江中医药大学	河南中医药大学
2	医古文	王育林　李亚军	北京中医药大学	陕西中医药大学
3	大学语文	黄作阵	北京中医药大学	
4	中医基础理论☆	郑洪新　杨　柱	辽宁中医药大学	贵州中医药大学
5	中医诊断学☆	李灿东　方朝义	福建中医药大学	河北中医学院
6	中药学☆	钟赣生　杨柏灿	北京中医药大学	上海中医药大学
7	方剂学☆	李　冀　左铮云	黑龙江中医药大学	江西中医药大学
8	内经选读☆	翟双庆　黎敬波	北京中医药大学	广州中医药大学
9	伤寒论选读☆	王庆国　周春祥	北京中医药大学	南京中医药大学
10	金匮要略☆	范永升　姜德友	浙江中医药大学	黑龙江中医药大学
11	温病学☆	谷晓红　马　健	北京中医药大学	南京中医药大学
12	中医内科学☆	吴勉华　石　岩	南京中医药大学	辽宁中医药大学
13	中医外科学☆	陈红风	上海中医药大学	
14	中医妇科学☆	冯晓玲　张婷婷	黑龙江中医药大学	上海中医药大学
15	中医儿科学☆	赵　霞　李新民	南京中医药大学	天津中医药大学
16	中医骨伤科学☆	黄桂成　王拥军	南京中医药大学	上海中医药大学
17	中医眼科学	彭清华	湖南中医药大学	
18	中医耳鼻咽喉科学	刘　蓬	广州中医药大学	
19	中医急诊学☆	刘清泉　方邦江	首都医科大学	上海中医药大学
20	中医各家学说☆	尚　力　戴　铭	上海中医药大学	广西中医药大学
21	针灸学☆	梁繁荣　王　华	成都中医药大学	湖北中医药大学
22	推拿学☆	房　敏　王金贵	上海中医药大学	天津中医药大学
23	中医养生学	马烈光　章德林	成都中医药大学	江西中医药大学
24	中医药膳学	谢梦洲　朱天民	湖南中医药大学	成都中医药大学
25	中医食疗学	施洪飞　方　泓	南京中医药大学	上海中医药大学
26	中医气功学	章文春　魏玉龙	江西中医药大学	北京中医药大学
27	细胞生物学	赵宗江　高碧珍	北京中医药大学	福建中医药大学

序号	书　名	主　编		主编所在单位	
28	人体解剖学	邵水金		上海中医药大学	
29	组织学与胚胎学	周忠光	汪　涛	黑龙江中医药大学	天津中医药大学
30	生物化学	唐炳华		北京中医药大学	
31	生理学	赵铁建	朱大诚	广西中医药大学	江西中医药大学
32	病理学	刘春英	高维娟	辽宁中医药大学	河北中医学院
33	免疫学基础与病原生物学	袁嘉丽	刘永琦	云南中医药大学	甘肃中医药大学
34	预防医学	史周华		山东中医药大学	
35	药理学	张硕峰	方晓艳	北京中医药大学	河南中医药大学
36	诊断学	詹华奎		成都中医药大学	
37	医学影像学	侯　键	许茂盛	成都中医药大学	浙江中医药大学
38	内科学	潘　涛	戴爱国	南京中医药大学	湖南中医药大学
39	外科学	谢建兴		广州中医药大学	
40	中西医文献检索	林丹红	孙　玲	福建中医药大学	湖北中医药大学
41	中医疫病学	张伯礼	吕文亮	天津中医药大学	湖北中医药大学
42	中医文化学	张其成	臧守虎	北京中医药大学	山东中医药大学

（二）针灸推拿学专业

序号	书　名	主　编		主编所在单位	
43	局部解剖学	姜国华	李义凯	黑龙江中医药大学	南方医科大学
44	经络腧穴学☆	沈雪勇	刘存志	上海中医药大学	北京中医药大学
45	刺法灸法学☆	王富春	岳增辉	长春中医药大学	湖南中医药大学
46	针灸治疗学☆	高树中	冀来喜	山东中医药大学	山西中医药大学
47	各家针灸学说	高希言	王　威	河南中医药大学	辽宁中医药大学
48	针灸医籍选读	常小荣	张建斌	湖南中医药大学	南京中医药大学
49	实验针灸学	郭　义		天津中医药大学	
50	推拿手法学☆	周运峰		河南中医药大学	
51	推拿功法学☆	吕立江		浙江中医药大学	
52	推拿治疗学☆	井夫杰	杨永刚	山东中医药大学	长春中医药大学
53	小儿推拿学	刘明军	邰先桃	长春中医药大学	云南中医药大学

（三）中西医临床医学专业

序号	书　名	主　编		主编所在单位	
54	中外医学史	王振国	徐建云	山东中医药大学	南京中医药大学
55	中西医结合内科学	陈志强	杨文明	河北中医学院	安徽中医药大学
56	中西医结合外科学	何清湖		湖南中医药大学	
57	中西医结合妇产科学	杜惠兰		河北中医学院	
58	中西医结合儿科学	王雪峰	郑　健	辽宁中医药大学	福建中医药大学
59	中西医结合骨伤科学	詹红生	刘　军	上海中医药大学	广州中医药大学
60	中西医结合眼科学	段俊国	毕宏生	成都中医药大学	山东中医药大学
61	中西医结合耳鼻咽喉科学	张勤修	陈文勇	成都中医药大学	广州中医药大学
62	中西医结合口腔科学	谭　劲		湖南中医药大学	

（四）中药学类专业

序号	书　名	主　编	主编所在单位	
63	中医学基础	陈　晶　程海波	黑龙江中医药大学	南京中医药大学
64	高等数学	李秀昌　邵建华	长春中医药大学	上海中医药大学
65	中医药统计学	何　雁	江西中医药大学	
66	物理学	章新友　侯俊玲	江西中医药大学	北京中医药大学
67	无机化学	杨怀霞　吴培云	河南中医药大学	安徽中医药大学
68	有机化学	林　辉	广州中医药大学	
69	分析化学（上）（化学分析）	张　凌	江西中医药大学	
70	分析化学（下）（仪器分析）	王淑美	广东药科大学	
71	物理化学	刘　雄　王颖莉	甘肃中医药大学	山西中医药大学
72	临床中药学☆	周祯祥　唐德才	湖北中医药大学	南京中医药大学
73	方剂学	贾　波　许二平	成都中医药大学	河南中医药大学
74	中药药剂学☆	杨　明	江西中医药大学	
75	中药鉴定学☆	康廷国　闫永红	辽宁中医药大学	北京中医药大学
76	中药药理学☆	彭　成	成都中医药大学	
77	中药拉丁语	李　峰　马　琳	山东中医药大学	天津中医药大学
78	药用植物学☆	刘春生　谷　巍	北京中医药大学	南京中医药大学
79	中药炮制学☆	钟凌云	江西中医药大学	
80	中药分析学☆	梁生旺　张　彤	广东药科大学	上海中医药大学
81	中药化学☆	匡海学　冯卫生	黑龙江中医药大学	河南中医药大学
82	中药制药工程原理与设备	周长征	山东中医药大学	
83	药事管理学☆	刘红宁	江西中医药大学	
84	本草典籍选读	彭代银　陈仁寿	安徽中医药大学	南京中医药大学
85	中药制药分离工程	朱卫丰	江西中医药大学	
86	中药制药设备与车间设计	李　正	天津中医药大学	
87	药用植物栽培学	张永清	山东中医药大学	
88	中药资源学	马云桐	成都中医药大学	
89	中药产品与开发	孟宪生	辽宁中医药大学	
90	中药加工与炮制学	王秋红	广东药科大学	
91	人体形态学	武煜明　游言文	云南中医药大学	河南中医药大学
92	生理学基础	于远望	陕西中医药大学	
93	病理学基础	王　谦	北京中医药大学	

（五）护理学专业

序号	书　名	主　编	主编所在单位	
94	中医护理学基础	徐桂华　胡　慧	南京中医药大学	湖北中医药大学
95	护理学导论	穆　欣　马小琴	黑龙江中医药大学	浙江中医药大学
96	护理学基础	杨巧菊	河南中医药大学	
97	护理专业英语	刘红霞　刘　娅	北京中医药大学	湖北中医药大学
98	护理美学	余雨枫	成都中医药大学	
99	健康评估	阚丽君　张玉芳	黑龙江中医药大学	山东中医药大学

序号	书　名	主　编		主编所在单位	
100	护理心理学	郝玉芳		北京中医药大学	
101	护理伦理学	崔瑞兰		山东中医药大学	
102	内科护理学	陈　燕	孙志岭	湖南中医药大学	南京中医药大学
103	外科护理学	陆静波	蔡恩丽	上海中医药大学	云南中医药大学
104	妇产科护理学	冯　进	王丽芹	湖南中医药大学	黑龙江中医药大学
105	儿科护理学	肖洪玲	陈偶英	安徽中医药大学	湖南中医药大学
106	五官科护理学	喻京生		湖南中医药大学	
107	老年护理学	王　燕	高　静	天津中医药大学	成都中医药大学
108	急救护理学	吕　静	卢根娣	长春中医药大学	上海中医药大学
109	康复护理学	陈锦秀	汤继芹	福建中医药大学	山东中医药大学
110	社区护理学	沈翠珍	王诗源	浙江中医药大学	山东中医药大学
111	中医临床护理学	裘秀月	刘建军	浙江中医药大学	江西中医药大学
112	护理管理学	全小明	柏亚妹	广州中医药大学	南京中医药大学
113	医学营养学	聂　宏	李艳玲	黑龙江中医药大学	天津中医药大学

（六）公共课

序号	书　名	主　编		主编所在单位	
114	中医学概论	储全根	胡志希	安徽中医药大学	湖南中医药大学
115	传统体育	吴志坤	邵玉萍	上海中医药大学	湖北中医药大学
116	科研思路与方法	刘　涛	商洪才	南京中医药大学	北京中医药大学

（七）中医骨伤科学专业

序号	书　名	主　编		主编所在单位	
117	中医骨伤科学基础	李　楠	李　刚	福建中医药大学	山东中医药大学
118	骨伤解剖学	侯德才	姜国华	辽宁中医药大学	黑龙江中医药大学
119	骨伤影像学	栾金红	郭会利	黑龙江中医药大学	河南中医药大学洛阳平乐正骨学院
120	中医正骨学	冷向阳	马　勇	长春中医药大学	南京中医药大学
121	中医筋伤学	周红海	于　栋	广西中医药大学	北京中医药大学
122	中医骨病学	徐展望	郑福增	山东中医药大学	河南中医药大学
123	创伤急救学	毕荣修	李无阴	山东中医药大学	河南中医药大学洛阳平乐正骨学院
124	骨伤手术学	童培建	曾意荣	浙江中医药大学	广州中医药大学

（八）中医养生学专业

序号	书　名	主　编		主编所在单位	
125	中医养生文献学	蒋力生	王　平	江西中医药大学	湖北中医药大学
126	中医治未病学概论	陈涤平		南京中医药大学